JN093940

ミッフィーの早引き 看護聞き言葉・略語 ハンドブック

現場の言葉を完全網羅！

増補改訂版

監修
志田京子
大阪府立大学地域保健学域看護学類

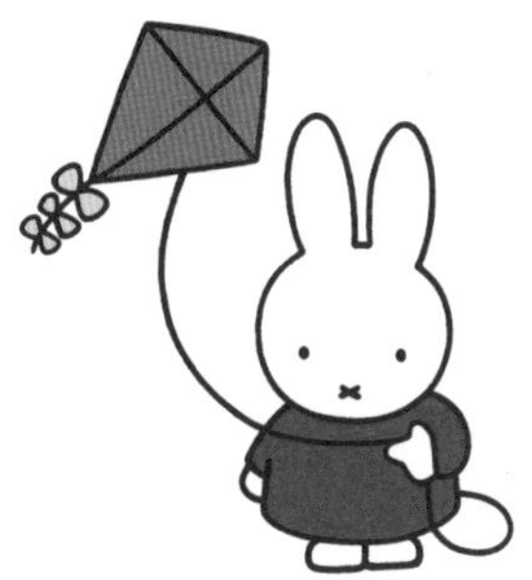

X-Knowledge

志田京子（しだ・きょうこ）

大阪府立大学地域保健学域看護学類基礎看護学領域教授。千葉大学看護学部卒業後、東京女子医大付属病院に勤務。ハワイ大学看護大学院看護管理学修士課程を修了後、北里研究所病院などで看護管理職に従事。平成25年より現職。研究分野は看護管理。

伊藤良子（いとう・りょうこ）

大阪府立大学地域保健学域看護学類基礎看護学領域講師。国立療養所刀根山病院付属看護専門課程卒業後、国立療養所刀根山病院に勤務。大阪府立大学人間社会学研究科博士前期課程を修了し、修士（人間科学）を取得。大阪府立大学人間社会学研究科博士後期課程を単位取得後退学。平成26年より現職。研究分野はジェンダー学で、性暴力被害と被害者支援。

山口舞子（やまぐち・まいこ）

大阪府立大学地域保健学域看護学類基礎看護学領域講師。滋賀医科大学医学部看護学科卒業後、大阪府立急性期・総合医療センターなどに勤務。大阪府立大学大学院看護学研究科博士後期課程を修了し、博士（看護学）を取得。平成27年より現職。研究分野は看護技術評価と運動器看護。

下岡ちえ（しもおか・ちえ）

元同志社女子大学看護学部看護学科講師。京都大学医療技術短期大学部看護学科卒業後、京都大学医学部付属病院に勤務。大阪大学大学院医学系研究科保健学専攻の博士後期課程を修了し、博士（看護学）を取得。研究分野は臨床看護教育。

編集協力　佐藤千晶（株式会社シナップス）
装幀・本文デザイン　松田行正＋山田知子＋梶原結実
イラスト　秋田綾子＋村上綾
DTP　TKクリエイト

このたび10年ぶりに『ミッフィーの早引き看護聞き言葉・略語ハンドブック』が再版となりましたこと、大変光栄に思っております。10年ひと昔で、さまざまな環境の変化（自然環境、社会環境、国際環境）を経て、医療や看護の場にも変化が訪れました。そして、そうした変化とともに、使用される言葉も新しいものが出現するようになりました。そうした用語を耳にしたり、看護記録を書いたりするときに、「どういう意味だっけ?」「あれ、何て言うんだっけ?」ということはありませんか?　そして、「教科書を開くほどではないけれど、ちょっと教えてくれるものがあるといいな」と思うことはありませんか?　本書にはそうした要望に応えたいという思いと、この本をきっかけに「もっと詳しく調べてみよう」という気持ちが湧(わ)いてきたり、「こんな言葉もあるんだ」という新しい知識の獲得に興味を持ってもらえたりしたら……、という思いがこもっています。

臨床のさまざまな領域では、医学用語や看護用語は、本来の意味から派生した言葉が使用されていたり、略されていたり、ドイツ語・ラテン語・英語がごちゃ混ぜになって使われたりしています。地域や医療機関によって違うことがあるかもしれません。看護師の世代間で違うこともあるでしょう。専門職として正確な用語を使うことはもちろん必要ですが、そうした変化や違いはなぜ起こるのか?　ということも臨床看護としてたいへんおもしろいテーマだと思います。本書に触れることで、臨床で働くナースはもちろんですが、看護学生のみなさんにも新鮮な気づきを持っていただくことができると思います。

この本を手に取ってくださったみなさんの臨床知識のさらなる探求に役立てていただければ、望外の喜びです。

志田京子

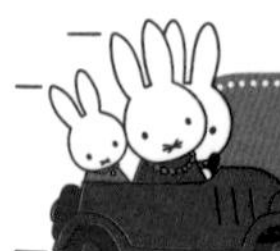

看護用語・略語・聞き言葉

この本の特徴と使い方

●看護用語・略語・聞き言葉

◆看護の現場でよく使われている用語・略語・聞き言葉を引きたい言葉がそのまま引けるように、50音順で並べました。

◆同じことを意味する複数の用語については、臨床現場でより一般的に使われているほうを本項目として、説明を入れました。用語を引いて➡が出てきた場合は、➡で示された本項目を引き直してください。

◆用語の欧文は、断りのないものは英語、独=ドイツ語、仏=フランス語、ラ=ラテン語、イタリックは学名です。

◆理解を深めるために知っておいたほうがよい反対語がある場合は、**反対語** として示しました。

看護用語・略語・聞き言葉

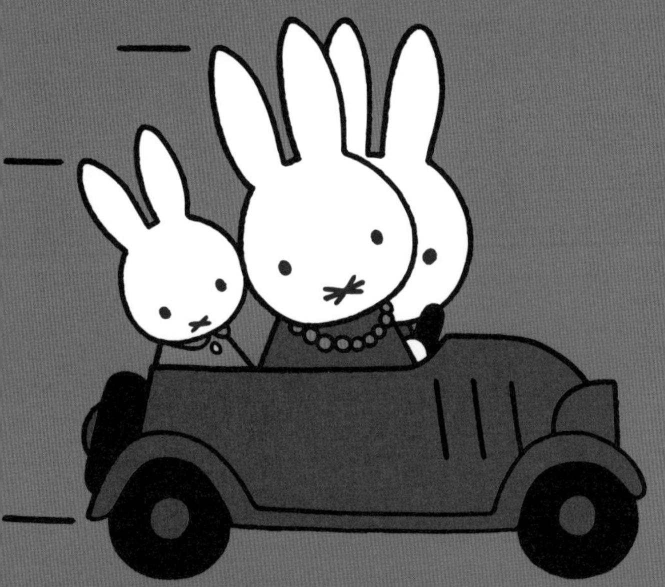

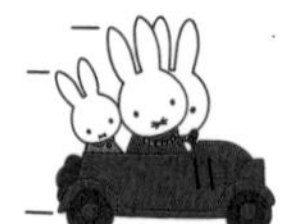

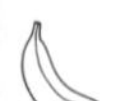
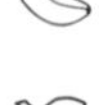

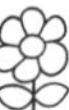

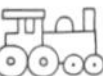
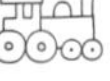

アールアールかんかく RR間隔；R-R interval（インターヴァル）

心電図波形の一つ。R波から次のR波までの間隔で、心拍数の算出に用いる。

アールアイ RI；redioisotope（ラジオアイソトープ）

放射線元素同位体。RIで印をつけた医薬品を体内に入れ、体外から断層撮影法などで撮影して臓器や血流を検査する。

アールエフ RF；renal failure（リーナル フェイリアー）

腎不全。腎臓の機能が低下した状態。急性と慢性があり、慢性腎不全はCRF、急性腎不全をARFという。

アールエフ RF；respiratory failire（レスピラトリー フェイリアー）

呼吸不全。肺でのガス交換がうまく行われず、血液中の酸素分圧（PaO_2）が減少し、炭酸ガス分圧（$PaCO_2$）が増加する状態。

アールオー RO；reality orientation（リアリティ オリエンテーション）

現実見当識訓練。認知症の症状の一つである見当識障害に対する訓練。

アールオーエム ROM；range of motion（レインジ オブ モーション）

関節可動域。関節が動く範囲。

アールオンティー R on T

心電図上でR波がT波に重なって出る、心室性期外収縮を示す波形の一つ。

アールく R苦

呼吸苦。

アールシーティ RCT；randomized controlled trial（ランダマイズ コントロールド トライアル）

無作為化比較試験。被験者を無作為（ランダム）に分け、一方に実験や介入を行い、他方はその対照群とする研究法。

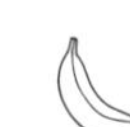

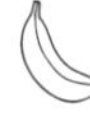

アイエーディーエル IADL；instrumental activities of daily living

手段的日常生活動作。歩行や移動などの日常生活動作（ADL）より複雑で、高次の動作。家事や外出などに伴う動作。

アイオー IO；intraosseous access

骨髄内輸液。血管からの輸液が困難な小児の救急症例で、脛骨の髄腔から輸液を行う方法。

あいき 噯気

げっぷ。

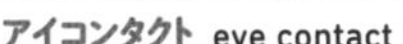

アイコンタクト eye contact

相手と目を合わせ、視線を交わすコミュニケーションの手段。

アイシー IC；informed consent

➡インフォームドコンセント［030頁］。

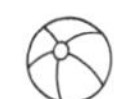

アイシーエヌ ICN；infection control nurse

感染管理認定看護師。

アイシージーテスト ICGテスト；indocyanine green test

インドシアニン・グリーンという色素を使って肝臓の解毒機能を調べる検査。排泄試験ともいう。

アイシング icing

炎症を起こしている患部を、氷などの冷却剤で冷やすこと。

アイスブレーキング ice breaking

会議などで初対面の者同士が集まったとき、緊張をときほぐし、コミュニケーションをとりやすくするための技術。

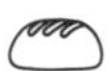

アイソザイム isozyme

同じ個体の中にあって同じ作用を持つが、タンパク質の構造・組成が異なる酵素の総称。疾患の種類や部位を特定する際に重要視される。イソ酵素、イソチーム、同位酵素ともいう。

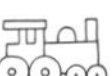

アイソレーションシンドローム isolation syndrome
隔離症候群。集団の中で、突然に孤独・孤立を感じること。

あいちゃくけいせい 愛着形成
➡アタッチメント［016頁］。

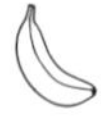

あいちゃくしょうがい 愛着障害；attachment disorder
養育者との間に愛着がうまく形成されず、子どもにさまざまな問題が生じる状態。

アイテル 独 eiter
膿（うみ）。傷などが化膿したときに出る粘液。英語では pus。膿が出ている様子をアイテル様という。

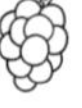

アイデンティティ identity
自己同一性。他者とは異なる自分を認識すること。

アイビーエス IBS；irritable bowel syndrome
過敏性腸症候群。身体的・精神的ストレスに起因する腹痛、便秘、下痢などの症状。

アイピーエスさいぼう iPS細胞（iPS cells）；induced pluripotent stem cell
人工多機能性幹細胞。増殖してさまざまな細胞に分化することが可能である。

アイビーダブリュー IBW；ideal body weight
標準体重。身長に対して、最も健康上のリスクが低いとされる体重でBMI22となる体重。理想体重ともいう。

アイビーディー IBD；inflammatory bowel disease
炎症性腸疾患。腸の粘膜に炎症が起き、腹痛や下痢の症状を繰り返す慢性の疾患。

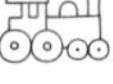

アイブイエイチ IVH；intraventricular hemorrhage
脳室内出血。

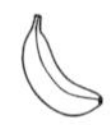

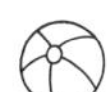

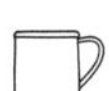

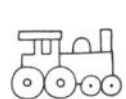

アイブイエフ IVF；in vitro fertilization

体外受精。

アウゲ 独 auge

眼科。

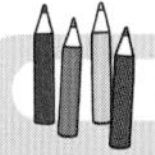

IVHとCV

IVHは「中心静脈栄養法」、CVは「中心静脈」のこと。「中心静脈」とは解剖用語ではなく、輸液の領域で用いられる言葉で、心臓に最も近い上大静脈と下大静脈をさす。経口で栄養を摂取できない患者には高栄養の輸液を補給するが、末梢静脈を使用すると高浸透圧の輸液により静脈炎を起こすおそれがある。そこで、以下の静脈部位から穿刺してカテーテルを入れ、中心静脈まで到達させて、中心静脈に輸液を注入する方法が「IVH」である。穿刺に使用する静脈部位は、鎖骨下静脈、内頸静脈、皮静脈（橈側・尺側）、大腿静脈。一方、CVは中心静脈という意味とともに、中心静脈内にカテーテルを入れることをさすこともある。IVHとの違いは、栄養補給の輸液ではなく、抗がん剤などの薬液注入を目的とすることである。

穿刺に使用する静脈部位

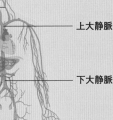

内頸静脈
鎖骨下静脈
橈側皮静脈
尺側皮静脈
上大静脈
下大静脈
大腿静脈

アウス　アウスクラッツン：独 auskratzung
➡掻爬［173頁］。

アウトカム　outcome
❶成果、結果。治療や予防により得られた効果をさす。
❷クリティカルパス［077頁］のなかで患者が達成すべき目標。

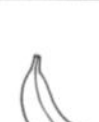

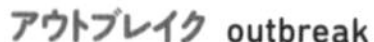

アウトブレイク　outbreak
爆発的な感染拡大。広い地域での病気の集団発生や急激な患者の増加。

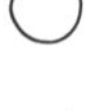

アカウンタビリティ　accountability
説明責任。患者に対して検査や治療、手術の内容について説明し、その結果についても書面で報告すること。

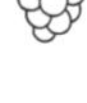

アカシジア　akathisia
静座不能。着座不能。静止不能。抗精神病薬の副作用によって起きる症状の一つ。

アキュート　acute
疾患が急激に発現すること。**反対語** クロニック［080頁］。

あくえきしつ　悪液質：cachexia（カヘキシア）
がん、結核、糖尿病、内分泌疾患、血液疾患などの末期にみられる、全身の著しい衰弱状態をさす。カヘキシーともいう。

アクシデントレポート　accident report
医療事故報告書。

あくせいりんぱしゅ　悪性リンパ腫：malignant lymphoma（マリグナント リンフォーマ）
血液がんの一種。免疫細胞である白血球のなかのリンパ球ががん化する疾患。

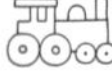

あくせつおん　握雪音
新雪を握りしめるような「キュッキュッ」という、きしむ音。腱鞘炎（けんしょう）を起こしている関節の伸展（しんてん）の際や、皮下気腫（きしゅ）に伴う異

常呼吸音として聞かれる。クラックルともいう。

アクセラレーション **acceleration**（アクセレレイション）

❶一過性頻脈。胎児の心拍が外部刺激などで亢進（こうしん）すること。❷促進。陣痛促進剤、排卵促進剤などをアクセラレーターという。**反対語** デセラレーション［196頁］。

アクチベーター **activator**

ある反応を活性化する物質。**反対語** インヒビター［030頁］。

アクティブバース **active birth**

積極的出産。産婦が主体的に分娩方法や姿勢を選択し、医療的な介助を極力受けずに出産すること。

アグひ **アグ比、A/G比；albumin/globulin ratio**（アルブミン/グロブリン レイショ）

血清中のアルブミンとグロブリンの比率。

アグる **アグルチネート；agglutinate**

血液やタンパク質などが固まって集まること、またはその状態。

アコースティック **acoustic**

「聴覚の」の意味。

アゴナール **agonal**

➡下顎呼吸［051頁］。

アゴニスト **agonist**

作用薬。生体の受容体に作用して神経伝達物質と同様の働きをし、薬理作用を発揮する薬剤。
反対語 アンタゴニスト［022頁］。

アサーティブネス **assertiveness**

自己主張。自己表現。円滑でよりよい人間関係を築くために、相手の立場を尊重し、怒ったり受け身になったりせずにコミュニケーションを図るスキル。

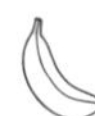
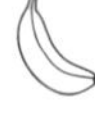

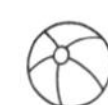

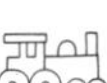

アシスト アシストール：asystole
心停止。心静止。心電図が平坦になった状態。

アシドーシス acidosis
動脈血のpH値が7.4未満に低下して、酸性になりつつある状態。呼吸性と代謝性がある。**反対語** アルカローシス［021頁］。

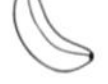

アジュバント adjuvant
免疫増強剤。免疫賦活剤。

アストマ asthma、独 asthma
喘息。痙攣を伴って発作的に起こる呼吸困難状態。

アストラップ 動脈血ガス分析：astrup
➡動脈血ガス分析［201頁］。

アスピリンジレンマ aspirin dilemma
アスピリン投与量の多少によって、血栓形成作用が弱まったり（少量）、増大したり（多量）と、逆の効果が現れること。

アスピレーション aspiration
❶吸引。吸引器で口、器官、胃腸などの血液、体液、ガスなどを排出すること。
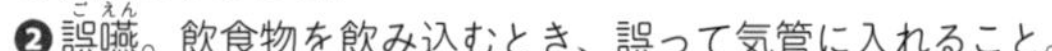
❷誤嚥。飲食物を飲み込むとき、誤って気管に入れること。

アスペ アスペルガー症候群（AS）：asperger syndrome
➡自閉症スペクトラム障害［132頁］。

アスベスト asbestos
石綿。塵肺、肺線維症、悪性中皮腫、肺がんの原因物質。

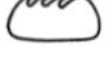

アズマ asthma
➡アストマ。

アセクシュアル asexual
無性愛者。他者に性的な欲求をもたない人や状態のこと。

アセチルコリン acetylcholine

神経伝達物質。副交感神経や運動神経などの末端から分泌し、消化管や分泌腺（せん）に対しては興奮作用、循環器に対しては血圧降下や血管拡張などの抑制作用を示す物質。

アセトアミノフェン acetaminophen

解熱・鎮痛薬成分の一種。

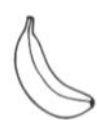

アセトアルデヒド acetaldehyde

体内に入ったアルコールが分解されてできる中間代謝物質。頭痛や吐き気などの二日酔いの症状の原因となる。

アソシエートナース

プライマリーナーシング方式の看護のなかで、プライマリーナースが不在の場合にその業務を代行する看護師。

アダクション adduction

➡内転［210頁］。

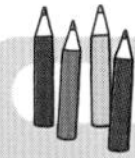

アダクション（内転）とアブダクション（外転）

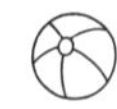

内転と外転は、肩関節での上肢、股（こ）関節での下肢の動きである。身体の長軸（上下方向）に対して、上肢を体幹に近づける動きを内転、反対に上肢を体幹から遠ざけるように挙上する動きを外転という。上肢を身体にぴったりとつけたときが内転0度となる。下肢ではまっすぐに立った状態から内側に移動する動きが内転、外側に移動する動きが外転である。

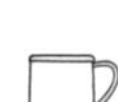
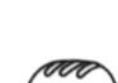

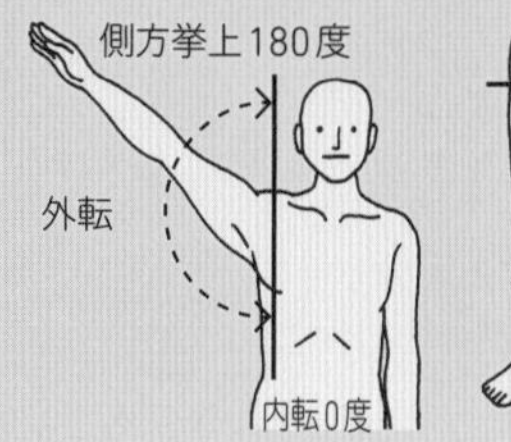

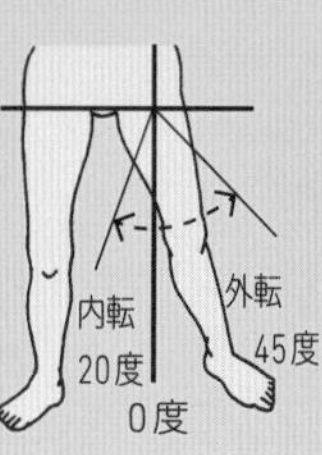

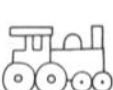

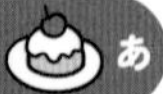

アタック attack

発作。病気の症状が突然に起こること。

アタッチメント attachment

愛着。乳児とその世話をする人との間に形成される親密な情緒的結びつき。

アダルトチルドレン adult children

機能不全の家庭環境で育ったためにトラウマを抱えた人。依存症や人格障害などを発症する原因になる。

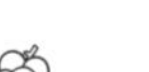

あっこん 圧痕

❶圧迫によって生じる局所のへこみや変色。

❷触診の際、皮膚を指で強く押して、へこんだ部分がもとに戻らないこと。浮腫(ふしゅ)や体液貯留がある場合に起こる。

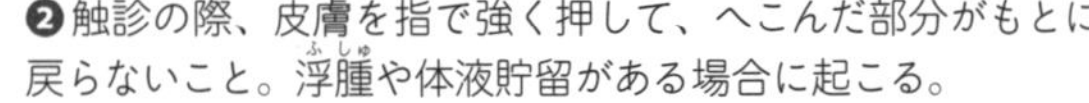

あっつう 圧痛

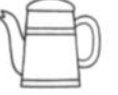

圧迫による痛み。圧痛を感じる圧痛点は、内臓疾患や神経痛の診断に用いられる。

アッペ アッペンディシティス：appendicitis

虫垂炎(ちゅうすい)。

あつれきおん 軋轢音

❶気管支喘息(ぜんそく)、肺結核の患者の肺を聴診する際に聞こえる肺雑音。連続性（乾性）ラ音の一つで、「ゼーゼー」「ヒューヒュー」「ギー、シー」と表される。

❷骨折部位を押したときに、骨折端が触れ合うことで聞こえる「ギシギシ」「ボキボキ」という異常音。

アディクション addiction

依存症。アルコールや薬物などにのめり込むこと。

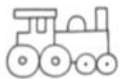

アディポ アディポシタス：adipositas

脂肪過多。

アテトーシス athetosis

不随意運動。脳障害により、意志と関係なく顔面や手足などが動くこと。

アデノイド adenoid

アデノイド増殖症。鼻呼吸が困難になり、長期化するとアデノイド顔貌や漏斗胸を生じる。咽頭扁桃肥大症ともいう。

アデノーマ adenoma

腺腫。消化管や子宮、乳腺に好発する良性の腫瘍。

アテレク アテレクタシス：atelectasis

無気肺。

アテローマ、アテローム atheroma

粥腫。粉瘤。皮脂腺の分泌口に分泌物がたまって腫瘤を形成したものと、動脈内にたまり、動脈硬化症を引き起こす原因となるコレステロールや中性脂肪などの脂質がある。

アドバンスケアプランニング ACP：advance care planning

患者本人と家族、医療提供者などが、終末期を含めた患者の将来の変化に備えて話し合いを行い、患者の意思決定をサポートするシステム。人生会議ともいう。

アドヒアランス adherence

患者がみずから積極的に治療方針の決定にかかわり、その決定に従って自分の意志で治療を続けていくこと。

アドヒージョン adhesion

癒着。炎症や外傷により組織同士がくっつくこと。

アドボカシー advocacy

高齢や病気のために自分の意思や権利を表明できない人に代わって、それを擁護し主張すること。

アトニー atony

無緊張症。胃や膀胱など収縮性のある器官の緊張が減少、またはなくなった状態。

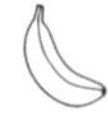

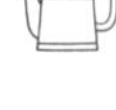
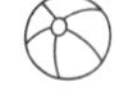

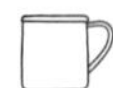

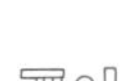
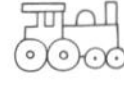

アドレナリン **adrenalin**
副腎髄質ホルモンの一つ。交感神経の作用が高まると血中に分泌され、血圧、血糖値、心拍数を増加させる。

アトロフィー **atrophy**
萎縮。細胞などがやせ衰えること。

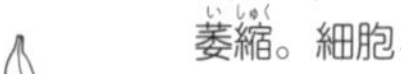

アナトミー **anatomy**
解剖。解剖学。

アナフィラキシー **anaphylaxis**
即時型アレルギー反応。体内の抗体が抗原に反応して、鼻炎、蕁麻疹、喘息などの症状が現れる。反応が強い場合、ショック状態に陥り、死亡することもある。

アナムネ、アナムネーゼ **既往歴：独 anamnese**
病歴。入院時、医師または看護師が対面診察によって患者から病歴や既往歴を聴取して記録する。

アニオンギャップ **AG：anion gap**
血液ガス分析で、陽イオンと陰イオン（アニオン）の差を調べることで得られる電解質のバランスの指標。陰イオンの上昇は代謝性アシドーシスを示す。

アニサキス **anisakis**
サバ、カツオ、サケ、イカなどに寄生する回虫の一種。生食により人が感染すると急性胃炎や急性腹症を起こす。

アニソコ **アニソコリア：anisocoria**
瞳孔不同。左右で瞳孔の大きさが違う状態。

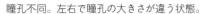

アネミー **アネミア：anemia**
貧血。

アネルギー **anergy**
免疫不応答。抗体を産生する細胞に欠陥があるために、生体内に抗原が侵入しても抗原抗体反応が起こらない状態。

アノレキシア anorexia
食欲不振。

アパッシェ APACHE；acute physiology and chronic health evaluation
アパッシェ重症度評価基準。ICUなどで用いられる。アパッチともいう。

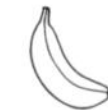

アビュース abuse
❶乳幼児や児童、高齢者、障がい者に対する虐待。
❷アビュースオブドラッグの略。薬物などの乱用。

アプガースコア apgar score；
appearance-pulse-grimace-activity-respiration score
新生児仮死の評価法。出生直後の状態について、皮膚色、心拍、反射、筋緊張、呼吸の5項目で点数化し、治療の必要性や予後を判断する。

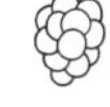

アブサンス absence
欠神発作。プチマル。5～15歳に多くみられるてんかん発作で、数秒～20秒ほど意識を失うが、治まればもとに戻る。

アブセス abscess
膿瘍。

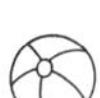

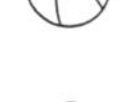

アフタ aphtha
口内炎の一種。口腔や喉の粘膜に米粒大の潰瘍ができる。

アブダクション abduction
➡外転［050頁］。

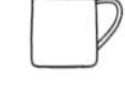

アプニア、アプネア apnea
❶無呼吸、または一時的な呼吸停止。
❷嚥下や嘔吐の際の異物による窒息。

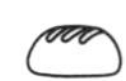

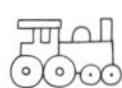

アブレーション ablation

切除。剥離(はくり)。焼灼(しょうしゃく)。生体の一部や組織を切除したり破壊したりすること。一般にアブレーション治療は、カテーテルの先から流す高周波電流で生体組織を焼き切ることをさす。

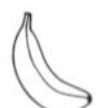

アペタイト appetite

食欲。アペタイトロスは食欲不振。

アボーション abortion

流産。妊娠中絶。堕胎(だたい)。受精卵が正常着床せず、妊娠に至らない場合は化学的流産という。

アポクリンかんせん アポクリン汗腺；apocrine(アポクリン) gland(グランド)

腋窩(えきか)、乳暈(にゅううん)、外耳道、まぶた、肛門の周囲、性器周辺などにある汗腺。思春期に活動が始まる。

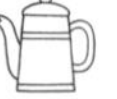

アポる アポプレキシー；apoplexy

➡脳卒中［218頁］。

アミトロ アミオトロフィックラテラルスクレローシス；amyotrophic lateral sclerosis

➡ ALS［036頁］。

アミロイドーシス amyloidosis

アミロイド症。代謝異常により、アミロイドという線維状のタンパク質が全身の細胞や組織に沈着して起こる疾患。原発性のものと、結核やがんに続発するものがある。

アメニティ amenity

（病室などの環境の）快適さ。または快適な設備や環境。

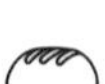

アヤせだい AYA世代；adolescent(アドレッセント) and(アンド) young(ヤング) adults(アダルト)

15歳から39歳までの思春期・および若年成人をさす。がん治療ではライフステージが大きく変化する世代であるため、多岐にわたる支援が必要となる。

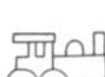

アリスミア arrhythmia

不整脈。

アルカリホスファターゼ　ALP：alkaline phosphatase
肝臓や骨、小腸などに多く含まれる酵素。

アルカローシス　alkalosis
動脈血のpHが7.4以上のアルカリ性に傾いた状態。代謝性アルカローシスと呼吸性アルカローシスがある。
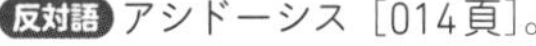
反対語 アシドーシス［014頁］。

アルコホリック　alcoholic
アルコール依存症、またその患者。

アルゴリズム　algorithm
問題を解決するための手続きや方式。

アルサー　ulcer
潰瘍（かいよう）。

アルツ　アルツハイマー病；alzheimer's disease（ディジーズ）
認知症の一つ。脳の神経細胞の萎縮（いしゅく）・変性によって起こる疾患で、おもに初老期に発症する。認知障害と記憶障害、徘徊（はいかい）などが主症状。アルツハイマー症候群ともいう。

アルドステロン　aldosterone
抗利尿ホルモンの一種。ナトリウムの再吸収やカリウムの排泄（はいせつ）などを促進する。

アルフェト　α-フェトプロテイン（AFP）；α-fetoprotein
肝臓がんの腫瘍マーカー。

アルブミン　Alb：albumin
体液や細胞に含まれる水溶性のタンパク質の総称。一般には血清アルブミンをさし、その数値はネフローゼや腎炎、肝硬変の診断に用いられる。

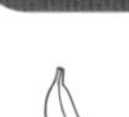

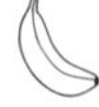

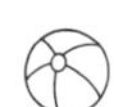
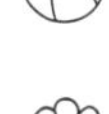

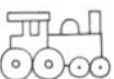

アルホス　アルカリホスファターゼ：alkaline phosphatase
➡アルカリホスファターゼ［021頁］。

アレキシア　alexia
失読症。視覚や学習能力、知的能力に障害はないが、文字を読んだり、理解したりすることができない症状。

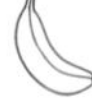

アレスト　カルジアックアレスト：cardiac arrest
心拍停止。スタンドスティルともいう。

アンギオ　アンギオグラフィー：angiography
血管造影法。血管の走行や狭窄を観察するために、血管に造影剤を入れてX線撮影する方法。

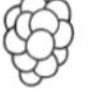

アンギオテンシン　angiotensin
アンジオテンシン。血管を収縮させて血圧を上昇させる物質。

アンギナ　angina
急性扁桃炎。

アンキロ　アンキロシス：ankylosis
関節強直。関節の骨や軟骨などが変形したり癒着したりして可動域が制限される症状。硬直ともいう。

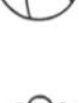

あんけつせい　暗血性
体液、痰、排泄物などに血液が混じって暗赤色になった状態。**反対語** 鮮血性［169頁］。

アンコンシャスネス　unconsciousness
意識不明。意識喪失。

アンタゴニスト　antagonist
拮抗薬。作用薬（アゴニスト）と受容体の結合を妨げて、薬理作用を制限・阻害する薬剤。**反対語** アゴニスト［013頁］。

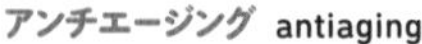

アンチエージング　antiaging
抗加齢療法。老化の原因を抑制して、老化を予防したり、老

化による症状を改善したりする。**反対語** エージング［036頁］。

アンチバイオ **アンチバイオティクス**；**antibiotics**
➡抗生物質［094頁］。

あんてん **暗点**
視野内に病的な原因で生じる、点状、斑(はん)状の見えない部分。

アンドロゲン **androgen**
性ホルモンの一種。男性の第二次性徴を発現させる働きをする。男性ホルモンともいう。

アンビバレンス **ambivalence**
両面価値感情。両価性。同じ対象に対して、一人の人間が相反する感情や評価を同時に、または交互に持つこと。

アンビューバッグ **ambu bag**
加圧バッグ。救急蘇生(そせい)に用いる手動で空気を送る人工呼吸器。一般名はバッグバルブマスク。

アンプタ **アンプテーション**；**amputation**
外科手術による、四肢または四肢の一部の切断。

アンプル **ampule**（**Amp**）；**独 ampulle**
容器入りの注射用薬剤。

あんぽう **罨法**
身体の一部や患部を温めたり冷やしたりして血管の収縮や拡張を促し、充血、炎症、疼痛(とうつう)を鎮める療法。

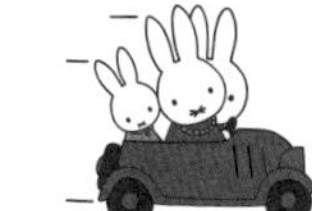

イーアール **救急外来室**（**ER**）；**emergency room**(エマージェンシー ルーム)
救急外来室。救急搬送されたすべての患者を受け入れ、初期診断と治療を行う部門。

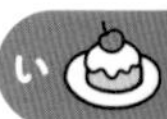

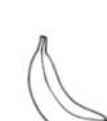

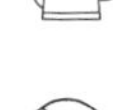
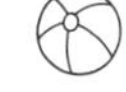

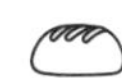
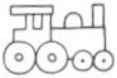

イーエヌ EN：enteral nutrition
経腸栄養。鼻腔や胃腸瘻からチューブを挿入し、栄養を注入する方法。

イーコリ *E. coli*：*escherichia coli*
大腸菌。便の常在菌の約0.1%を占める。

イーシージー ECG：electrocardiogram
心電図。

イーシーほう EC法：EC method
バッグバルブマスクを使って換気を行うときの一般的な方法。中指・薬指・小指をEの形になるようにして患者の下顎を支え、親指と人差し指をCの形にしてマスクを抑える。反対の手でバッグを押して送気する。

イービーピー EBP：evidence based practice
エビデンスに基づく実践。

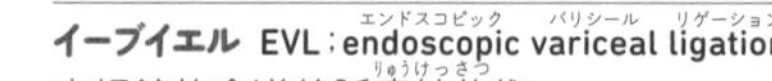

イーブイエル EVL：endoscopic variceal ligation
内視鏡的食道静脈瘤結紮術。

いかん 胃管：stmach tube、独 magen sonde
➡ NGチューブ［039頁］。

いかんせんせい 易感染性
免疫力が低下して、ウイルスや細菌に感染しやすい状態になっていること。

いきち 閾値
限界値。境界値。身体が反応を示す刺激の最小の値。

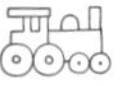

イクテルス icterus、独 Ikterus
➡ 黄疸［044頁］。

いけいせい 異形成：dysplasia mataplasia
上皮細胞や造血細胞に形態変化がみられるときの病理用語。

「がん」と「正常」の間の状態で、変化の状態により、軽度、中等度、高度に分類する。

いこうべん 移行便

❶生後2～3日の暗緑色をした胎便から、黄土色の乳便へと移行する間の乳児の便。黄緑色をしている。
❷バリウム検査後の白色便から、通常の色に戻るまでの間の黄白色の便。

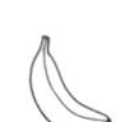

いし 縊死

ひもなどで頸部(けい)が圧迫され、脳虚血または窒息(ちっそく)によって死亡すること。頸椎(けいつい)骨折が生じることもある。縊首(いしゅ)ともいう。

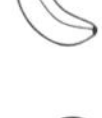

いしききょうさく 意識狭窄

意識障害の一つ。意識領域の活動が障害されて特定の対象しか意識されない、または特定の対象だけが意識されない状態。

いしきこんだく 意識混濁

意識障害。意識の清明度が低下し、ぼんやりとしてはっきりとしなくなった状態。

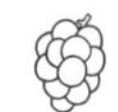

いしきしょうがい 意識障害

意識の清明度が低下したり、知覚、注意、認知、判断、思考、記憶などの精神活動能力が損なわれたりする状態の総称。

いしきレベル 意識レベル

意識の覚醒(かくせい)の程度。ジャパンコーマスケール（JCS）、グラスゴーコーマスケール（GCS）などで客観的に評価する。

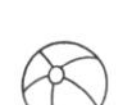

いしゅく 萎縮

筋肉や臓器などの組織の容量が、障害や圧迫、加齢などによって減少すること。

いしょく 異食

食物ではないものを口に入れる認知症の症状。

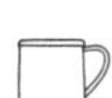

いしょくコーディネーター　移植コーディネーター；toransplantaion（トランスプランテーション） coordinator

臓器・組織・骨髄移植において、提供者と移植者との間を調整する専門職。

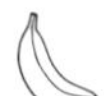

いしょくへんたいしゅくしゅびょう　移植片対宿主病（GVHD）；graft（グラフト） versus（バーサス） host（ホスト） disease（ディジーズ）

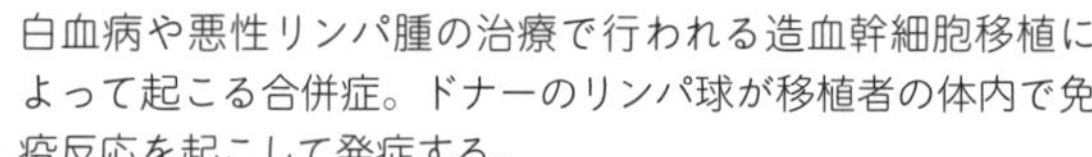

白血病や悪性リンパ腫の治療で行われる造血幹細胞移植によって起こる合併症。ドナーのリンパ球が移植者の体内で免疫反応を起こして発症する。

イスケミア　ischemia

虚血や血管の狭窄・閉塞が原因で起こる身体の一部分に対する一時的な酸素不足。

いっかせい　一過性

症状が一時的に出るが、一定の時間が経過すると消えること。

いつにゅう　溢乳

乳児が授乳直後に口角から少量の乳を吐くこと。吐乳（とにゅう）。

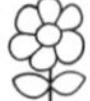

いでんしけんさ　遺伝子検査（sd）

DNAを解析し、特定の遺伝子の有無や変異を調べる検査。疾患の発症リスクや遺伝的な体質を知ることができる。

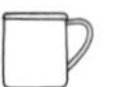

いどせい　易怒性

特別な刺激や原因がないのに怒ったり不機嫌になったりする状態。脳器質疾患や頭部の外傷などがあるときにみられる。

いにょう　遺尿

排尿機能が確立する年齢を過ぎた後も、無意識に排尿する状態。夜間睡眠中のものを夜尿（やにょう）という。

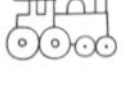

イブニングケア　evening care

患者の就寝前に行う、排泄（はいせつ）や洗顔、歯磨きなどの介護行為。

イベント　event

❶治療後や薬の処方後に患者に現れた変化や新しい症状。
❷治療の変更などをカルテに追記すること。

イミュニティー immunity
免疫。体外から入ってきた異物や病原体、毒素などを攻撃・排除する生体防御システム。

イリゲーション irrigation
❶洗浄。洗腸。浣腸。身体の各部や損傷した部分から、異物や貯留物などを除去し、清浄化すること。
❷オストミーでは洗腸用具を使う灌注排便法をさす。
❸歯科では抜糸後の穴や歯周ポケットの洗浄をさす。

イリゲーター、イルリガートル irrigator、独 Irrigator
浣注器。洗腸器。浣腸や洗腸、輸液に用いる器具。

いりょうけん 医療圏
医療法によって定められた、都道府県が制定する病床整備のための単位。1次医療圏から3次医療圏まで設定されている。

いりょうれんけいしつ 医療連携室
地域の医療機関と連携して、患者の転院や医療の継続をスムーズに進め、医療提供の向上を図るために病院内に設置される部署。

イレウス ileus
腸閉塞症。機械的なものと機能的なものがあり、機械的イレウスはさらに閉塞性と絞扼性に分けられる。

いろう 胃瘻
経口摂取できない患者の胃に直接栄養を送るために、体表に設けた瘻孔（外瘻）。また、瘻孔を設ける手術。

インアウト in out
➡水分出納［155頁］。

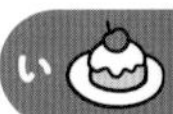

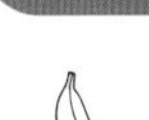
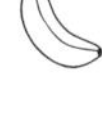

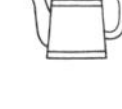
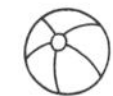

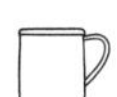
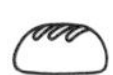
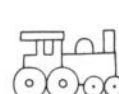

いんあつ 陰圧

物体の内部の圧力が外部より低い状態。空気が圧力の高いほうから低いほうへ流れる力を利用して、吸引などの治療を行う。反対語 陽圧［280頁］。

いんい 陰萎

➡インポテンス［031頁］。

インオペ インオペラブル；inoperable

手術不可能。手術を断念すること。

インキュベーション incubation

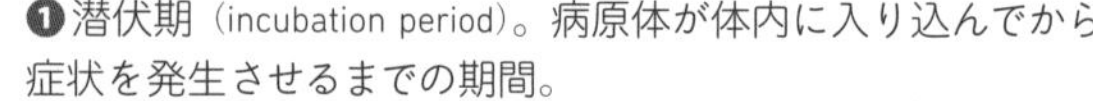

❶潜伏期（incubation period）。病原体が体内に入り込んでから症状を発生させるまでの期間。

❷培養。インキュベーターは培養器、保育器、孵卵器。

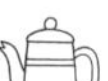

インコンチネンス incontinence

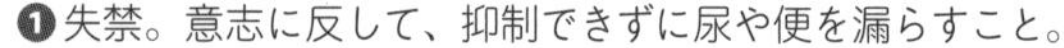

❶失禁。意志に反して、抑制できずに尿や便を漏らすこと。

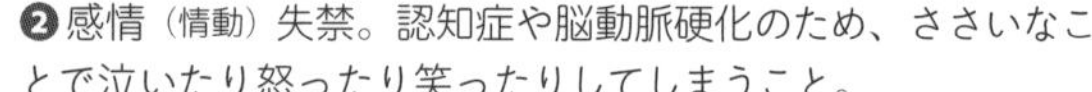

❷感情（情動）失禁。認知症や脳動脈硬化のため、ささいなことで泣いたり怒ったり笑ったりしてしまうこと。

反対語 コンチネンス［105頁］。

インジェクション injection

注射。注射法には、皮内注射（ic）、皮下注射（sc）、筋肉（内）注射（im）、静脈（内）注射（iv）の4つがある。

インジケーター indicator

❶薬品の濃度や量を測定するための試薬、指示薬。

❷滅菌が完了したかどうかを確認するための指標。

インシジョン incision

切開。

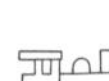

インシデント incident

➡ヒヤリ・ハット［240頁］。

インスリン insulin

膵臓ランゲルハンス島のβ細胞から分泌されるホルモン。この作用の低下が糖尿病の原因となる。糖尿病治療薬のインスリン製剤をさすこともある。インシュリンともいう。

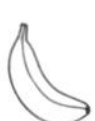

いんせん 陰洗

陰部洗浄。

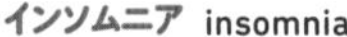

インソムニア insomnia

不眠症。入眠・熟眠障害や早朝覚醒などが慢性化した状態。

インターフェロン IF、IFN：interferon

ウイルスに感染した細胞や腫瘍細胞でつくられるタンパク質。ウイルスの増殖を抑制する作用や抗腫瘍作用があり、医薬品として用いられる。

インタープロフェッショナルワーク IPW：inter-professional work

保健・医療・福祉の領域で、より効率的で質の高いサービスを実践するために、複数の専門職によって行われる連携協働。

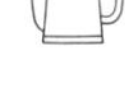

インターベンション intervention

❶看護介入。

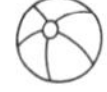

❷血管に挿入したカテーテルを操作して、造影、診断、外科的治療を行うこと。

インターロイキン IL：interleukin

生理活性物質サイトカインの一種。免疫細胞の増殖や活性化、インターフェロンの分泌の促進などの作用がある。

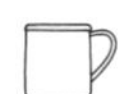

いんとうはんしゃ 咽頭反射

舌根部や咽頭部などの刺激で嘔吐が誘発される反射のこと。

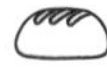

いんないかんせん 院内感染

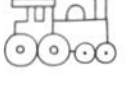

病院などの医療施設内で、入院・外来患者が、保菌者との接触または媒介によって、疾患とは別に新たな感染症にかかること。医療関連感染ともいう。

インバギ インバギネーション；invagination
腸重積（じゅうせき）。

インビトロ in vitro
「試験管内で」の意味。試験管内や培養器の中で体内と同様の環境を人工的につくり、人や動物の細胞への反応を研究する手法をさす。反対語 インビボ。

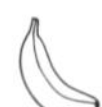

インヒビター inhibitor
抑制物質、阻害物質。反応を抑える物質の総称だが、酵素の活性を阻害する酵素インヒビターをさすことが多い。

反対語 アクチベーター［013頁］

インビボ in vivo
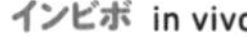
「生体内で」の意味。生体を用いた研究手法。

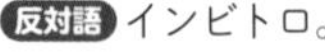
反対語 インビトロ。

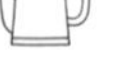

インファークション infarction
梗塞。血栓などで血流が止まり局所的に細胞が壊死（えし）すること。

インフェクション infection
感染。院内感染の防止と発生時の拡大防止対策をインフェクションコントロール（IC）という。

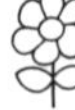

インフォームドコンセント IC；informed consent
十分に知らされたうえでの同意・納得診療。患者は医師から病気について詳しく知らされる権利があり、理解・納得して、治療の選択や同意・拒否をするという医療プロセス。

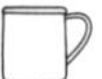

インフォメーションドレナージ information drainage
➡ドレナージ［208頁］。

インフュージョン infusion
薬剤などの体内への注入や投与。

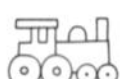

インプラント implant

移植。損傷した臓器の機能を補うために体内に埋め込む器具や材料のこと。歯を失った患者の顎骨に埋め込む人工歯根とその処置をさすことが多い。

インポテンス **impotence、独 Impotenz**
無力。不能。とくに男性の性交不能をさす。陰茎の勃起不全、勃起障害も含む。人格否定や差別的ニュアンスがあるため、近年ではEDという。

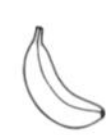

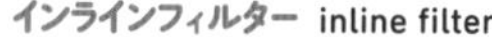

インラインフィルター **inline filter**
点滴静脈注射の輸液ラインの管内に組み込まれたフィルター。

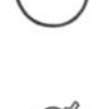

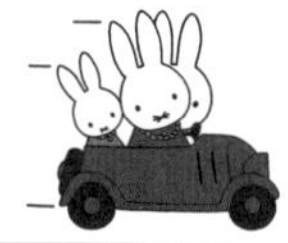

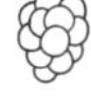

ウィージング **wheezing**
喘鳴音。空気が気道を通過する際に出る「ゼイゼイ」「ヒューヒュー」という音。

ウィーニング **weaning**
➡離脱❶［289頁］。

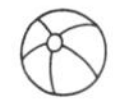

ウィリスどうみゃくりん **ウィリス動脈輪：Willis arterial circle**
脳内動脈の一部で、内頸動脈と椎骨動脈が枝分かれして脳底部で輪状につながった部分をさす。脳内で動脈の1本が閉塞した場合にも、別の動脈から脳に血液が流れるように働く。脳動脈瘤の好発部位である。大脳動脈輪ともいう。

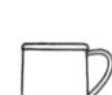

ウィルヒョウてんい **ウィルヒョウ転移**
胃がんなどの消化器がんが進行し、左鎖骨上窩にあるリンパ節に転移すること。

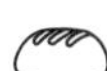

ウージング **oozing**
毛細血管性出血。毛細血管からのしみ出すような出血。

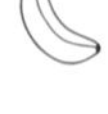
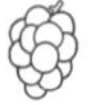

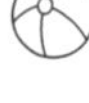

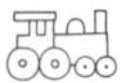

ウーンドケア **wound care**
創傷(そうしょう)ケア。銃や剣、刃物などによる傷、あるいは手術後の傷のケア。

ウォーキングカンファレンス **walking conference**
看護師が業務の引き継ぎを患者のベッドサイドで行うこと。患者の意見や希望などを聞き、患者の状態を観察したうえで看護計画について話し合う。

ウォーターシール **water seal**
水封。胸腔(きょうくう)ドレナージの際パイプの吸引口と排出口の途中に滅菌生理食塩水を封入して胸腔(きょうくう)内と外気を遮断するしくみ。

ウォータートラップ **water trap**
人工呼吸器の回路内に貯留する水をカップに集める部分。

ウォームショック **warm shock**
末梢血管の拡張により、末梢血流量が増加して体温が上昇するショック症状のこと。

ウォックナース **WOC nurse ; wound(ウーンド) ostomy(オストミー) continence(コンチネンス) nurse(ナース)**
WOC認定看護師。創傷(そうしょう)のケア、オストミーの管理、スキンケアなどに関する専門的な知識と技術を持つ看護師。

ウォッシュアウト **washout**
薬剤や造影剤などが時間の経過により、体内からなくなること。相互作用による危険を避けるため、薬を何も投与しない期間をウォッシュアウト期間という。

うっけつ **うっ血**
身体の局所や臓器に異常に大量の静脈血が滞留する状態。

うっけつせいしんふぜん **うっ血性心不全**
心臓の機能が低下し、必要な血液が全身に十分に供給されない状態。臓器や組織に血液が停滞（うっ滞）し、むくみやチアノーゼ、呼吸困難、胸痛などが起きる。

うったい　うっ滞

血液などの流れが悪くなったり、止まったりしている状態。

うつねつ　うつ熱

気温や服装などが原因で熱が体外に放散されずに体温が上昇する状態。手術中にも起きる。疾患による発熱とは区別される。

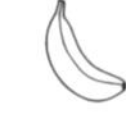
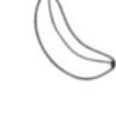

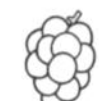

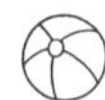

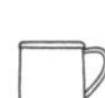

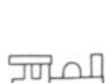

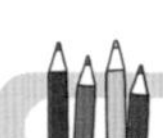

運動麻痺の分類

運動麻痺(まひ)は、麻痺の程度、麻痺の性状、麻痺の分布によって以下のように分類する。

程度による分類	完全麻痺	随意(ずいい)運動の完全消失
	不完全麻痺	随意運動の低下
性状による分類	痙(けい)性麻痺	筋緊張が亢進(こうしん)
	弛緩(しかん)性麻痺	筋緊張が低下
分布による分類	片(へん)麻痺	身体の一方の側の上下肢が麻痺
	単麻痺	上下肢のうち一肢だけ麻痺
	対(つい)麻痺	両側の下肢が麻痺
	四肢麻痺	両上下肢が麻痺

分布による分類（色の濃い部分が麻痺部分）

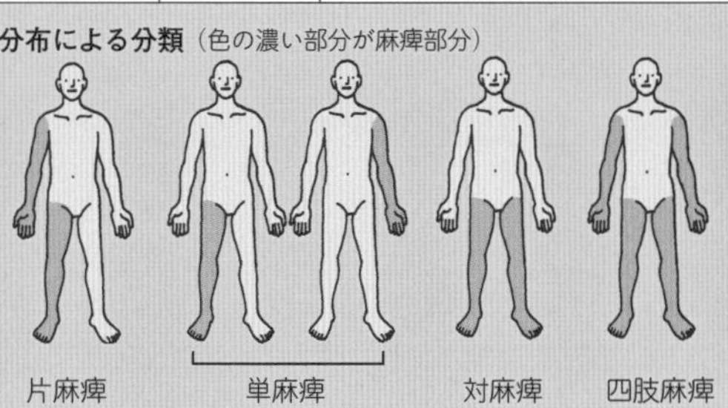

ウルネブ　ウルトラソニックネブライザー；ultrasonic nebulizer

➡超音波ネブライザー[186頁]。

ウロ　ウロロジー；urology

泌尿器科。泌尿器科学。

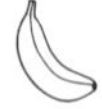

ウロストミー　urostomy

人工排尿口。膀胱（ぼうこう）や尿道に障害のある患者の腹部につくる排尿のための穴。またその手術。

ウロフロけんさ　ウロフロメトリー検査

排尿の勢いや1回量、排尿時間、残尿などを測定し、前立腺肥大症や神経因性膀胱などによる排尿・蓄尿障害の診断に用いる。尿流測定ともいう。

うんどうせいしつご　運動性失語

ブローカ失語。言語は理解できるが発語に障害がある状態。

うんどうふかしんでんず　運動負荷心電図

一定の運動により心臓に負荷をかけて行う心電図検査。虚血性心疾患の診断に用いる。

うんどうまひ　運動麻痺

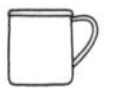

運動中枢から筋肉まで神経のどこかに障害があるため、意識的に筋肉を動かすことが困難、または動かせない状態。

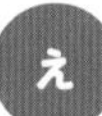

エアいり　エア入り

呼吸音。

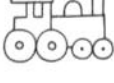

エアウェイ　airway

❶気道。鼻腔（びくう）、口腔（こうくう）、気管、気管支の総称。

❷気道確保の補助器具。口から挿入する口腔用と、鼻から挿

入する鼻腔用がある。

エアしん　エア針；vent（ベント） needle（ニードル）

輸液が充填されたガラス容器のゴム栓に刺すフィルターのついた針。外気を入れて容器内を陽圧にし、薬液を排出する。

エアリーク　air leak

気胸に対する処置として行う胸腔（きょうくう）ドレナージで、胸腔内の空気がチューブから排出されている状態。

えいじ　嬰児

生まれてまもない子。乳児。

エイチディー　HD；hemodialysis（ヘモダイアリシス）

➡ 血液透析［084 頁］。

エイチビーエスこうげん　HBs抗原

B型肝炎ウイルスの外殻を構成するタンパク質。血液検査で陽性となった場合、無症状でも感染していることになる。

エイチユーエス　HUS；hemolytic（ヘモリティック）-uremic（ユリーミック） syndrome（シンドローム）

溶血性尿毒症症候群。O−157 や O−110 などの病原性大腸菌がつくる毒素によって起こる。

えいひ　鋭匙

先端がスプーン状になっており、病巣の除去に用いる器具。

えいんせっかい　会陰切開

分娩（ぶんべん）の際、会陰（生殖器と肛門の間）の裂傷を防ぐために切開する分娩介助法。

エーイーディー　AED；automated（オートメーテド） external（エクスターナル） defibrillator（ディフィブリレーター）

自動体外式除細動器。

エーエスディー　自閉症スペクトラム障害（ASD）；autism（オティザム） spectrum（スペクトラム） disorder（ディスオーダー）

➡ 自閉症スペクトラム障害［132 頁］。

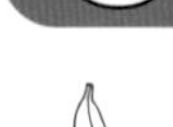

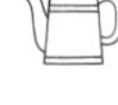
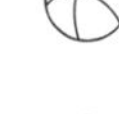
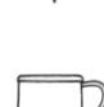

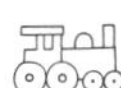

エーエルエス ALS；amyotrophic(アミオトロフィック) lateral(ラテラル) sclerosis(スクレローシス)
筋萎縮性側索硬化症。

エーカーゲー 独 EKG；elektrokardiogramm(エレクトロカルジオグラム)
➡ ECG［024頁］。

エーシーエルエス ACLS；advanced(アドヴァンスト) cardiovasculsr(カルディオヴァスキュラー) life(ライフ) support(サポート)
二次救命処置。一次救命処置の後、救急救命士や医療者などが、特別な器具や薬剤を用いて行う救命処置。

エージング aging
老化。年を取ること。**反対語** アンチエージング［022頁］。

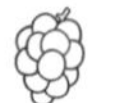

エーディー AD；alzheimer's(アルツハイマーズ) disease(ディジーズ)
➡ アルツ［021頁］。

エーディーエル ADL；activities(アクティヴィティーズ) of(オブ) daily(デイリイ) living(リヴィング)
日常生活活動。歩行、移動、起座など身のまわりのことをする動作。リハビリテーションで行う動作訓練。

エービーシー ABC
救命処置で順番に行うべき気道確保（Airway(エアウェイ)）、人工呼吸（Breathing(ブリージング)）、心臓マッサージ（Circulation(サーキュレーション)）の頭文字。

エーブイシャント AV shunt；arteriovenous(アーテリオビーナス) shunt(シャント)
動脈静脈シャント。手首付近の動脈と静脈を吻合(ふんごう)してつくる血管外シャントで、人工透析に用いる。

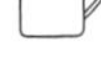

エーライン A line；arterial(アーテリアル) line(ライン)
連続的な血圧測定、血液ガス測定を目的としてラインを動脈から取ること。**反対語** Vライン［245頁］。

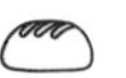

えきか 腋窩
腋(わき)の下のくぼんだ部分。乳房から流れるリンパ系が通っている。

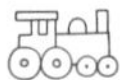

エクステュベーション extubation
抜管(ばっかん)。気管チューブを抜くこと。

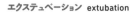

エクステンション extension
伸展（しんてん）。解剖学で関節の角度を大きくする動きをさす。

エクスレイ Xray
放射線を用いた検査のこと。

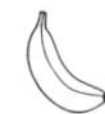

エクトピー エクトピックプレグナンシー；ectopic pregnancy
➡外妊［051頁］。

エクモ 体外式膜型人工肺（ECMO）；
extracorporeal（エクストラコーポリアル） membrane（メンブランス） oxygenation（オキシジェネーション）
血液を体外の人工肺に循環させて、人工的に酸素を供給し、二酸化炭素を排出させる装置。肺炎などで肺の機能が悪化し、人工呼吸器を使用しても改善しない場合に使用する。

エクリンせん エクリン腺；eccrine（エクリン） gland（グランド）
汗腺（かんせん）の一つ。ほぼ全身の皮膚に分布して、汗を分泌する。

エコー エコーグラフィー；echography
超音波検査。

えし 壊死
身体の組織・細胞が死んだ状態。凝固壊死、融解（ゆうかい）（液化）壊死、壊疽（えそ）（脱疽）に分かれる。壊死することをネクるともいう。

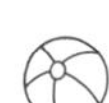

エシックス ethics
倫理学。道徳哲学。

エス es
フロイトの精神分析用語で、人間の精神構造の原始的で本能的な欲求や衝動の領域。イドともいう。エスの対極にあるのがスーパーエゴ（超自我）で、両者を調整するのがエゴ（自我）。

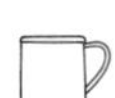

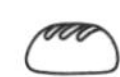

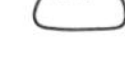

エスエス SS；独 Schwangerschaft（シュワンゲルシャフト）
妊娠。シャンゲる、シュワンゲるともいう。

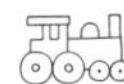

エスエムビージー **SMBG：self-monitoring of blood glucose**

血糖自己測定。無自覚低血糖やシックデイ［129頁］への早めの対処などの効果もある。

エスエルアール **SLR：straight leg raising test**

下肢伸展挙上テスト。患者を仰向けに寝かせ、片足ずつ伸ばしたままゆっくりと持ち上げる。

エスシー **SC：subcutaneous**

「皮下の」の意味。皮下注射をさす。

エスシーシーこうげん **SCC抗原**

扁平上皮がん関連抗原。腫瘍マーカーの一つで、肺がん、子宮がん、食道がんなどのスクリーニングに用いられる。

エスディージーズ **SDGs：sustainable development goals**

2030年までに持続可能でよりよい世界を達成することをめざす国際社会共通の目標。'15年の国連サミットで採択された。

エストリオール **estriol**

女性ホルモンの一種。妊婦の肝臓と胎盤から胎児の副腎をへてつくられ、妊婦の尿中に排出される。

エストロゲン **E：estrogen**

女性ホルモンの一種。女性の第二次性徴、排卵、受精卵の着床などに作用する。40歳以降に分泌が低下する。

エスバー **SBAR**

相手にわかりやすく、正確に情報を伝える方法。状況（Situation）、背景（Background）、評価（Assessment）、提案（Recommendation）の順に行う。

エスビーチューブ **SBチューブ：sengstaken-blakemore tube**

食道静脈瘤破裂による出血を一時的に止血するための管。

エスピーディー **SPD：supply processing distribution**

院内物流管理システムのこと。現場の要望に応じて、必要物品を的確に供給する業務。

えそ 壊疽

壊死(えし)した組織が血流の低下や感染などで腐敗した状態。脱疽(だっそ)。

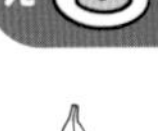

エッセンシャルドラッグ essential drug

必須医薬品。

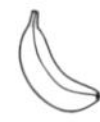

エデマ、エデマる edema

➡浮腫［248頁］。

エヌエスティー NST：nutrition(ニュートリション) support(サポート) team(チーム)

多職種で構成された栄養サポートチーム。患者の疾病や状態に適切な栄養管理を提供する。

エヌ95マスク N95マスク：particulate(パーティキュレート) respirator(レスピレーター) type(タイプ) N95

特殊フィルターのろ過機能によって、有害物質やウイルスなどの吸入を防止するマスク。空気中の0.1μm以上の微粒子の95%以上をカットできる。

エヌジーチューブ NGチューブ：nasogastric(ナソガストリック) tube

経鼻胃管。鼻腔(びくう)から咽頭(いんとう)、食道を経由して胃に挿入する。胃の手術前の内容物の吸引、嚥下(えんげ)障害や意識障害の患者への栄養補給・投薬などに使う。

エヌピーオー NPO：ラ non(ノン) per(ペリ) os(オス)

絶飲食。「口に何も入れない」というラテン語の略語。

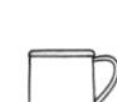

エピ エピドラチューブ：epidural tube

➡硬膜外麻酔［096頁］。

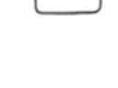

エピ エピレプシー：epilepsy

てんかん。さまざまな発作を繰り返す脳疾患の総称。

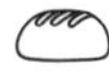

エピデミック epidemic

流行病。一定の地域に感染症が流行すること。

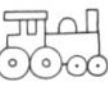

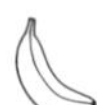
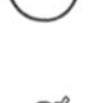

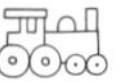

エビデンス evidence
科学的根拠、証拠。適切な治療を行うための判断材料となる、試験や検査で得られた科学的データのこと。

エピネフリン epinephirine
ホルモンの一種で、神経伝達物質として作用する。薬剤としてアナフィラキシー発症時や喘息発作に投与する。

エフエフピー FFP：fresh frozen plasma
新鮮凍結血漿。採血後4時間以内の新鮮な血漿を－40℃で凍結した血液製剤。血液凝固因子の補充、循環血漿量減少の改善などに用いられる。

エフビーエス FBS：fasting blood sugar
空腹時血糖。食後8～12時間後の血糖値。糖尿病の判定に用いられる。

エフユー F/U：follow up
「経過観察」の意味。カルテ記入に使われる用語。

エポ **エリスロポエチン**（EPO）：erythropoietin
ホルモンの一種で、赤血球の産生を調節する造血因子。腎性貧血の治療薬として用いられる。

エマジコール **エマージェンシーコール**：emergency call
緊急呼び出し。事故、患者の容態の急変、治療中のトラブルなどがあった際に、医師や看護師、職員を緊急招集すること。

エム、エムアールエスエー M、MRSA：
methicillin resistant staphylococcus aureus
➡メチシリン耐性黄色ブドウ球菌［273頁］。

エムイーきき ME機器：medical engineering
診断や治療に使用されるさまざまな医療機器の総称。

エムエーチューブ MAチューブ：miller-abbott tube

ミラー・アボット管。イレウスの治療として、腸内容持続吸引のため挿入されるチューブ。イレウス管ともいう。

エムジーチューブ MGチューブ（MT）；独 magen（マーゲン） tube
➡ NGチューブ［039頁］。

エラスチン elastin
皮膚、血管、臓器など弾力性のある組織に多く含まれるタンパク質。

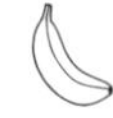

エリスロポエチン EP；erythropoietin
腎臓で合成されるホルモン。赤血球の産生を促進する。

エルエイチひ LH比
動脈硬化の指標。LDL（低密度リポタンパク質）をHDL（高密度リポタンパク質）で割った数値。1.5が望ましいとされ、2.0を超えると動脈硬化性疾患のリスクが高まる。

エルオーシー LOC；loss（ロス） of（オブ） consciousness（コンシャスネス）
意識消失。一時的・一過性の意識消失を失神という。

エルゴメーター ergometer
回転式の負荷運動機器。筋力の測定、リハビリテーションなどに使われる。固定式自転車やローイングマシンなどがある。

エルシー LC；liver（レバー） cirrhosis（シィロウシス）
肝硬変。

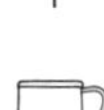

エルジービーティー LGBT
➡ セクシュアルマイノリティ［166頁］。

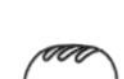

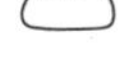

エルディー LD；learning（ラーニング） disability（ディスアビリティ）
学習障害。読み書き能力や計算力などの算数機能に関する特異的な発達障害の一つ。

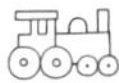

え

エルディーアール　LDR
陣痛（labor）、分娩（delivery）、回復（recovery）の頭文字をとった言葉で、陣痛から出産、産後の回復まで、同じ部屋（LDR室、陣痛分娩室、居室型分娩室）で過ごす方式。

エルディーエルコレステロール　LDLコレステロール；LDL cholesterol
LDL（低比重リポタンパク質）に包まれて血中を運ばれるコレステロール。血中の値が高いとコレステロールが血管壁などにたまり、動脈硬化の原因となる。悪玉コレステロールともいう。

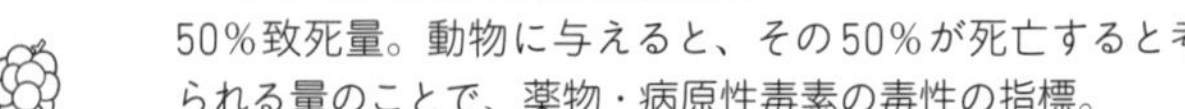

エルディー50　LD50；lethal dose 50%
50%致死量。動物に与えると、その50%が死亡すると考えられる量のことで、薬物・病原性毒素の毒性の指標。

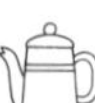

エルブレ　エルブレッチェン；独 erbrechen
嘔吐。

エレクトロカルジオグラム　electrocardiogram
➡ ECG［024頁］。

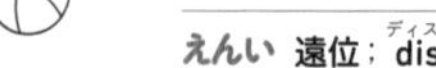

えんい　遠位；distal
おもに四肢の体幹に遠い方をさす解剖学用語。血管の場合は心臓から遠い方、末梢神経の場合は脳から遠い方をいう。
反対語 近位［071頁］。

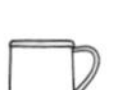

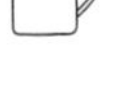

えんカル　塩カル、塩化カルシウム；calcium chloride
高カリウム血症補正の治療に用いる薬剤。

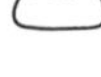

えんげ　嚥下
口から飲み込まれたものが、食道を通り胃に届くまでの過程。

エンザイム　enzyme
酵素。生物の細胞内で合成され、呼吸、消化、吸収、代謝、排泄など生体内の多くの反応の触媒となる物質。

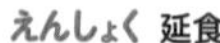

えんしょく　延食

❶遅延食。通常の時間からずらして提供する食事。
❷食止め。治療や検査が終了するまで食事を禁止すること。

エンゼルケア

死後に遺体に施す処置や保清、メイクなどのケアのこと。

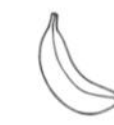

エント、エントラッセン ENT：独 entlassen

➡ディスチャージ［193頁］。

エンドオブライフ EOL：end of life（エンド オブ ライフ）

人生の終焉を迎える時期のこと。終末期。ターミナル期ともいう。

エンドスコープ endoscope

内視鏡。体内の器官を直接観察するための、光学機器を組み込んだ器具の総称。

エンドルフィン endorphin

脳内でつくられるペプチドの一種。モルヒネに似た鎮痛作用がある。

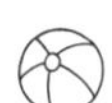

エンパシー empathy

感情移入。

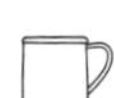

退院後の医療サービス

エントとディスチャージはどちらも「退院」の意味だが、医療現場では「エント」を用いることが多い。退院に際しては医師や看護師は退院時要約を作成して保管したり、地域連携施設への情報提供をしたりする。また患者に対しては退院指導を行う。近年では退院後も、医療・介護サービスが必要な患者が増え、地域連携パスや在宅医療ネットワークをつくって、シームレスな（継ぎ目のない）医療サービスが行われるよう配慮されている。

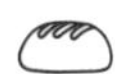

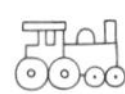

エンパワメント empowerment
能力をつけること。権限を与えること。患者自身の持つ自己決定能力や主体性を尊重する看護のあり方をさす言葉。

エンボリ エンボリゼーション；embolization
血管塞栓(そくせん)術、塞栓治療。動脈瘤(りゅう)や腫瘍(しゅよう)の治療と出血コントロールのために、血管にプラチナコイルや塞栓物質などを挿入・留置して、末梢への血流を止める方法。

えんめい 延命
人工呼吸器などの生命維持装置によって生命を延ばすこと。

えんモヒ、えんモル 塩モヒ、塩モル
塩酸モルヒネ。きわめて強力な鎮痛薬。

おうき 嘔気
➡悪心(おしん)［046頁］。

おうし 横指
指の横幅を単位とする長さ。1本が約1.5cmに相当する。

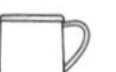

おうしょうぎむ 応召義務
診療に従事する医師は、診療の求めがあった場合に正当な事由なく拒否できないという、医師法の定める義務。

おうだん 黄疸；jaundice(ジョンディス)
血液中のビリルビン濃度が上昇し、皮膚や眼球結膜が黄色を帯びた状態になること。皮膚のかゆみ、倦怠感、食欲不振などの症状を伴うこともある。肝臓や胆嚢(たんのう)の疾患が原因として考えられる。

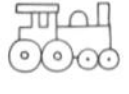

おうもんきんゆうかいしょう 横紋筋融解症；rhabdomyolysis(ラブドミオリシス)

骨格筋が融解(ゆうかい)し、横紋筋細胞内の成分が血中に流出する疾患。過度の運動や外傷、高熱、ウイルス感染、アルコール、薬物などが原因とされる。筋肉痛、脱力、歩行困難、赤褐色尿などの症状が出現し、急性腎不全を起こすこともある。

オージェイティー OJT；on(オン) the(ザ) job(ジョブ) training(トレーニング)

現任訓練。職場で実際に業務を行うことで、知識や技術、技能を習得させていく訓練法。**反対語** Off-JT［047頁］。

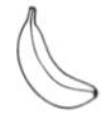

オージオ **オージオメトリー**；audiometry

オージオメータから発する純音を使った聴力検査。

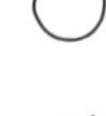

オーダー order

指示。医療では主に医師からの検査、処方（注射・投薬）、処置などの治療や療養生活に関わる指示をいう。

オーティーシー OTC；over(オーバー) the(ザ) counter(カウンター)

➡スイッチOTC［155頁］。

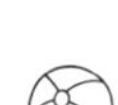

オートクレーブ autoclave

高圧蒸気滅菌装置。耐熱耐圧の密閉容器。この装置を使って滅菌することをさす場合もある。

オートプシー autopsy

解剖。検察官が変死者や変死の疑いのある死体を解剖する検視解剖と、病理医が遺族の承諾を得て解剖する病理解剖がある。ゼクともいう。

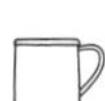

オーバーテーブル **オーバーベッドテーブル**；over bed table

ベッドサイドに置かれるテーブル。高さの調節と移動ができる。

オーバードース overdose

薬物の過剰投与。または過剰摂取。

オーバーベッド over bed

入院患者定員の105％より多くの患者を入院させること。

オーファンドラッグ orphan drug
稀少疾病用医薬品。患者数の少ない疾患（日本では5万人未満が基準）の治療に必要な医薬品。稀少医薬品、稀用薬ともいう。

オープンベッド open bed
❶すぐに寝られるように、ベッドメーキングをしてベッドカバーを開いた状態のベッド。**反対語** クローズドベッド［079頁］。
❷開放型病床。地域の中核病院に登録している開業医と、その紹介で入院した先の医師が、ともに主治医となって連携しながら患者の治療にあたること。

オーラルケア oral care
口腔ケア。マウスケア。口腔内を清潔・健康に保つこと。

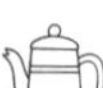

オカルト occult blood
➡潜血［169頁］。

おかん 悪寒
急な発熱で起こる身ぶるいを伴うような激しい寒気。

オシロメーター oscillometer
動脈拍動測定器。

おしん 悪心
吐き気。嘔吐に先立って起こる食道から胃の不快感。

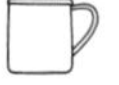

オステオ オステオポローシス：osteoporosis
骨粗鬆症。

オストミー ostomy
ストーマ（人工肛門）を造設する手術。または造設したストーマ。

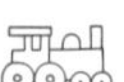

オストメイト ostomate
人工肛門。人工膀胱。またはそれをつけた人。

おそ 悪阻
つわり。

オト　オトラリンゴロジー；otolaryngology
耳鼻咽喉科。耳鼻咽喉科学。

オバカル　オバリアンカルチノーマ；ovarian carcinoma
卵巣がん。

オピオイドローテーション　opioid rotation
あるオピオイド（麻薬性鎮痛薬の総称）の服用で効果がみられなかった場合や、副反応のために使用を中止する場合に、他のオピオイドに変更し、疼痛管理を続けること。

オブザーベーション　observation
観察。医師や看護師が、触診、目視、測定、聞き取りなどによって、患者の病状や容態の変化を注意して見ること。

オプジーボR
がん治療に用いる分子標的治療薬ニボルマブの製品名。免疫細胞を活性化してがん細胞を攻撃する。

オフジェイティー　Off-JT；off the job training
日常業務から離れた環境で、セミナーや研修を通じて行う従業員教育。**反対語** OJT［045頁］。

オペ　オペレーション；operation
手術。

オペオリ
術前オリエンテーションのこと。手術前に患者と家族に行う、手術の概要と手術前後の生活や看護に関する説明。

オペかん　オペ看
おもに手術室で業務を行う看護師。

オペかん　オペ患
手術を行う予定の患者。または手術を行った患者。

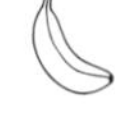

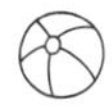

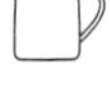

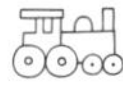

オリエンテーション **orientation**
患者やその家族に対して、入院時、検査と手術の前、退院時などに行う説明。

オルタナティブメディシン **alternative medicine**
代替(だいたい)医療。西洋医学の代替となる他の療法の総称で、漢方、アロマセラピー、鍼灸(しんきゅう)などがある。

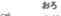

オルト **オルトペディー：独 orthopädie**
整形外科。

おろ **悪露**
分娩後から産褥(さんじょく)期の数週間にわたって子宮や膣から排出される分泌物。胎盤の一部や血液、リンパ液、粘液などからなる。

オンコール **on call**
❶呼び出し、待機。緊急の事態に対処できるように非番の医師や看護師がすぐに駆けつけられる状態でいること。
❷通常の診療時間外にかかってくる診療依頼や相談の電話。

オンコロジーナース **oncology nurse**
がん看護専門看護師。

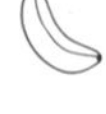

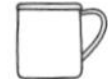
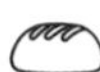

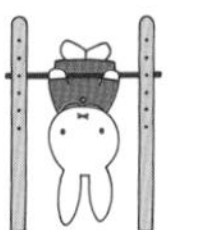
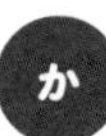

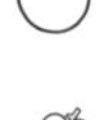

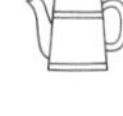
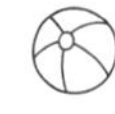

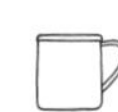

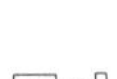

ガーグル gargle
含嗽（がんそう）（うがい）。水や薬液などを含み、口内や喉をすすぐこと。

ガーゼカウント gauze count
使用したガーゼ数を確認すること。

ガーゼタンポナーデ gauze tamponade
止血のために臓器周囲や傷口にガーゼを詰めること。

かあつバッグ 加圧バッグ
輸液加圧バッグ。輸液用ソフトバッグを加圧することで、輸液の滴下を調整する。Aラインの確保に使用する。

カーデックス cardex
患者情報を綴じたファイル。看護者間の情報伝達に使用。

ガートルだい ガートル台
点滴液をぶら下げる台。

ガーレ 独 galle
胆汁。肝臓で生成される、黄褐色・アルカリ性の液体。

かいごろうじんふくししせつ 介護老人福祉施設
入院の必要はないが、在宅での生活を目標としたリハビリテーションを必要とする老人が利用できる施設。

カイザー C/S：独 kaiser（カイザー） schnitt（シュニット）
帝王切開。

がいせん 外旋
軸を中心に外側へ回旋する動きのこと。反対語 内旋 [210頁]。

がいそう 咳嗽
咳。喉頭（いんとう）、気管、気管支の異物、炎症によって起こる。

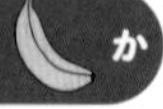

かいそくしゅ　蟹足腫

➡ケロイド［089頁］。

がいてん　外転

四肢を身体の長軸に対して、遠ざける方向に動かすこと。

反対語 内転［210頁］。

かいてんせいめまい　回転性めまい

周囲や自分が回転するように感じるめまい。

ガイドライン　guideline

診療の指針。運用指針。標準的な治療。

基本の体位（臥位）

- 仰臥位…身体の緊張が最も少なく安定した体位。長期間続く場合は、背部・踵部の褥瘡の発生と尖足の予防が必要。
- 側臥位…仰臥位より安定しにくい体位。下側の上下肢が圧迫されるので、循環障害に注意が必要。
- 腹臥位（伏臥位）…身体は安定しているが、口や鼻がふさがれたり、胸腹部が圧迫されたりするので、呼吸運動を楽にする援助が必要。

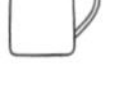

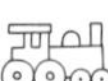

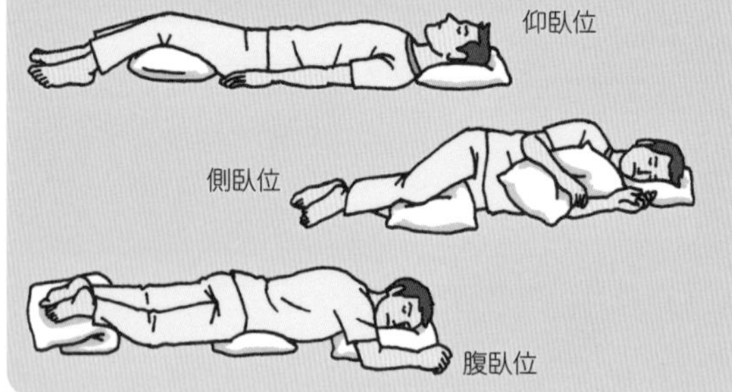

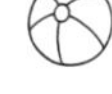
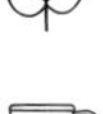
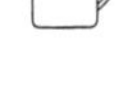
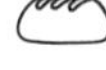
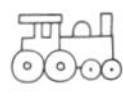

がいにん 外妊

異所性妊娠。受精卵が子宮以外の部分に着床する妊娠。かつては子宮外妊娠と呼ばれたことから、エクトピーともいう。

かいはくしょくべん 灰白色便

灰白色の便。無胆汁便。胆汁に含まれるビリルビン色素が便に含まれなくなるために起こる。

カウザルギー causalgia

灼熱(しゃくねつ)痛。おもに外傷による末梢(まっしょう)神経の損傷を原因とする激しい痛み。皮膚の灼熱感、発熱、発汗を伴う。

カウプしすう カウプ指数；kaup index(インデックス)

生後3カ月～満2歳までの乳幼児の体格や栄養状態を判定する指標の一つ。体重（g）÷身長（cm）^{2}×10で算出する。

カウンターショック counter shock

電気的除細動。心臓の蘇生(そせい)に使われる直流除細動器のこと。

ガウンテクニック gown technique

ガウンや帽子などを感染源に接触しないように着脱する技術。

かがくこきゅう 下顎呼吸

あえぎ呼吸。努力呼吸の一つで、吸気時に下顎(したあご)を動かして口を開く呼吸。

かかんき 過換気

➡ハイパーベンチ［225頁］。

かくせい 郭清

リンパ節郭清。悪性腫瘍(しゅよう)の切除術の際に、切除する臓器・組織に属するリンパ節を周囲の脂肪組織ごと切除すること。

かくたん 喀痰

気道内で増量した分泌物に細菌、ウイルス、塵埃(じんあい)などが混入し、咳によって吐き出された痰。また、その痰を吐き出すこと。

がこうそう **鵞口瘡**
口腔カンジダ症。

かこきゅう **過呼吸**
➡ハイパープニア［225頁］。

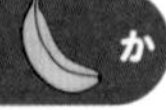

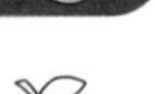

かさんしょく **加算食**
療養食加算。年齢、症状などに対応した治療食（糖尿病食など）。

ガスえそ **ガス壊疽**：**gas gangrene**
創傷感染症の一つ。感染すると激痛とともに筋肉が壊死する。

ガストロスコピー **gastroscopy**；
endoscopic examination by gastrocamera
胃カメラ、内視鏡による胃検査。

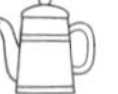

かぞくヘルスプロモーション **家族ヘルスプロモーション**；
family health promotion
社会の最小単位である家庭において、家族が支え合って健康維持と増進のために環境や生活習慣を改善していくこと。

かたこきゅう **肩呼吸**
努力呼吸の一つ。喘息などで呼吸困難が強くなったとき、呼吸補助筋を動かして肩を上下させて行う呼吸。

カタトニー **catatonia**
緊張型統合失調症の一種。急な興奮や無反応状態、身体の緊張のほか、幻覚症状が出る。緊張病症候群ともいう。

カタプレキシー **cataplexy**
情動脱力発作。喜怒哀楽や怖れ、羞恥などの感情が、過度にたかぶることで起こる。

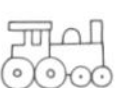

かたまひ **片麻痺**
一側上下肢が麻痺すること。

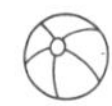

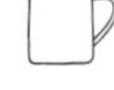

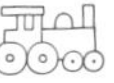

カタラクト cataract

白内障。

カタル catarrh

多量の粘液や滲出(しんしゅつ)液を分泌する粘膜細胞の炎症。

カタレプシー catalepsy

緊張型統合失調症の一種。他者によって固定された不自然な姿勢のまま動かなくなる混迷症状。強硬症(きょうこう)ともいう。

かっけ 脚気

ビタミンB_1の欠乏によって起こる栄養失調症の一つ。

かっけつ 喀血

喉頭(いんとう)、気管、気管支、肺など呼吸器系からの出血を喀出(かくしゅつ)すること。

ガット gut

消化管。腸。

カットダウン cutdown

静脈切開。静脈切開術。

カテ カテーテル：catheter

治療用薬剤などの体内への注入や、体内貯留物の排出などに使われる管状の器具。

カニューレ、カヌラ 独 kanüle、cannula

酸素吸入器具。広義ではカテーテルと同義。

カフあつ カフ圧：cuff pressure(プレッシャー)

カフ（気管チューブの先端にある風船状のもの）の圧力。

ガフキー gaffky scale(スケール)

ガフキー号数。喀痰(かくたん)検査で結核菌の量を表す数字。現在では新結核菌検査指針による1＋～3＋の簡便な記載方法が一般的。概ね1＋がG2、2＋はG5、3＋はG9に相当する。

カポジサルコーマ Kaposi's sarcoma
カポジ肉腫。エイズ患者、免疫力の低下で発症しやすい。

カマ、カマグ
酸化マグネシウムのこと。胃酸を中和する制酸薬、効き目の穏やかな下剤である緩下剤として使われる。

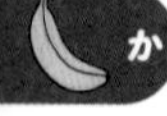

ガム gums
歯肉。歯茎。

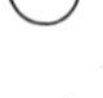

かめんうつびょう 仮面うつ病；masked depression
うつ病の一種。強い頭痛、肩こり、疲労感、食欲低下などの身体症状に隠れて、うつ病の精神症状が見えてこないもの。

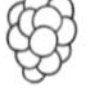

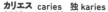

カリエス caries　独 karies
骨瘍。骨潰瘍。骨疽。結核などの慢性疾患や炎症が原因で、脊椎、骨盤、肋骨、歯牙などの組織が壊死・融解した状態。

カリフリー
カリウムフリー（カリウム抜き）のこと。

カルジオスコープ cardioscope
心臓の弁膜の働きを調べる内視鏡の一種。心臓鏡。

カルシトニン calcitonin
血液中のカルシウム濃度を下げ、骨からのカルシウム吸収を抑制し、骨組織を守る甲状腺分泌ホルモンの一つ。

ガルストーン gallstone
胆石。胆汁の成分が胆嚢や胆道で凝固・沈殿したもの。

カルチ
➡ キャンサー［067頁］。

カレンちょうこう カレン徴候；cullen sign
重症化した急性膵炎における皮膚の着色徴候。皮下出血のため、へそ周囲が青紫色になる。

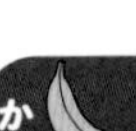

カロリー cal；calorie
熱量の単位。1カロリーは、1気圧のもとで14.5℃の水1gの温度を1℃上げる熱量（標準カロリー）で、約4.186ジュール（J）。

ガワーズちょうこう **ガワーズ徴候**；gowers sign（サイン）
筋ジストロフィーなどにみられる特徴的な立ち上がり方。立ち上がるときに膝に手をつき、大腿をよじ登るように徐々に立ち上がる。登攀性起立（とうはんせいきりつ）ともいう。

かんいこうねんきしすう **簡易更年期指数**（SMI）；simplified（シンプリファイド） menopausal（メノポーザル） index（インデックス）
10項目の更年期症状に点数をつけ、100点満点で更年期障害の程度をみるもの。簡略更年期指数ともいう。

がんいでんし **がん遺伝子**
がんを起こす原因となる遺伝子。正常細胞が持つ遺伝子が変異して、細胞にがん化を起こすがん遺伝子となる。

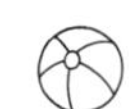

がんあつ **眼圧**（IOP）；intraocular（イントラオキュラー） pressure（プレッシャー）
眼球内の圧力。眼球内を循環している房水によって一定に保たれている。正常範囲は10～20mmHg。

かんおう **陥凹**；fovea（フォウビア）, fossa（フォッサ）, impression（インプレッション）
くぼみやへこみ、あるいは穴、孔のこと。

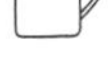

かんかい **寛解**
症状がある程度まで好転し、安定している状態。そのまま快方に向かい完治する場合もあれば、再発する場合もある。

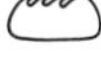

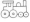

かんかくしょうがい **感覚障害**
視覚、聴覚、嗅覚などの感覚の障害。感覚麻痺（まひ）、感覚鈍磨（どんま）（低下）、異常感覚、感覚過敏などがある。

かんかくせいしつご **感覚性失語**（SA）；sensory（センソリー） aphasia（アフェイジア）
失語（症）の一つで、言葉の理解が障害される。脳の感覚性言語中枢が損傷して起こる。ウェルニッケ失語ともいう。

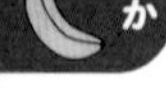

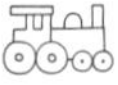

かんかくや **感覚野**：**sesory area**（センスリー エリア）

大脳皮質の感覚機能を支配する領域。体性感覚野、聴覚野、視覚野、嗅覚野、味覚野などがある。感覚中枢ともいう。

カンガルーケア **kangaroo care**

母子相互関係を促進する目的で行う、生まれて間もない稚児を裸のまま母の乳房の間で抱かせるケアのこと。

がんき **含気**：**pneumatization**（ニューマチゼーション）

内部に空気を含むこと。無気肺などで肺の状態を表す。

がんきゅうとっしゅつ **眼球突出**

眼球が前方に突出した状態。眼窩腫瘍（がんかしゅよう）や炎症、眼窩内出血、頭蓋骨（とうがいこつ）奇形やバセドウ病などが原因で起こる。

ガングリオン **ganglion**

結節腫（けっせつしゅ）。節腫。手足の背部の関節や膝の外側にできる腫瘤（しゅりゅう）。

かんけいもうそう **関係妄想**：**reference delusion**（リフェレンス デルージョン）

統合失調症の症状の一つで、自分とは全く関係のない出来事を自分に関係があると思い込むこと。

かんげざい **緩下剤**

下剤の一種で、約8～12時間後に便意を催す効果の穏やかなもの。瀉下剤（しゃげざい）ともいう。

かんけつ **間欠、間歇**

ある一定の時間をおいて、起こったりやんだりすること。

かんけつ **観血**

「出血を伴う」の意味。出血を伴う検査や処置について、「観血性検査」「観血的処置」などという。外科的ともいう。

かんけつせいはこう **間欠性跛行（IC）**：**intermittent claudication**（インターミッタント クラウディケーション）

下肢に痛みやしびれを感じて歩けなくなり、休息するとまた歩けるようになる症状。

かんけつねつ **間欠熱**：**intermittent fever**（インターミッタント フィーバー）
一定の時間をおいて周期的に発熱を繰り返す熱型。1日の差が1℃以上ある。マラリアなどの感染症にみられる。

がんけんアネミア **眼瞼アネミア**
本来は薄赤色である瞼の裏側（眼瞼結膜）が、血流不足により白っぽくなること。アネミー（アネミア）は貧血。

かんごかさん **看護加算**
看護師の看護ケアを評点し、診療報酬に加算すること。

かんごこんなん **喚語困難**：**difficulty of word recall**（ディフィカルティ オブ ワード リコール）
失語（症）の一つで、よく知っているにもかかわらず、その名称、形、色、動作などを言葉にして言えない状態。

かんごサマリー **看護サマリー**
患者の入退院・転院に際して作成する病歴や治療、看護などの情報をまとめた文書。退院時サマリーなどともいう。

かんごたんい **看護単位**
一定の看護職のチームが、特定の患者集団に対して継続的に看護を提供する単位のこと。病棟とほぼ同義語。

かんごほじょしゃ **看護補助者**
看護師の監督のもとで専門的判断を要しない補助的な業務を行う職種。国家資格は不要。ナースエイドともいう。

かんさ **感作**
❶生体に特定の抗原を与え、それに対するアレルギーを起こしやすい状態を意図的につくること。
❷血清学上では、試験管内で抗原と抗体を結合させること。

がんサバイバーシップ **cancer survivorship**（キャンサー）
がん経験者とその家族が抱える課題を、社会全体が協力してともに乗り越えていくという考え方やサポートのこと。

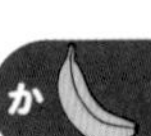

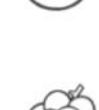

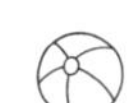

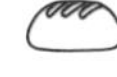
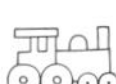

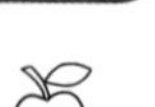

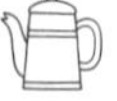

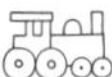

がんし　眼脂

目やにのこと。病的眼脂には、結膜炎や涙嚢炎などによる漿液性眼脂、膿性眼脂、粘液膿性眼脂などがある。

カンジダ　*Candida*

真菌（カビ）の一種で、皮膚、口腔、食道、消化管などに常在する。免疫力が弱まるとカンジダ症を起こす。

かんしつえき　間質液（ISF）；interstitial fluid

生体の組織において、細胞と細胞の間を満たしている液体。組織液、細胞間液ともいう。

かんしつせいはいえん　間質性肺炎（IP）；interstitial pneumonia

肺の間質（肺胞のまわりの壁）を中心に炎症が起き、肺が硬くなっていく疾患の総称。多くは原因不明で、治療は困難とされる。

かんしぶんべん　鉗子分娩

産科用鉗子で児頭部をはさみ、引き出す分娩法。胎児仮死や母体に危険が迫った場合に行われる。ツァンゲともいう。

かんじょうしっきん　感情失禁

➡情動失禁［140頁］。

かんしん　汗疹

あせも。発汗時に小さい水疱や丘疹ができ、かゆみを伴う。

がんしん　眼振

眼球振盪症。眼球の不随意性・律動性の往復運動。

かんせいがいそう　乾性咳嗽；dry cough

痰のからまない、乾いた咳。空咳。**反対語** 湿性咳嗽［130頁］。

がんせいひろう　眼精疲労

眼の使いすぎ、遠視や乱視、眼鏡の不具合などにより、眼の痛み、頭痛、肩こり、吐き気などが起きること。

かんせつ 肝切
肝臓切除。治療の目的で肝臓の一部を切除すること。

かんせつかどういきくんれん 関節可動域訓練（ROME）；
レンジ　オブ　モーション　エクササイズ
range of motion exercise
関節の拘縮・変形を防ぐために行う訓練。介助者を必要とする他動運動と、患者が自力で行う自動運動がある。

ソライアシス
かんせん 乾癬；psoriasis
炎症とかゆみを伴う慢性の皮膚疾患で原因は不明。

かんせんかんりかんごし 感染管理看護師（ICN）；
インフェクション　コントロール　ナース
infection control nurse
日本看護協会の認定する専門看護師資格の一つ。患者や家族、医療従事者を感染から守るために、専門的な知識と技術を持って感染管理を行う看護師。

インフェクション　ディジーズ
かんせんしょう 感染症（ID）；infection disease
細菌やウイルス、真菌、寄生虫などの病原体が体内に侵入して増殖し、発熱などの好ましくない症状を引き起こす疾患。

コンプリート　ベッド　レスト
かんぜんしょうじょうあんせい 完全床上安静（CBR）；complete bed rest
➡絶対安静（ぜつあんせい）[166頁]。

コンプリート　レスポンス
かんぜんそうこう 完全奏功（CR）；complete response
薬物治療の結果を表す指標で、がんがすべて消失した状態。治癒とは意味が異なる。完全寛解ともいう。

がんそう 含嗽
➡ガーグル [049頁]。

クロニック　コンバルジョン
かんたいせいけいれん 間代性痙攣；clonic convulsion
筋肉が収縮と弛緩を不規則に、急激に繰り返す状態。手足をバタバタさせたり、顎（あご）をガクガクさせたりする動き。

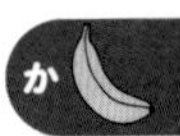

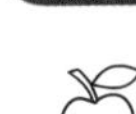
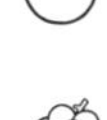

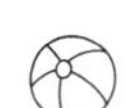

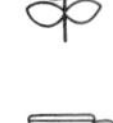
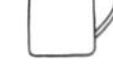

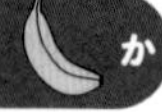

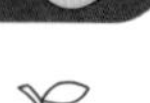

かんちゅう 関注

関節腔（くう）内注射。

ガンツ

➡スワンガンツカテーテル［163頁］。

がんつう 頑痛

通常の鎮痛剤では抑えることのできない、強く激しい痛み。末期がん、帯状疱疹（ほうしん）、神経痛などで起こる。

がんていけんさ 眼底検査

眼球の奥にある眼底（網膜や視神経乳頭など）の状態を観察する検査。眼底カメラで瞳孔を通して撮影する。

がんていしゅっけつ 眼底出血

眼底の網（もう）膜や脈絡膜の血管からの出血。高血圧、動脈硬化、糖尿病などが原因で、視野欠損や飛蚊（ひぶん）症を伴う。

かんど 感度：sensitivity（センシティビティ）

ある検査で陽性と判定されるべきものを正しく陽性と判定する確率。陰性の判定の割合は特異度という。

かんどくせい 肝毒性：hepatotoxicity（ヘパトトキシシティ）

❶肝臓に対して毒性があること。

❷化学物質（薬物など）によって引き起こされる肝障害。

かんとん 嵌頓

腸や子宮など腹部の内臓器官が組織のすき間（ヘルニア門）から飛び出し、もとに戻らなくなった状態。

かんにゅう 嵌入：impaction（インパクション）

はまり込むこと。身体の狭いところに入り込んだものが、硬く詰まる状態。嵌入便、嵌入爪、埋伏歯などがある。

かんにゅうそう 陥入爪

圧迫や外傷、深爪（ふかづめ）、先天異常などが原因で、爪が変形して皮

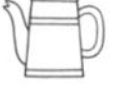

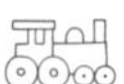

膚に食い込んだもの。炎症を起こし、疼痛を伴うことがある。

かんにゅうべん 陥入便：impacted stool

肛門近くまで降りてきた多量の便が出きらずに、大きなかたまりになった状態。直腸性便秘の一つで、高齢者に多い。

かんぱん 肝斑

顔にできる淡褐色のしみ。成人女性に多い。皮膚の老化、内分泌系の異常、子宮や卵管の疾患などが原因とされる。

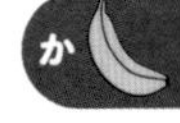

カンピロバクター *campylobacter*

食中毒の原因菌の一つで、家畜やイヌ、ネコの常在菌。

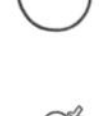

かんべつしんだん 鑑別診断（DDx）：differential diagnosis

症状、所見を引き起こす疾患を他の疾患と区別して、見極めるための診断。

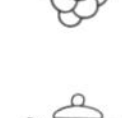

かんぼつこきゅう 陥没呼吸：retractive breathing

努力呼吸の一つで、息を吸い込んだときに胸の一部（喉の下や鎖骨の上）が陥没する呼吸。

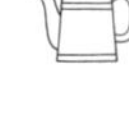

ガンマグロブリン γ-globulin

血漿タンパク質の成分の一つ。感染症にかかると増量し、抗体となる。免疫グロブリンともいう。

ガンマナイフ γ-knife

ガンマ線の定位放射線照射装置。ガンマ線を集中的に照射して病巣部を切除する。脳腫瘍などを開頭せず治療できる。

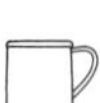

かんメタ 肝メタ：liver metastasis

がんが肝臓に転移すること。

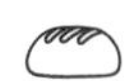

かんらくえし 乾酪壊死：caseous necrosis

壊死した組織の形態の一つで、壊死巣がチーズのような黄白色のかたまり状となる。結核菌感染で特徴的にみられる。

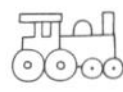

かんりゅう **灌流**；**perfusion**（パーフュージョン）
体内の組織に血液や薬液などの液体を流し込むこと。

かんれんつう **関連痛**
原因の部位とは異なる部位に感じる痛み。

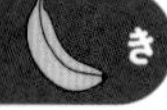

かんわケア **緩和ケア**；**palliative**（パリアティブ） **care**
ホスピスケア。苦痛を和らげる医療。延命治療だけでなく、死に至るまでの期間の苦痛を取り除きQOLを改善する。

かんわケアチーム **緩和ケアチーム（PCT）**；**palliative**（パリアティブ） **care team**
がん患者とその家族を支援する、医師、看護師、薬剤師、栄養士などからなる専門職のチーム。

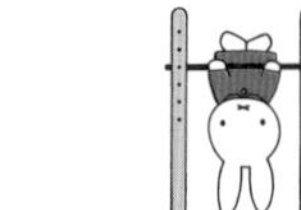

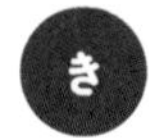

きいこきゅう **奇異呼吸**；**paradoxical**（パラドキシカル） **breathing**（ブリージング）
吸気時に肺が収縮し、呼気時に肺が拡張する呼吸。一般に左右の肺の片側に起こるため、左右の胸郭の動きが逆になる。

キースワグナーぶんるい **キースワグナー分類（KW分類）**；
Keith-Wagner classification（クラシフィケーション）
眼底検査の判定基準の一つで、高血圧や動脈硬化の度合いを示す。キースワグナー度（KW）0度〜Ⅳ度で表す。

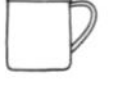

キーパーソン **key person**
医療や看護の場で患者の看護や支援の中心となり、影響力を持つ人のこと。家族や保護者が相当することが多い。

キープ **keep**
ルートキープ、ラインキープのこと。薬液注入のための点滴用針を末梢血管内に留置する処置。

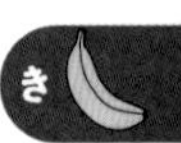

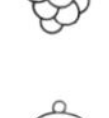
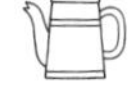
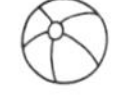

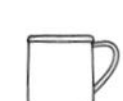

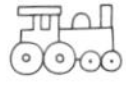

きおうれき 既往歴（PH）
➡アナムネ［018頁］。

きがいしゅうしゅく 期外収縮：extrasystole（エクストラシストーレ）
不整脈の一種。異常な刺激によって起こる心臓の早い収縮。

きかいだし 器械出し
手術時に鉗子（かんし）やガーゼなどの器具を執刀医に手渡す役割。

きかいてきじんこうかんき 機械的人工換気
換気不全の症状に対して行う人工的な換気。酸素マスクなどの非侵襲的なものと、気管挿管など侵襲的な処置がある。

きかんせっかい（じゅつ） 気管切開（術）：tracheotomy（トレイキアストミー）
頸部を切開してチューブを挿入し、気道を確保する方法。気切ともいう。

きかんないそうかん 気管内挿管
心肺機能が停止した重症患者の気道確保の方法の一つ。経口または経鼻、気管切開により気管内にチューブを挿入する。

きかんないチューブ 気管内チューブ：endotracheal tube（エンドトラキーアル）
気道の確保のために、口や鼻から気管内に挿入するチューブ。

ぎぎしょうかい 疑義照会
薬剤師が処方箋に疑問や不明な点があるとき、医師に問い合わせて確認すること。

ききょう 気胸
肺に穴があいて胸腔（きょうくう）内に空気やガスがたまった状態。肺が圧迫されたり、換気が適切に行えない場合、呼吸困難になる。

きざこきゅう 起座呼吸
呼吸困難を緩和させるために、上体を起こした姿勢（起座位）をとること。

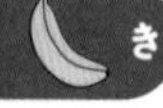

きざみしょく　刻み食

食物（おもに副食）を細かく刻んで食べやすくした介護食。

きしつか　器質化：organizing

生体反応の一つで、体内に生じた病的物質や異物に対して、肉芽組織が増殖して融解、吸収し、無害化すること。

きしねんりょ　希死念慮

抑うつや妄想、喪失感などにより、常に「死にたい」と考える状態。自殺念慮ともいい、自殺企図につながりやすい。

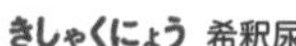

きしゃくにょう　希釈尿

比重が1.010以下となった尿。低張尿ともいう。

起座位の保持

ベッド上で上体を起こした体位を起座位という。臥位では呼吸困難が増す患者の場合、上体を起こすことによって、胸腔への静脈還流を減らして肺うっ血を軽減させることができる。また、起座位では横隔膜の動きがよくなり、換気量が増加して呼吸困難が軽減される。起座位を保持するときのポイントは以下の通り。

- ◆オーバーテーブルの高さを調節し、枕の上に前額部を置く。
- ◆胸郭を広げて呼吸を楽にするため、上肢で枕を抱えるような姿勢を取る。
- ◆腹部の緊張を取るため、膝の下に小さな枕を入れる。
- ◆身体を安定させるため、足裏に小さな枕を当てる。
- ◆ベッドからの転落などがないように注意する。

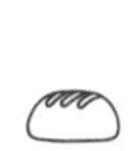

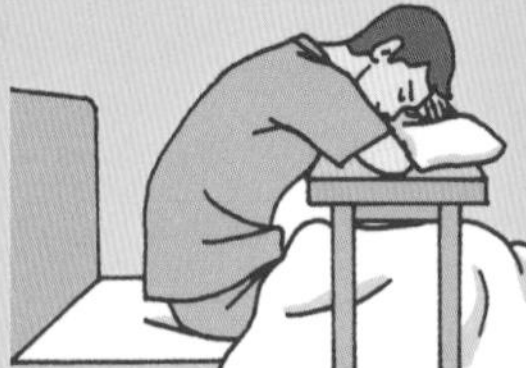

きじゅんち 基準値
判定の基準となる値。健康診断の基準値は、健常者の検査値から上下2.5%ずつを排除した残りの95%の範囲。

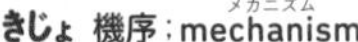

きじょ 機序：mechanism（メカニズム）
しくみ。ものごとが起こり、変化していくメカニズム。

きせつ 気切：tracheotomy（トレイキアストミー）
➡気管切開［063頁］。

きそエネルギーしょうひりょう 基礎エネルギー消費量（BEE）：basal energy expenditure（ベーサル エナジー エクスペンディチュア）
安静臥床で絶食時において基礎代謝のみで消費される熱量。

きそたいおん 基礎体温（BBT）：basal body temperature（ベーサル ボディ テンパレーチュア）
基礎代謝のみしか消費していない安静時の体温。

きそたいしゃ 基礎代謝（BM）：basal metabolism（ベーサル メタボリズム）
呼吸や内臓の動きなど、生命維持に必要な最小限の代謝量。

きつえんしすう 喫煙指数
➡ブリンクマン指数［251頁］。

きつおん 吃音
口角などの筋肉が意志と無関係に痙攣（けいれん）することにより、発音や発声がスムーズにできなくなる発語障害。吃語（きつご）ともいう。

きつぎゃく 吃逆
しゃっくり。横隔膜の痙攣（けいれん）によって起こる。

きっこうやく 拮抗薬：antagonist（アンタゴニスト）
細胞の受容体に結合しても生体反応を起こさなかったり、他の生体内物質と受容体との結合を阻害したりする薬剤。遮断薬、ブロッカーともいう。

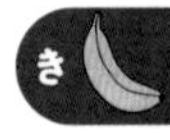

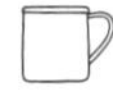

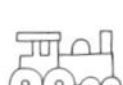

キッチンドリンカー kitchen drinker
家事をしながら台所で飲酒し、アルコール依存症になった人（おもに主婦）をさす和製英語。

きどうていこう　気道抵抗（Raw）；airway resistance
空気が気道を通るときの通りにくさのこと。呼吸抵抗検査（モストグラフ）で測定する。

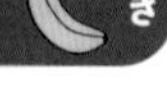

きとく　危篤（CC）；critical condition
病状が非常に重く、死が近いと予想される状態。

キドニーストーン kidney stone
腎臓結石。

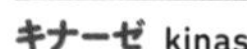

キナーゼ kinase
リン酸基転移酵素の一つ。

ギネ　ギネコロジー；gynecology
婦人科。産婦人科。

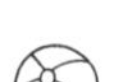

きのうひょうか　機能評価
病院機能評価。医療機能評価。第三者機関（日本医療機能評価機構）が行う医療機関や医療システムについての評価。

ギプス gypsum、独 gips
骨折や靭帯の損傷時に、患部を固定・保護するために包帯を石膏で固めたもの。キャスト、石膏包帯ともいう。

ぎまく　偽膜；pseudomembrane、neomembrance
びらんのある皮膚や消化管の粘膜表面に、滲出物が凝固して膜状に付着したもの。

きみゃく　奇脈；paradoxical pulse
正常呼吸の吸気時に収縮期血圧が10mmHg以上低下し、脈圧が小脈となる現象。

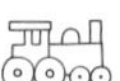

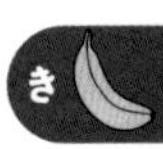

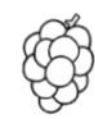

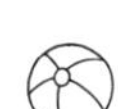

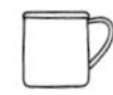
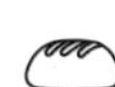
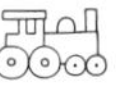

きめいしょうがい　記銘障害

記憶障害の一つ。物事を新たに覚える能力が障害される。

キモグラフ kymograph

動態記録器。筋収縮、血圧、脈拍、呼気の圧力、声帯の振動などを回転する円筒に巻いた記録紙に記録する。

ぎゃくたい　虐待：abuse（アビューズ）, maltreatment（マルトリートメント）

無視や暴力などの残酷な行為を習慣的に行うこと。

キャスト cast

ギプスのこと。

ぎゃっけつ　逆血：blood（ブラッド） inverse（インバース）

点滴や注射のときに血液が逆流すること。

ぎゃっこうせい　逆行性

通常の流れとは逆のアプローチをさす。

ギャッチアップ gatch up

可動式ベッドの頭側を上げること。または頭部を上げると同時に膝上げもすること。ヘッドアップともいう。

キャリア carrier

保菌者。病原体に感染しており無症状だが、のちに発病、感染源となる可能性がある。

キャリアラダー career ladder

はしごを昇るように着実にキャリアをアップできる人事制度。

キャンサー Ca：cancer

がん。悪性腫瘍（しゅよう）のこと。

キュア cure

診断と治療、医療のこと。「目配りする」「尊重する」という意味のケアとの対義語として使われることが多い。

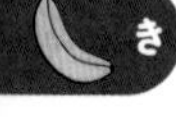

キューアベ **Qave**；**average urinary flow rate**

平均尿流率。前立腺肥大症の尿流量測定で求める値。1回の排尿量をその排尿に要した時間で割った平均値。

きゅういん **吸引**；**suction**

気道や体腔などに溜まった分泌物や貯留物を吸引器で吸い出すこと。

きゅういんぶんべん **吸引分娩**（**VE**）；**vacuum extraction**

急速遂娩法の一つ。胎児の頭部の先端に吸引カップを吸着させて牽引し、娩出させる分娩方法。

きゅうがい **急外**

救急外来。緊急治療が必要な患者を受け入れる専門外来。

キューシー **品質管理**（**QC**）；**quality control**

品質をニーズに合った一定のレベルに保ち、向上させていくための取り組み。医療では、医療の質に置き換えて考える。

きゅうせいかいはくずいえん **急性灰白髄炎**

ポリオウイルスによる感染症。運動神経細胞を破壊し麻痺症状を呈する。

きゅうてつはんしゃ **吸啜反射**；**sucking reflex**

新生児にみられる原始反射の一つ。口元にあるものに吸い付こうとする動作で、母乳を飲むための反射。

きゅうにゅう **吸入**；**inhalation**

吸入器で薬剤や酸素などの気体を口から吸い込むこと。

キューねつ **Q熱**；**Q fever**

リケッチアの一種によって引き起こされる人獣共通感染症。多くの場合、感染動物の排泄物から飛沫感染する。

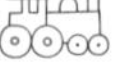

きゅうへん **急変**

患者の容態が急に悪くなること。

キューマックス Qmax：maximum(マクシマム) flow(フロー) rate(レート)
最大尿流率。前立腺肥大症の尿流量測定で求める値。1回の排尿における単位時間当たりの尿流の最大値。

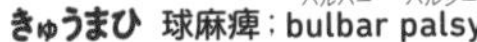

きゅうまひ 球麻痺：bulbar(バルバー) palsy(パルシー)
延髄の運動神経麻痺。舌や咽頭、口蓋、喉頭(いんとう)の筋肉の運動が障害される。

きゅうやく 休薬：cessation(セーセイション) of(オブ) drug(ドラッグ)
服薬を一時的に一定期間中断すること。ケモホリデーともいう。

キューレット curette
➡鋭匙(えいひ)［035頁］。

キュンメルてん キュンメル点：Kummell(キュンメル) point(ポイント)
へその右下1～2cmにある急性虫垂炎を示す圧痛点の一つ。他にランツ点、マックバーニー点、モンロー点がある。

きょうかいせいパーソナリティしょうがい 境界性パーソナリティ障害（BPD）：borderline(ボーダーライン) perdonality(パーソナリティ) disoder(ディスオーダー)
精神障害の一つ。対人関係や、感情、行動などが不安定で、日常生活で著しい苦痛を感じ、支障をきたす障害。神経症と統合失調症の境界にあるように見えるため境界性ともいう。

きょうくうないあつ 胸腔内圧：Intrathoracic(イントラソラシック) pressure(プレッシャー)
胸腔空間内の圧力。正常呼吸時は常に大気より陰圧（－）となる。

きょうさく 狭窄：stricture(ストリクチャー)、stenosis(ステノウシス)、constriction(コンストリクション)
血管や器官、食道などの管部分の内腔が狭くなること。

きょうすい 胸水：pleural(プルアラル) effusion(イフュージョン)
胸腔(きょうくう)内に異常に液体が溜まった状態。また、その液体。呼吸困難や胸痛などの症状が現れる。

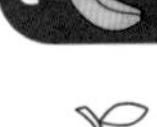
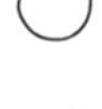
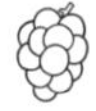

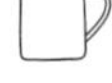

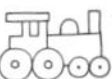

きょうちょく　強直；ankylosis（アンカローシス）

骨の変形や癒着のために、関節が動かしにくくなった状態。

きょうちょくせいけいれん　強直性痙攣

随意筋（ずいい）が、意志とは関係なく急激に収縮を起こす痙攣（けいれん）。全身に起こる場合は四肢が伸び広がるのが特徴。一部分で起こるものには、腓腹（ひふく）筋痙攣（こむら返り）、斜頸（しゃけい）などがある。

きょうないくもん　胸内苦悶；precordial（プレコーディアル） oppression（オプレッション）

胸部に圧迫感や絞扼（こうやく）感、窒息感、重圧感、灼熱感などの強い違和感を感じること。心筋梗塞、狭心症などでよくみられる。

きょうはくせいしょうがい　強迫性障害（OCD）；obsessive（オブセッシブ）-compulsive（コンパルシブ） disorder（ディスオーダー）

精神疾患の一つ。ささいなことに強いこだわりや不安を抱き、そのために日常に支障が出るほど、同じ行動を繰り返す障害。

きょうぶこうやくかん　胸部絞扼感；chest（チェスト） tightness（タイトネス）

狭心症や心筋梗塞の発作で起きる、胸が締め付けられるような痛みや圧迫の感覚。

きょぎせいしょうがい　虚偽性障害；factitious（ファクティシャス） disorder（ディスオーダー）

明らかに悪いところはないのに、病気を捏造する精神疾患の一つ。詐病（仮病）と異なりメリットはない。作為症ともいう。

きょくほう　局方

日本薬局方。厚生労働省が定めた医薬品の規格基準書。

きょくま　局麻

局所麻酔。麻酔薬で身体の一部分を無痛にする方法。

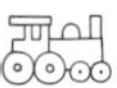

きょくりょう　極量；maximum（マキシマム） dose（ドーズ）

医薬品の1日または1回あたりの使用量の上限。薬局方で規定されている。最大投与量ともいう。

きょけつせいしんしっかん　虚血性心疾患（IHD）；**ischemic heart disease**（イスキーミック　ハート　ディジーズ）
動脈硬化や血栓のために冠動脈が狭窄・閉塞し、血流が不足して起こる急性・慢性の心筋障害の総称。

きょしょくしょう　拒食症（AN）；**anorexia nervosa**（アノレクシア　ナーボウサ）
➡ 神経性食欲不振［148頁］。

きょぜつはんのう　拒絶反応
➡ GVHD［122頁］。

きょやく　拒薬
患者が処方薬を捨てるなどして、服用を拒否すること。

キラーさいぼう　キラー細胞（K cell）；**killer cell**（セル）
異物とみなした細胞に結合して破壊するリンパ球の総称。

きりつせいていけつあつ　起立性低血圧（OH）；**orthostatic hypotension**（オーソスタティック　ハイポテンション）
立ち上がったり起き上がったりしたときに生じる、急な血圧低下。立ちくらみやふらつき、失神などの症状がみられる。

キリップぶんるい　キリップ分類；**Killip classification**（キリップ　クラシフィケーション）
急性心筋梗塞による心不全の重症度分類。チアノーゼや静脈うっ滞の有無、ラ音の聴取などから、4つに分類する。

キルシュナー　キルシュナーワイヤートラクション；**kirschner wire traction**
キルシュナー鋼線牽引（こうせんけんいん）。キルシュナー鋼線を折れた骨に刺入して、整復と骨癒合（ゆごう）を行う治療法。Kワイヤーともいう。

きんい　近位；**proximal**（プロキシマール）
解剖学用語で、おもに四肢について体幹に近い方をいう。血管については心臓に近い方、末梢神経については脳に近い方をいう。**反対語** 遠位［042頁］。

きんき　禁忌
人体に有害であるため使用を避ける薬物、検査、治療のこと。

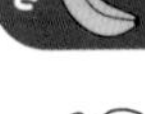

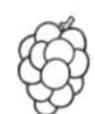

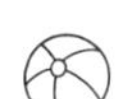

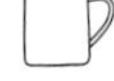

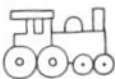

きんきゅうそちにゅういん **緊急措置入院**：emergency（エマージェンシー） admission（アドミッション）
精神障害者の入院形態の一つで、自傷あるいは他害の危険性がある患者を、緊急に強制入院させること。精神保健指定医1名の診断で可能だが、期間は72時間以内に制限される。

きんきゅうひにんやく **緊急避妊薬**：emergency（エマージェンシー） contraceptive（コントラセプティブ） pill（ピル）
望まない妊娠を防ぐために用いる避妊薬。性交後72時間以内に経口で服用する。アフターピルともいう。

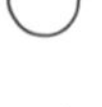

きんけつしょう **菌血症**：bacteremia（バクテリーミア）

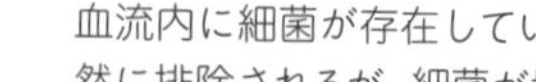

血流内に細菌が存在している状態。多くは発症せず、菌は自然に排除されるが、細菌が増殖すると敗血症になることがある。

きんこうたいしょう **菌交代症**：microbial（ミクロビアル） substitution（サブスティテューション）

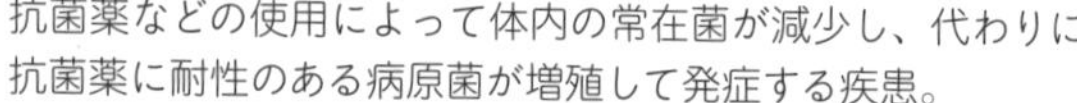

抗菌薬などの使用によって体内の常在菌が減少し、代わりに抗菌薬に耐性のある病原菌が増殖して発症する疾患。

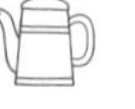

きんしかんやく **筋弛緩薬**
脳や脊髄、末梢神経に作用し、筋肉の収縮を抑制する薬。

きんジス **筋ジス、進行性筋ジストロフィー（PMD）**：
progressive（プログレッシブ） muscular（マスキュラー） dystrophy（ジストロフィー）
進行性の筋萎縮（いしゅく）を主症状とする遺伝性変性疾患。ジストロフィープログレッシブともいう。

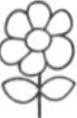

きんしょく **禁食（NPO）**：nothing（ナッシング） per（ペリ） os（オス）、non（ノン） per（ペリ） os（オス）
病態により食事ができないと判断されること。また空腹で行う検査の前に食事を禁止すること。

きんせいぼうぎょ **筋性防御**：muscular（マスキュラー） defense（ディフェンス）
腹筋の緊張による身体反射。触診時の不安や緊張によるものと、内臓疾患による炎症が腹壁まで及んだものとがある。

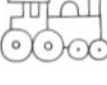

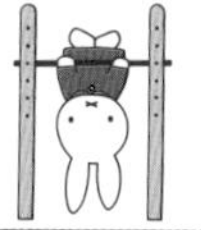

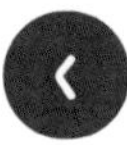

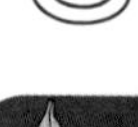

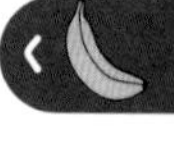

クアド quad（QUAD）；quadriplegia（クアドリプレジア）

四肢麻痺。脊髄（頸髄）の障害により、両手足や体幹に麻痺が現れた状態。

くうきかんせん 空気感染；air-borne infection（エア ボーン インフェクション）

経気道感染の一つ。病原体を含む飛沫核を吸い込むことで起きる感染をいう。

くうしょう 空笑

統合失調症にみられる症状の一つ。その場の状況にかかわりなく、思い出し笑いのようにニヤニヤと笑う。

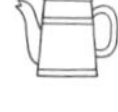

くうちじゅつ 空置術

消化管や血管などの病巣部分を切り離し、その部分に血液や消化物が通らないようにする手術。広置術（こうち）ともいう。

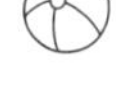

ぐうはつしょう 偶発症

治療や検査が原因で起こる病気をさす言葉。

くうふくじけっとう 空腹時血糖（FBS）；fasting blood sugar（ファスティング ブラッド シュガー）

食後10時間以上絶食して測定した血糖値。126mg/dL以上は糖尿病の診断基準。

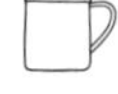

クームスぶんるい クームス分類；coombs classification（クームス クラシフィケーション）

アレルギーの発生機序による4つの類型。Ⅰ型はアナフィラキシー型、Ⅱ型は細胞障害型、Ⅲ型は免疫複合体型、Ⅳ型は細胞免疫型。

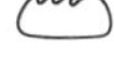

クール 独 kur　仏 cours

その治療に必要とされる一定の期間。

クオリティオブライフ QOL：quality of life
生活の質。生命の質。その人が自分らしく、満足した生活が送れることを重要視する概念。

くかん 躯幹
頭部と四肢を除いた身体の主要部。胴体。

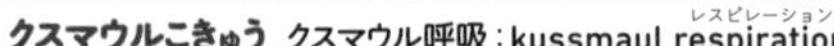

クスマウルこきゅう クスマウル呼吸：kussmaul respiration(レスピレーション)
糖尿病や尿毒症による代謝性アシドーシスが原因で起こる、持続的で異常に深く速い呼吸。

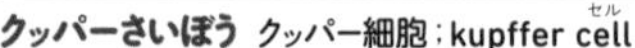

クッパーさいぼう クッパー細胞：kupffer cell(セル)
肝臓の細胞の一つで、マクロファージの一種。強い貪食(どんしょく)作用を持つ免疫細胞。

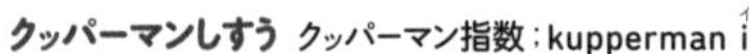

クッパーマンしすう クッパーマン指数：kupperman index(インデックス)
更年期障害の症状を評価する指数。症状の種類と程度を4段階で評価し、指数の合計で軽症、中等症、重症に分類する。

クベース 仏 couveuse
保育器。新生児や未熟児、低出生体重児の保温や酸素吸入、感染予防などに用いる容器。

クラーク clerk
事務員。職員。ナースステーションで事務作業や患者と家族の応対をする専門職員。病棟クラークともいう。

クライアント client
顧客。患者。福祉の要援助者。カウンセリングを受けに来た人。

クライオセラピー cryotherapy
寒冷療法。低温冷却療法。アイシング。氷や冷却剤を外傷や筋肉の挫傷(ざしょう)などの患部に当てて疼痛(とうつう)や腫(は)れを抑える物理療法。

クライシス crisis
危機。病状が経過の中で急激に変化することや、その分岐点

をいう。クリーゼともいう。

グラウコーマ GL：glaucoma
緑内障。

グラスゴーコーマスケール GCS：Glasgow coma scale
意識障害の重症度レベルの分類表。開眼閉眼、言語機能、運動機能の3要素で判定する。

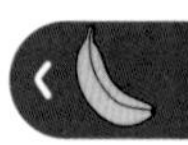

クラックル crackle
➡握雪音［012頁］。

クラッシュシンドローム crush syndrome
➡挫滅症候群［117頁］。

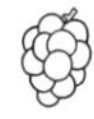

クラッピング clapping
軽打法。手のひらを椀（わん）型に丸めて胸部を軽く叩（たた）き、痰の排出を促す排痰法。

グラニューロ グラニューロサイト：granulocyte
白血球顆粒（かりゅう）細胞。白血球の約3分の2を占める細胞で、好中球、好酸球、好塩基球などからなる。

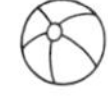

グラニュレーション granulation
肉芽（にくげ）組織。または肉芽が形成されること。

グラフト graft
植皮術。移植手術。

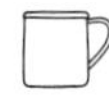

クラミジア *chamydia*
クラミジア目に分類される微生物の総称。感染するとオウム病、トラコーム、性感染症を引き起こす。

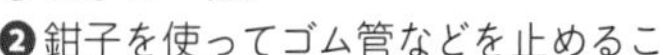

クランプ クランプ鉗子（クランプ フォーセプス）：clamp forceps
❶鉗子（かんし）の一種。
❷鉗子を使ってゴム管などを止めること。

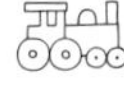

グリアさいぼう グリア細胞：glial cell(セル)
神経膠(こう)細胞。中枢神経系や腸管神経叢(そう)のニューロンの間にある網状の細胞組織。栄養補給や代謝、信号伝達の役割を持つ。

クリアランス C：clearance
清掃率。浄化率。腎臓などの代謝・排泄能力を表す。

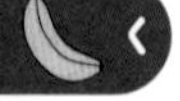

グリーフケア grief care
家族など大切な人との死別を経験した人に対して、悲嘆から立ち直り、日常生活を取り戻すための支援。

クリーンベンチ clean bench
細菌やほこりが流入しないように壁と天井を設けた、箱のような作業台。無菌、無塵(むじん)状態を保つ。

クリーンルーム clean room
無菌室。高性能フィルターで除菌・除塵(じょじん)された部屋。手術室や免疫機能の低下した患者や易(い)感染患者を収容する部屋。

グリかん グリセリン浣腸：glycerine enema(エネマ)
グリセリンが含まれる下剤で洗腸すること。

グリコ グリコヘモグロビン：glycohemoglobin
ヘモグロビンが血中の糖と結びついて変性したもの。グリコヘモグロビンの一種HbA1Cは、糖尿病の診断に用いられる。

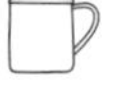

グリコーゲン glycogen
肝臓や筋肉に貯蔵されている多糖類。必要なときにブドウ糖に変換されてエネルギーとなる。

クリスマスびょう クリスマス病：Christmas disease(ディジーズ)
血友病Bの別名。血液を凝固させる因子である第IX因子が、遺伝的にないか、活性が不足していることが原因。

グリソンけんいん グリソン牽引：Glisson traction(トラクション)
変形性頸椎症に対する介達牽引法。グリソン係蹄というバンドで頭部を固定し、頸椎を牽引する。

クリック **収縮期クリック**：systolic click
心臓の聴診で聞かれる過剰心音。収縮期中期から後期にパチンという高音が聴取される場合は、僧帽弁逸脱症が疑われる。

クリックサイン click sign
先天性股関節脱臼の診断法。乳児を仰向けに寝かせて脱臼音（クリック音）の有無を確認する。クリック徴候ともいう。

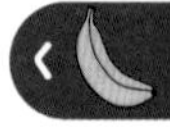

クリッピング clipping
動脈瘤の頸部をチタン製のクリップで閉じ、血流を遮断することにより破裂を防ぐ手術法。

クリティカルケア **重症集中ケア**：critical care
重症患者に最新の知識と技術、機器で集中的に行う治療。

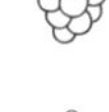

クリティカルパス critical path
患者の入院から退院までの検査や処置などの医療内容を、時系列でまとめた管理表。

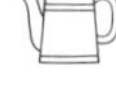

クリニカルインディケーター clinical indicator
臨床評価指標。病院の機能や診療状況などの質を表す指標。

クリニカルラダー clinical ladder
看護師の実践能力に焦点を当てた能力開発・評価システム。

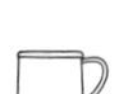

クループ croup
偽膜性喉頭炎。炎症による喉頭狭窄で吸気時の喘鳴と激しい咳込みが起きる。

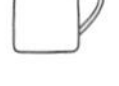

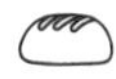

クループせいはいえん **クループ性肺炎**：croupous pneumonia
大葉性肺炎。細菌感染により、肺葉全体に炎症が広がる肺炎。咳や痰、高熱、胸痛、呼吸困難などを起こす。

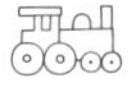

グループセラピー **group therapy**
集団療法。心理療法の一つで、医療者または患者同士の交流を通して治療を進めていくもの。

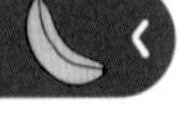

グループホーム **group home**
認知症の高齢者や障がいを持つ人が、介護スタッフの支援のもと、地域の中で生活の自立をめざして共同生活する施設。

グルおん **グル音**
➡腹鳴［247頁］。

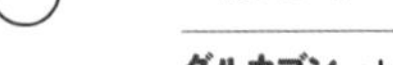

グルカゴン **glucagon**
すい臓のランゲルハンス島から分泌されるホルモン。肝臓のグリコーゲンを分解して血糖値を上昇させる働きがある。

グルコース **Glu、Glc：glucose**
単糖類の一種。体内で細胞のエネルギー源となり、またグリコーゲンとして肝臓に貯蔵される。グルコースの血中濃度を血糖値という。グル、グルコともいう。

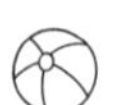

グルココルチコイド **GCS：glucocorticoid、glucocorticosteroid（グルココルチコステロイド）**
糖質コルチコイド。副腎皮質ホルモンの一つで、糖質の代謝に関与する。

グルタミン **Gln：glutamine**
タンパク質を構成するアミノ酸の一種。人体に最も多く存在するアミノ酸。体内で合成でき、骨格筋に貯蔵される。筋肉疲労回復や免疫向上、傷の修復、消化機能の向上に働く。

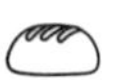

くるびょう **くる病：rachitis（ラカイティス）、rickets（リキツ）**
小児期におもにビタミンD、カルシウム、リンの欠乏や代謝異常などによって、骨の石灰化が妨げられて起こる疾患。

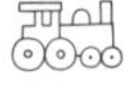

クレアチニンクリアランス **CCr：creatinine clearance**
腎機能の指標の一つ。腎臓の糸球体でろ過されたクレアチニンの量と、血液中のクレアチニンの量との比較で算出する。

クレアチン creatine
筋肉、とくに骨格筋に含まれるアミノ酸の一種。筋肉運動のエネルギーを蓄える役割を持つ。

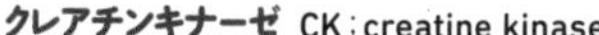
クレアチンキナーゼ CK；creatine kinase
クレアチンリン酸分解酵素。筋肉内でのエネルギー代謝に関与する酵素で、骨格筋や心筋、脳細胞などに多く含まれる。クレアチンホスホキナーゼともいう。

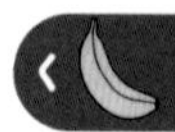

グレイ Gy；gray
放射線が物体に与えるエネルギーを表す単位。1グレイは、物質1kgあたり1ジュールのエネルギーを受けたことを示す。

クレーデほう クレーデ法；crede maneuver(マニューバ)
手圧排尿法。膀胱あたりを手で圧迫して排尿させる方法。

クレッチマーぶんるい クレッチマー分類；kretschmer classification(クラシフィケーション)
クレッチマーの体型による気質や性格の分類法。細身型は分裂気質、肥満型は躁(そう)うつ気質、闘士型は粘着気質とされる。

クレブス がん；独 krebs
➡キャンサー[067頁]。

クレペリンけんさ クレペリン検査；kraepelin test(テスト)
精神作業検査。ひと桁(けた)の数の加算を一定時間行わせ、性格や精神機能を判定する。

クレンメ 独 klemme
点滴ルートにつけて点滴の速度を調節する器具。ローラークランプ、チュービングクランプともいう。

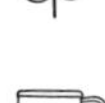
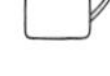

クローズドベッド closed bed
ベッドメーキングされ、すぐに使える状態のベッド。
反対語 オープンベッド❶ [046頁]。

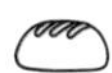
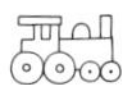

クローヌス clonus
間代。筋肉や腱が突然、不随意に規則的・周期的な収縮と進展を繰り返す症状。中枢神経性障害でみられる。

クローン clone
複製。複製生物。単一個体・細胞から無性生殖によってつくられた個体。もとの個体と遺伝的に同一の構造を持つ。

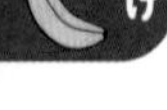

クロスマッチ cross-match
➡交差適合試験［093頁］。

クロット clot
血液が凝集したもの。凝血塊。血餅（けっぺい）。

クロニック chronic
慢性。慢性の。**反対語** アキュート［012頁］。

グロブリン globulin
血漿（けっしょう）タンパク質の一群。α、β、γなどに分けられ、γ-グロブリンには免疫グロブリンとして抗体の構造を持つものもある。

クロモソーム chromosome
染色体。細胞の核の中に存在し、分裂の際に現れるらせん構造を持つひも状の物質。生物の遺伝に重要な役割を果たす。

ぐんぱつずつう 群発頭痛：cluster（クラスター） headache（ヘッデイク）
片側の目の奥からこめかみにかけて激しく痛む頭痛で、再発を繰り返す。

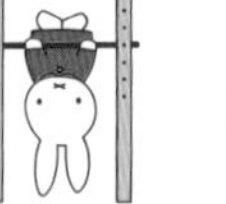

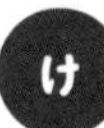

ケアプラン care plan
介護サービス計画。要支援状態・要介護度に応じて、つくられる支援・介護の種類やサービス内容。

ケアマネ **ケアマネジャー：care manager**
介護支援専門員。要介護者からの相談や依頼を受けて要介護認定を実施し、ケアプランを作成し、介護サービスを受けられるように役所・施設・業者との連絡・調整を行う。

ケアミックス
一つの病院の中に複数の機能を持つ病棟が存在している状態。転院せずに患者の状態に合わせた一貫したケアが可能。

ケアワーカー **certified care worker**
高齢者や障がい者の日常生活の介助を行う専門職。

けいかん **経管**
経管栄養。嚥下障害や意識不明、重度の拒食症の患者に管を用いて栄養流動食を胃に注入すること。

けいきどうかんせん **経気道感染：sinopulmonary infection**
➡呼吸器感染［098頁］。

けいこうかんせん **経口感染：oral infection**
病原体に汚染された水や食物を食べて感染すること。

けいこうブドウとうふかしけん **経口ブドウ糖負荷試験（OGTT）：oral glucose tolerance test**
糖尿病の診断方法の一つ。10時間以上絶食後、一定量（通常75g）のブドウ糖を溶かした水を飲み、一定時間ごとに血糖値を測定する。

けいこうひにんやく **経口避妊薬（OC）：oral contraceptive**
ピル。飲み続けることで避妊効果がある。月経痛や子宮内膜症などの治療にも使われる。

けいしつ **憩室**
消化管や膀胱など、管腔性の臓器の壁の一部が拡張したり突出したりしたもの。

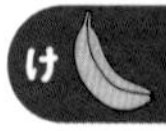

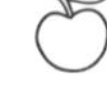
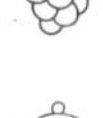
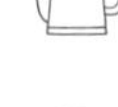
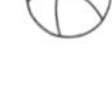

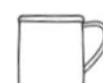

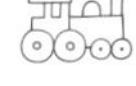

けいしゅく　痙縮

➡痙攣。

けいしょう　痙笑：**sardonic（サードニック） grin（グリン）、trismus（トリズマス） sardonicus（サードニカス）**

破傷風の症状の一つ。顔の筋肉が痙攣し、こわばって口が開かないため、引きつった笑い顔のような表情になる。

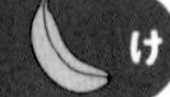

けいじょうみゃくえいようほう　経静脈栄養法：**intravenous（イントラヴィーナス） feeding（フィーデング）**

静脈から輸液を投与して栄養を摂取する方法。末梢静脈栄養と中心静脈栄養がある。

けいせいまひ　痙性麻痺：**spasitic（スパスティック） paralysis（パラリシス）**

筋肉が異常に緊張して突っ張ることによる運動障害。脳性麻痺や脊髄損傷、脳血管障害、頭部の外傷などの原因がある。

けいそん　頸損：**cervical（サーヴィカル） cord（コード） injury（インジュアリー）、cervical（サーヴィカル） spine（スパイン） injury（インジャリー）**

❶頸髄損傷。事故などの外傷によって脊髄が頸椎部で損傷を受け、麻痺や感覚障害などの障害が起きること。

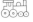

❷頸椎損傷。外傷や加齢によって、頸椎椎体に圧迫骨折や脱臼が生じること。

けいちょうえいよう　経腸栄養（EN）：**enteral（エンテラル） nutrition（ニュートリション）**

身体に必要な栄養を腸から吸収させる方法。経口栄養法とチューブを腸まで入れる経管栄養法に分かれる。

けいひかんせん　経皮感染：**percutaneous（パークタニアス） infection（インフェクション）**

皮膚を通じて侵入した病原体に感染すること。

けいひけいかんたんかんドレナージ　経皮経肝胆管ドレナージ（PTBT、PTCD）：**percutaneous（パークタニアス） transhepatic（トランスヘパティック） biliary（バイリアリー） drainage（ドレナージ）**

閉塞性黄疸（おうだん）が起きた患者に対して、胆嚢（たんのう）に貯留した胆汁を体外から管を刺して排出させること。

けいみん　傾眠

比較的軽い意識障害。刺激がないと眠ってしまうが、声をかけるなど刺激を与えると覚醒（かくせい）する状態。

けいりゅうねつ　稽留熱
1日の体温変動が1℃以内で、長期にわたり高熱が続く熱型。

けいれん　痙攣：**spasm**、**convulsion**
筋肉が意思とは無関係に急激に激しく収縮する発作。

けいれんせいべんぴ　痙攣性便秘：**spastic constipation**
機能性便秘の一つ。大腸が過度に緊張して痙攣し、便の輸送が妨げられる。ストレスによる自律神経の乱れが原因とされる。

ゲージ　G：**gauge**
注射針、留置針、カテーテルなどの外径の国際単位。「G」で表し、数字が小さいほど針は太くなる。

ケーススタディ　case study
症例研究。事例研究。

ケースマネジメント　case management
症例管理。患者ひとり一人のニーズを分析し、必要な看護ケアを提供するための統合的な調整。ケアマネジメント。

ケースワーカー　caseworker
福祉事務所や病院などで相談・援助を行う職員。

ケースワーク　casework
個別援助活動。社会生活を送るうえで困難な問題を抱える個人や家族に対して、個別に問題解決への援助をすること。

ケーユービー　KUB：**kidny, ureter and bladder X-ray photograph**
腎・尿管・膀胱X線撮影。

ケーワイティー　KYT
危険予知トレーニング。職場や作業に潜む危険を発見し、解決する能力を高めるトレーニング手法。

げかん　下疳：**chancre**
性感染症の一種で、おもに陰部に潰瘍が生じる疾患。

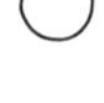

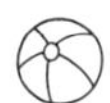

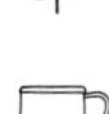
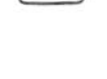

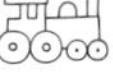

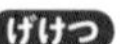

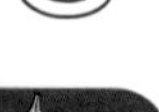
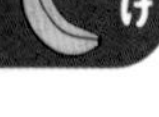

げけつ　下血
がんや潰瘍による消化管での出血が、大便に混じって肛門から出ること。血便、メレナともいう。

ゲシュタルトりょうほう　ゲシュタルト療法；gestalt therapy
心理療法の一つ。「今、ここで起きていること」に焦点をあてて、問題を統合的にとらえていくという療法。

けつえきガスぶんせき　血液ガス分析（BGA）；blood gas analysis
血液中に含まれる酸素や二酸化炭素の分圧、pHなどを測定する検査。

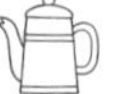

けつえきがた　血液型；blood type
血球の表面にある抗体の種類によって分類される赤血球の型。ABO血液型、Rh血液型など多くの分類方法がある。

けつえきぎょうこ　血液凝固；blood coagulation
血管外に出た血液が固まること。

けつえきとうせき　血液透析（HD）；hemodialysis
腎不全の治療法の一つで血液を体外に導き、ダイアライザーを用いて尿毒素を除去し体内に戻す治療法。

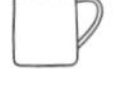

けつえきにょうそちっそ　血液尿素窒素（BUN）；blood urea nitrogen
血中の尿素に含まれる窒素成分。腎臓がろ過できずに血液中に残った尿素の量を、窒素成分から調べる検査。

けつえきのうかんもん　血液脳関門（BBB）；blood brain barrier
脳の血管と脳組織との間で、物質の交換を制限する仕組み。

けつえきろか　血液濾過（HF）；hemofiltration
腎臓の治療法の一つ。体外に取り出した血液から不要な老廃物などを除去し、体内の血液をきれいにする療法。

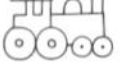

けっかく　結核（TB）；独 tuberkulose、tuberculosis
結核菌による感染症。飛沫核によって空気感染する。略称の

TBは「テーベー」という。

ブラッド　カス　アナリシス
けつガス　血ガス（GBA）；**blood gas analysis**

➡動脈血ガス分析［201頁］。

ブラッド　イグザミネイション
けつがた　血型；**blood examination**

➡血液型。

ヴァスキュライティス　シンドローム
けっかんえんしょうこうぐん　血管炎症候群；**vasculitis syndrome**

原因不明の自己免疫疾患の一群で、指定難病の一つ。全身の血管の壁に慢性の炎症が起き、さまざまな病態をきたす疾患群。

ヴァスキュラリゼーション　アンジオジェネシス
けっかんしんせい　血管新生；**vascularization、angiogenesis**

❶血管が分枝して新しい血管ができること。成長やけがの治癒、月経、妊娠において起きる生理的なプロセス。

❷がん細胞が発育するために新たな血管をつくること。

けっかんめいそうしんけいはんのう　血管迷走神経反応（VVR）；
バソベイガル　リアクション
vasovagal reaction

針を刺すことで迷走神経が刺激され、血圧低下や気分の悪化、徐脈、失神などの症状が起こること。

バソスパスム　アンジオスパスム
けっかんれんしゅく　血管攣縮；**vasospasm, angiospasm**

血管が一過性に異常に収縮すること。その血管が流れる部位が虚血状態に陥る。血管平滑筋異常収縮ともいう。

コネクティブ　ティシュー
けつごうしき　結合織；**connenctive tissue**

結合組織。組織間や細胞間、各器官の間を埋め、結合する働きを持つ組織のこと。

けっさつ　結紮

糸などで血管や管状の組織を縛ること。

けっさん　血算

血球数算定。白血球数、赤血球数、血小板数などを求める。

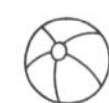

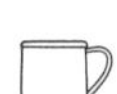

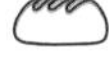
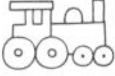

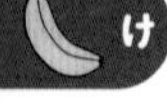
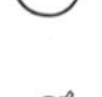
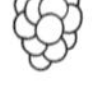
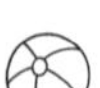

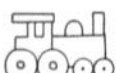

けっしゅ　血腫

出血した血液が臓器、組織、体腔（たいくう）にたまって凝固し、腫瘤（しゅりゅう）になったもの。ヘマトーマともいう。

けっしょう　血漿

血液から血球を除いた成分。水分、タンパク質などからなる。

けっしん　欠伸

あくび。

けっせい　血清；serum（セラム）

血液の液体成分である血漿から、フィブリンなどの凝固成分の大部分を除いたもの。免疫検査や生化学検査に用いる。

けっせいクレアチニン　血清クレアチニン（SCr）；serum（セラム） creatinine（クレアチン）

尿中に排泄されず、血液中に存在するクレアチニン。腎機能の指標として利用される。

けっせつ　結節

❶組織の病理変化の一つ。

❷発疹の一種。丘疹（きゅうしん）が直径1～2cmほどになったもの。

けっせん　血栓；thrombus（スロンブス）

血管内の血液が凝固したかたまり。血流に乗って移動し、血管に詰まると血栓症を引き起こす。

けったい　結滞、次代、結代

不整脈の一種。脈拍欠損。心収縮が弱いために血流が少なく、末梢（まっしょう）動脈の脈拍が不規則になって触診できない状態。

けっちん　血沈（ESR）；erythrocyte（エリスロサイト） sedimentation（セディメンテーション） rate（レート）

赤血球沈降速度。赤沈（せきちん）ともいう。

けっとう　血糖（BS、BG）；blood（ブラッド） sugar（シュガー）、blood（ブラッド） glucose（グルコース）

➡ グルコース［078頁］。

けつにょう 血尿：humaturia

尿に血液が含まれること。肉眼的血尿と顕微鏡的血尿がある。

けつばい 血培：blood culture

血液培養。血液検査の一つ。敗血症などの診断に利用する。

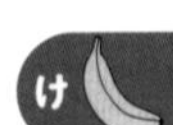

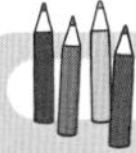

発疹の分類

皮膚に現れる病変は発疹（皮疹）と総称される。発疹は皮膚に最初にできる原発疹と、発疹が変化して生じる続発疹に分けられる。原発疹にはさらに以下のものがある。

紅斑・紫斑・色素斑・白斑	色調による分類
丘疹	直径1cmまでの隆起。内容物は水様、膿様ではない。
結節	直径1cm以上のドーム型の隆起。直径2cm以上のものを腫瘤、腫瘍と呼ぶこともある。
水疱	隆起の内容物が透明で水様。直径1cm以下を小水疱と呼ぶ。
膿疱	隆起の内容物が混濁した黄色の膿様。
膨疹・蕁麻疹	ほぼ扁平に隆起。短時間で消失する。

続発疹には、組織の成分が減少または消失した萎縮、表皮の欠損であるびらん、真皮以下にまで達する欠損の潰瘍、皮膚から角質が脱落する落屑、壊死した細胞などが乾いて固まった痂皮（かさぶた）などがある。

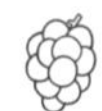

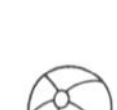

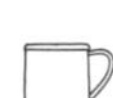

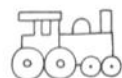

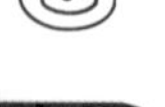
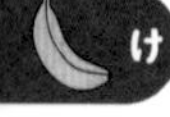

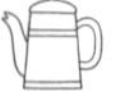

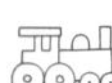

けつまくえん　結膜炎：conjunctivitis
結膜（目の表面を覆う薄い透明な粘膜）の炎症の総称。細菌やウイルスの感染、アレルギーなどによるものがある。

けつりゅうかんせん　血流感染（BSI）：blood stream infection
カテーテル関連血流感染（CRBSI）のこと。血管内留置カテーテルから血流中に病原微生物が侵入して発症する。

ケトアシドーシス　ketoacidosis
代謝性アシドーシスの一つ。血液中のケトン体が増えて、血液が酸性状態になること。

ケトーシス　ketosis
ケトン血症。糖質や脂質の代謝障害、糖尿病、飢餓などにより、血中のケトン体が異常に増加した状態。

ケトンにょうしょう　ケトン尿症：ketonuria
ケトン体が尿中で増加し排出されない状態。ケトアシドーシスとともに起こる。口渇、倦怠感、頻尿などがみられる。

ゲノムいりょう　ゲノム医療：genomic medicine
人の遺伝情報全体（ゲノム）を調べた結果をもとに行う医療のこと。遺伝性の疾患やがん治療に利用されている。

ゲフ（リール）　geffreel、独 gefrielschnit
術中迅速病理診断。手術中に採取した検体から病理検査を行い、手術方法を決定をするための診断に役立てること。

ゲブルト　分娩：独 geburt
出産。分娩。ゲブともいう。

ケミカルバーン　化学熱傷：chemical burn
酸や有機溶剤などの化学物質が皮膚、粘膜に触れることで、火傷のような損傷を生じること。薬傷、化学損傷ともいう。

ケミカルハザード chemical hazard
高薬理活性物質（HPAPI）。変異性や毒性が高く、人体に危険で有害な化学物質。医薬品に使用されるものもある。

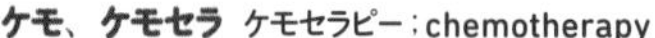

ケモ、ケモセラ ケモセラピー；chemotherapy
化学療法。おもに抗がん剤治療をさす。化療ともいう。

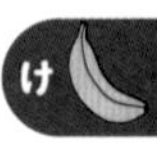

ケラチン keratin
角質。毛髪、爪などの主成分である硬タンパク質の総称。

げり 下痢；diarrhea
水分を多く含む軟便が続き、腹痛や腹部の不快感がある症状。

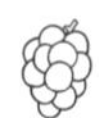

ケルニッヒちょうこう ケルニッヒ徴候；kernig's sign
髄膜刺激症状の一つ。仰臥位で股関節を90度に曲げ、膝を伸ばすと疼痛や抵抗を感じて完全に伸ばせない状態。

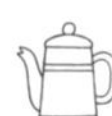

ケロイド keloid
良性の結合組織性腫瘍。外傷や火傷、手術の跡などが広範囲にわたり紅色を帯びて盛り上がり、腫瘍を形成した状態。

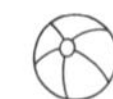

けんいんつう 牽引痛
こむら返りや脇腹痛などの、引きつれるような痛み。

げんうん 眩暈
めまい。

げんおう 減黄；reduction in yellow
減黄処置。胆道ドレナージで胆汁を排出し、黄疸を軽減する。

げんかんさりょうほう 減感作療法；hyposensitization therapy
アレルギー性疾患の治療法の一つ。原因物質（アレルゲン）を少量ずつ体内に取り入れて免疫反応を高め、アレルギー反応を抑える治療法。アレルゲン療法、免疫療法ともいう。

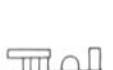

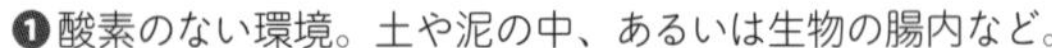
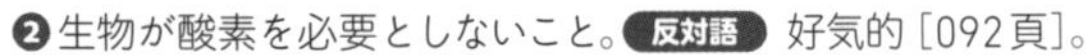

けんきてき　嫌気的

❶酸素のない環境。土や泥の中、あるいは生物の腸内など。
❷生物が酸素を必要としないこと。**反対語** 好気的［092頁］。

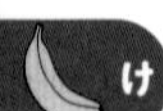
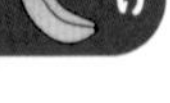

けんけつ　検血

一般的な血液検査。赤血球、白血球、血小板、ヘモグロビン、ヘマトクリットについて検査する。

けんし　検死：necropsy

死体を調べること。病院以外の場所や医師の立ち会いがなく死亡した場合や、犯罪の疑いがある場合などに行われる。

げんしはんしゃ　原始反射：primitive reflex

乳幼児が特定の刺激に示す反射行動。モロー反射、吸啜反射、把握反射などがある。脳の成長に伴って消失する。

けんせいかんせん　顕性感染：apparent infection

病原体が体内に侵入して増殖し、特有の症状が現われる感染。**反対語** 不顕性感染［248頁］。

けんたい　検体

診断や病態の把握に必要な検査の材料となるもの。

けんたいかん　倦怠感：fatigue

だるさや疲労感。精神的には脱力感や意欲の消失など。

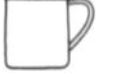

けんたいけんさ　検体検査：biological specimen test

血液や尿、便、唾液、細胞、組織などの検体について、異常の有無や成分の分析を行う検査。

けんだくえき　懸濁液：suspension

肉眼や顕微鏡で見える大きさの粒子が混じって濁った液体。

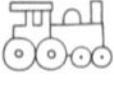

げんちょうせっかい　減張切開：relief incision

出血や体液の貯留によって筋肉や皮下組織の内圧が上昇したときに、減圧をする目的で行う切開のこと。

けんとうしき　見当識
自分と自分が置かれている状況を、自分と他者、周囲の空間と場所、日時などに関して正しく認識する能力。

けんばいようがいそう　犬吠様咳嗽
イヌが吠えるような特徴的な咳。

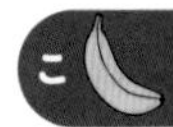
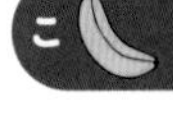

げんぱつせい　原発性
ある症状や疾患が、その臓器自体が原因となって起きているという意味。**反対語** 続発性［174頁］。

けんびじゅせい　顕微授精
不妊治療の一つ。体外に取り出した卵子に、顕微鏡下で精子を注入して授精させるもの。

げんびょうれき　現病歴（HPI）：history of present illness
病気の始まり、治療、経過、症状の変化などをまとめた情報。

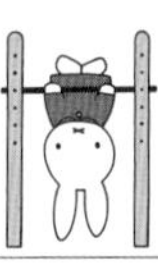
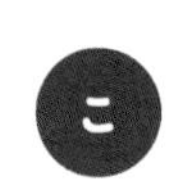

コアグラ　コアグラント：coagulant
（血液などの）凝固剤。

コアグる　コアグレーション：coagulation
血液が凝固すること。あるいは凝固した血液。尿や排液に血液のかたまりが混ざっている状態をさすこともある。

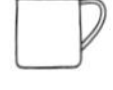

ごいん　誤飲
食物ではないものや有毒物を誤って飲み込むこと。

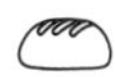

こうエネルギーがいしょう　高エネルギー外傷：high energy trauma
物理的に強い力が身体にかかったことによる外傷。

こうえんききゅう 好塩基球：basophil（ベイソフィル）
白血球の一種。アレルギーを起こすヒスタミンなどを含み、じんましんや気管支喘息などの原因となる。

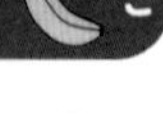

こうかくこうたい 抗核抗体（ANA）：antinuclear antibody（アンチニュクリアー アンチボディ）
自分の身体の細胞や組織を攻撃する自己抗体の一種で、細胞核内のさまざまな抗原を攻撃する抗体の総称。

こうかつ 口渇
喉が渇くこと。脱水症状の一つ。

こうかんしんけいけい 交感神経系（SNS）：sympathetic nervous system（シンパセティック ナーバス システム）
自律神経系の一つで、興奮や緊張の刺激を全身の器官や組織に伝達する神経系。 **反対語** 副交感神経［247頁］。

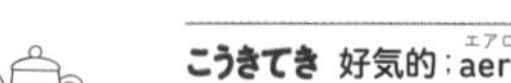

こうきてき 好気的：aerobic（エアロビック）
❶酸素が存在する環境。
❷生物が生息に酸素を必要とすること。
反対語 嫌気的［090頁］。

こうくうおん 口腔温（TM）：temperature by mouth（テンパラチュア バイ マウス）
口腔で測る体温。体温計を舌下に入れて測定する。舌下温ともいう。

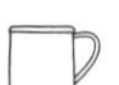

こうくうないじじょうさよう 口腔内自浄作用
咀嚼（そしゃく）や唾液の分泌などによって行われる口腔内の清浄作用。

ごうけいとくしゅしゅっしょうりつ 合計特殊出生率（TFR）：total fertility rate（トータル フェルティリティ レート）
15歳～49歳までの女性の年齢別出生率を合計したもの。実際には一人の女性が一生の間に生む子どもの数と考えられている。

こうけつ 硬結：induration（インドゥレーション）
炎症、出血、うっ血、変性などで組織が硬くなった状態。

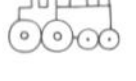

こうげんびょう 膠原病：collagen disease（コラーゲン ディジーズ） connective tissue disease（コネクティブ ティシュー ディジーズ）
免疫系の異常で自分の身体を攻撃する自己免疫疾患で、全身

のさまざまな組織や臓器に炎症が起こる疾患の総称。

こうごう 咬合

上下の歯のかみ合わせ。

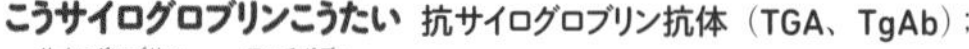
こうサイログロブリンこうたい 抗サイログロブリン抗体（TGA、TgAb）；thyroglobulin anitibody

甲状腺ホルモンの産生にかかわるサイログロブリンに対する自己抗体。

こうさかんせん 交差感染；cross infection

人から人への感染。物品や環境の共有によって伝播する。

こうさてきごうしけん 交差適合試験；cross-match

輸血の前に、患者とドナーの血液の適合を確認する検査。

こうさんきゅう 好酸球（EOS）；eosinophil granulocyte

白血球の一種。寄生虫感染に対する防御、アレルギー反応への応答に重要な役割を果たしている。

こうシーシーピーこうたい 抗CCP（環状シトルリン化ペプチド）抗体（ACPA）；anti-cyclic citrullinated peptid antibody

関節リウマチに特異性の高い自己抗体。血液検査によって関節リウマチの早期発見につなげる。

こうじきのうしょうがい 高次機能障害；higher brain dysfunction

脳の損傷による認知機能の障害。失語や記憶障害などがある。

こうしけっしょう 高脂血症（HL）；hyperlipodemia

➡脂質異常症［127頁］。

こうしつえき 膠質液；colloidal solution

膠質輸液のこと。輸液製剤の一つ。

こうしゅく 拘縮

関節と周囲の筋肉や靭帯などが固くなり動きが悪くなること。

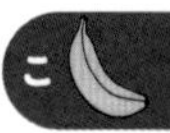

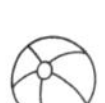

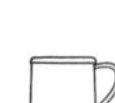

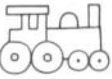

こうしゅっけつ　後出血
手術や外傷の治療で止血したところから再び出血すること。

こうじょうせんクリーゼ　甲状腺クリーゼ；thyrotoxic crisis（サイロトキシック クライシス）
甲状腺機能亢進症の症状が急激に進行した病態。

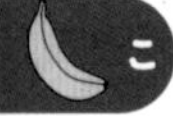

こうじょうせんホルモン　甲状腺ホルモン；thyroid hormone（サイロイド ホルモン）
脳の下垂体からの指令を受けて甲状腺から分泌され、身体の成長促進や基礎代謝を促進するホルモン。

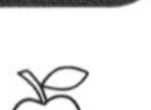

こうしん　亢進
度合いが高まること。激しく進むこと。

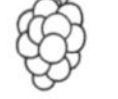

こうじんつう　後陣痛；afterpains（アフターペインズ）
分娩終了後に生じる子宮収縮に伴う痛み。あとばらともいう。

こうしんれつ　口唇裂；cleft lip（クレフト リップ）
先天性の形態異常の一つで、上唇が割れている状態。

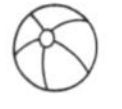

こうせいぶっしつ、こうせいざい　抗生物質、抗生剤（AB）；antibiotics（アンチバイオティックス）
カビや細菌などが産生する、微生物の成育を阻害する物質の総称。細菌感染症の治療に利用される。

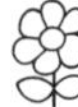

こうそく　梗塞
血栓などにより動脈や静脈が塞がれること。また、その先に酸素や栄養が行かずに起こる、局所的な組織の壊死（えし）。

こうちゅう　硬注
硬膜外（こうまく）注射（注入）。脊髄（せきずい）硬膜外腔（くう）に薬物を注入すること。

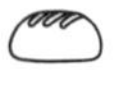

こうちゅうきゅう　好中球（Neutro）；neutrophilic leukocyte（ニュートロフィリク リウカサイト）
白血球の一つで、白血球全体の約45～75％を占めている。細菌や真菌などの感染から体を守る役割を果たす。

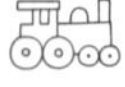

こうちょうせいだっすい　高張性脱水；hypertonic dehydration（ハイパートニック ディハイドレーション）
体液に含まれる水分と電解質のうち、水分が多く失われることで起こる脱水。水欠乏性脱水ともいう。

こうてき　喉摘；**laryngectomy**（ラリンジェクトミー）
喉頭（こうとう）がんのため、声帯を含む喉頭を摘出すること。

ゴウト　gout
痛風。体内に尿酸が過剰にたまり、結晶となって関節に炎症を起こし、激しい痛みを起こす疾患。

こうどきゅうめいきゅうきゅうセンター　高度救命救急センター
高度な診療機能を要する疾患に対して救命医療を行う施設。

こうねんきしょうがい　更年期障害；**climacteric disturbance**（クライマクテリック　ディスターバンス）
性腺ホルモン分泌の低下による自律神経の乱れが原因で起こる、さまざまな症状。

こうはつ　好発
疾患や症状の発生の頻度が高いこと。

こうはつ　後発
後から出発することを意味し、医療では最初に開発された医薬品などに対して、後から同じものを開発することをさす。

こうはん　紅斑；**erythema**（エリテマ）
毛細血管の拡張などが原因で、皮膚が紅色を帯びた状態。

こうはんせいはったつしょうがい　広汎性発達障害（**PDD**）；**pervasive developmental disorder**（パベイシブ　デベロップメンタル　ディスオーダー）
発達障害の総称。社会関係や対人関係での困難、強いこだわりやパターン化した行動などが特徴。DSM-5では自閉症スペクトラム障害［132頁］という診断名に包括された。

こうはんせいろうそう　紅斑性狼瘡（**LE**）；**lupus erythematosus**（ループス　エリテマトーサス）
エリテマトーデス。自己免疫疾患である膠原病の一つ。

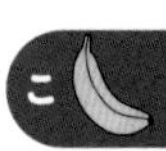

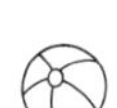
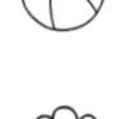

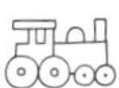

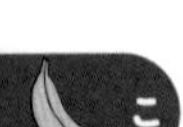

こ

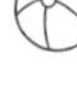

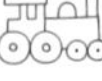

こうひじゅうリポタンパク　高比重リポ蛋白（HDL）；high density lipoporotein（ハイ デンシティ リポプロテイン）
HDLコレステロールのこと。体内の余分なコレステロールを回収し、肝臓へ運ぶ働きをする。善玉コレステロールともいう。**反対語** 低比重リポ蛋白［193頁］。

こうひすたみんやく　抗ヒスタミン薬；antihistamine（アンチヒスタミーン）
アレルギーの原因となる神経伝達物質ヒスタミンの働きを妨げて、アレルギー症状を抑える薬。

こうふか　後負荷；afterload（アフターロード）
心臓の心筋が収縮を開始した直後にかかる抵抗。心拍出量を決める因子の一つ。**反対語** 前負荷［171頁］。

こうぶこうちょく　項部硬直；nuchal rigidity（ニューカル リジディティ）
髄膜炎やくも膜下出血でみられる髄膜刺激症状の一つ。仰臥位にした患者の頸部が硬直している状態。

こうまくがいしゅっけつ　硬膜外出血；epidural hemorrhage（エピドゥラル ヘモリッジ）
頭蓋骨と硬膜の間に出血が起こり、血腫をきたした状態。

こうまくがいますい　硬膜外麻酔（Epid）；epidural anesthesia（エピドゥラル アネステジア）
脊髄を覆う硬膜の外側にある硬膜外腔に注入する麻酔。こうま（硬麻）ともいう。

こうもう　咬耗；attrition（アトリション）
硬いものをかんだり、歯ぎしりなどで、歯がすり減ること。

こうやくせい　絞扼性；strangulate（ストランギュレート）
腸などの臓器や血管が圧迫されている状態をさす。

こうやくつう　絞扼痛
絞めつけられるような痛み。イレウスや狭心症などでみられる。

こうりにょうホルモン　抗利尿ホルモン（ADH）；antidiuretic hormone（アンティダイアレティック ホルモン）
バソプレシン。尿量を減少させる働きのあるホルモン。

こうりゅうぶんせき 交流分析（TA）：transactional（トランスアクショナル） analysis（アナリシス）
心理療法の一つ。自分と他人との交流に着目して、人間関係の改善や自律的な生き方、自己実現などを目指す。

こうわほう 口話法：silent（サイレント） mouthing（マウシング）
聴覚障害者に音声言語に基づいて言葉を教える方法。補聴器や人工内耳などを用いる聴能、口元や表情などから読み取る読話、発話の訓練からなる。聴覚口話法ともいう。

こうわん 後彎
後方への彎曲（わんきょく）。とくに脊柱（せきちゅう）の通常の彎曲をさす。生理的限度を超えた彎曲を後彎症、脊柱後彎症という。

5エス 5S
仕事の質の向上と職場環境の改善をめざすスローガン。整理・整頓・清掃・清潔に躾（しつけ）を加えた、ローマ字つづりの頭文字。

ごえんせいはいえん 誤嚥性肺炎（ASP）：aspiration（アスピレーション） pneumonia（ニューモニア）
唾液や飲食物などと一緒に飲み込んだ細菌が誤って気管に入り、肺に達して増殖して炎症を起こす疾患。

コーエー COA：coarctation（コアルクテーション） of（オブ） aorta（アオルタ）
大動脈縮窄（しゅくさく）。先天的に大動脈が狭くなっている小児の疾患。

ゴーグル goggles
眼の保護のために顔に着用する道具。

コーチゾン cortisone
副腎皮質ホルモンの一種。抗炎症・抗アレルギー作用があり、関節炎などの治療に用いる。

コーチング coaching
目標や希望を実現するために、その人の自主性を引き出して、効果的な行動に結びつけることに注目したコミュニケーションスキルのこと。

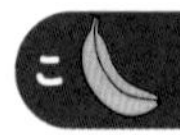

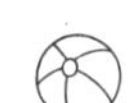

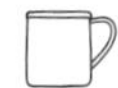

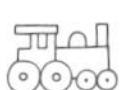

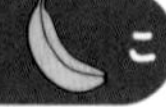

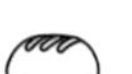
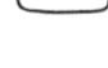
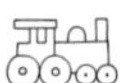

コート **独 kot**
大便。

コードブルー **code blue**
緊急事態発生の意味。患者の容態が急変した際に使う。

コードレッド
院内で火災が発生していることを知らせる緊急コール。

コーヒーざんさよう **コーヒー残渣様**
いれた後のコーヒー豆粉のような黒褐色の嘔吐物。上部消化管で出血があった後の嘔吐物にみられる。

コーピング **coping**
対処法。ストレスコーピングはストレスと適切につき合うこと。

コーマ **昏睡；独 koma、coma**
➡昏睡［104頁］。

コールドショック **cold shock**
敗血症ショックのウォームショック［032頁］に続く状態。拡張した血管が収縮に転じ、手足が冷たくなり、血圧が低下して循環不全を起こす重篤な状態。

こきゅうきかんせん **呼吸器感染（RTI）；respiratory tract infection**
鼻や喉、気管支、肺などの呼吸器に発症する感染のこと。

こきゅうくんれん **呼吸訓練**
❶手術後の合併症の予防として、術前に行う呼吸筋の訓練。口すぼめ呼吸、腹式呼吸など。
❷COPDや気管支拡張症、喘息の患者のための訓練。

こきゅうせいアシドーシス **呼吸性アシドーシス；respiratory acidosis**
酸塩基平衡障害の一つ。呼吸機能が低下して二酸化炭素を十分に排出できなくなり、血液が酸性に傾いた状態。

こきゅうせいアルカローシス　呼吸性アルカローシス；respiratory（レスピレイトリー） alkalosis（アルカローシス）
酸塩基平衡障害の一つ。過換気症候群などで二酸化炭素の排出が過剰になり、血液がアルカリ性に傾いた状態。

こきゅうふぜん　呼吸不全（RF）；respiratory（レスピレイトリー） failure（フェイリャー）
肺の呼吸機能が低下したために、全身の臓器や組織に酸素が十分に行き渡らなくなった状態。

こくし　黒子；lentigo（レンティゴー）
色素性母斑（ぼはん）。ほくろ。色素細胞が増加する良性の腫瘍（しゅよう）。

こしゅく　固縮；rigidity（リジディティ）
中枢神経が障害されて起こる筋肉の緊張と関節のこわばり。

こそうねつ　枯草熱
花粉症。植物の花粉によって起こるアレルギー症。

こそくしゅじゅつ　姑息手術；palliative（パリアティブ） operation（オペレーション）
胃がんや心臓病などで完治を目的としていない手術。症状の緩和やQOLの向上などが目的。**反対語** 根治手術［105頁］。

こちょう　鼓腸
腸管内や腹腔にガスがたまって腹部が膨隆した状態。

こつえん　骨塩
骨塩定量測定検査。骨の横断面の面積あたりの骨塩（骨に含まれるミネラル）量で算出した骨塩定量は、骨粗鬆（こつそしょう）症や代謝性疾患の診断・治療に用いる。

こつきょく　骨棘；spur（スパー）、osteophyte（オステオファイト）
関節周辺の軟骨が増殖肥大し、骨化して棘状になったもの。

コックパウチ　kock pouch
自己導尿型代用膀胱。膀胱摘出後に造設する人工膀胱とストーマ。

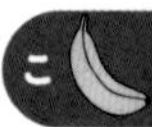

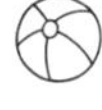

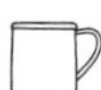

こつシンチグラフィー 骨シンチグラフィー；bone(ボーン) scintigraphy(シンチグラフィー)

核医学検査の一つ。骨に集まる放射性医薬品を注射し、画像撮影して骨の様子を観察する検査。

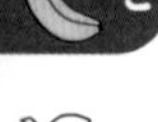

こつずいいしょく 骨髄移植

造血幹細胞移植の一つ。白血病や悪性リンパ腫などの血液疾患に、骨髄から造血幹細胞を移植する治療。患者自身から移植する自家移植と、ドナーから移植する同種移植がある。

こつずいせんし 骨髄穿刺

骨髄に異常が疑われる疾患の診断のために、骨髄に穿刺針(せんししん)を刺して骨髄液を採取する検査。マルクともいう。

こつずいはかいてきいしょく 骨髄破壊的移植

骨髄移植前に強力な化学療法や放射線治療を行って、患者の腫瘍(しゅよう)細胞を減らし、免疫細胞を弱体化させてから移植を行う方法。

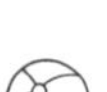

こつずいバンク 骨髄バンク

骨髄移植のドナーを登録し、適合する患者とつなぐ機関。

コット cot

産婦人科や小児科で使用されている新生児用のベッド。

こつばんい 骨盤位

分娩(ぶんべん)時の危険な胎位の一つ。子宮内で胎児が頭を上にして座った状態。いわゆる逆子(さかご)。

こつばんていきんたいそう 骨盤底体操

尿漏れの原因となる骨盤底筋の筋力低下を予防・改善する。

コッヘル コッヘル鉗子；kocher(コッヘル) forceps(フォーセプス)

先端が鈎(かぎ)状になった鉗子(かんし)。無鈎(むこう)のものをペアン鉗子という。

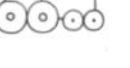

こつみつど 骨密度；bone(ボーン) density(デンシティー)

単位面積あたりの骨量。

こつメタ **骨メタ、骨メタスターシス**：**bone metastasis**
がんの骨転移。

こつりょう **骨量**：**bone mass**
骨に含まれるカルシウムなどのミネラル成分の量。骨粗鬆症の診断の指標となる。骨塩定量。

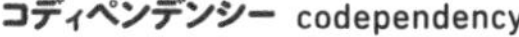
コディペンデンシー **codependency**
共依存。依存症の人に必要とされることに自分の存在価値を見いだす人によって、依存が助長される状態。

ゴナドトロピン **gonadotropin**
性腺刺激ホルモン。下垂体や胎盤から分泌される。精子形成ホルモン、卵胞刺激ホルモン、黄体形成ホルモンなどがある。

ゴノ **ゴノリア**：**gonorrhea**
淋病。淋菌はナイセリアゴノリア。

コフ **cough**
➡咳嗽［049頁］。

こむらがえり **こむら返り**
足がつること。ふくらはぎなどの筋肉が突然、痙攣を起こすこと。筋肉疲労、脱水、寒暖差などが原因とされる。

こめい **呼名**
名前を呼ぶこと。反応の有無で、意識消失を判断する。

コメディカル **co-medical**
医師や歯科医師の指示・指導のもとに医療に携わる看護師、薬剤師、臨床検査技師、理学療法士などのスタッフのこと。

コモード **commode chairs**
椅子形のポータブルトイレ。

ごようしょうこうぐん **誤用症候群**：**misuse syndrome**
不適切な介護やリハビリで状態の悪化や障害を招くこと。

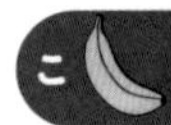

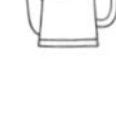
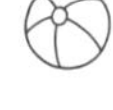

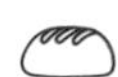
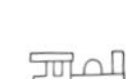

コラーゲン collagen
骨、腱(けん)、軟骨、靱帯(じんたい)、角膜、皮膚などほとんどの組織を形成するタンパク質。膠原質(こうげんしつ)、膠原線維ともいう。

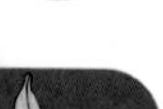

コラボレーション collaboration
共同作業。連携。

コリオ chorio；choriocarcinoma(コリオエピテリオーマ)
絨毛がん。胎盤の中の絨毛から発生し、子宮内にできる悪性腫瘍(しゅよう)。絨毛上皮種ともいう。

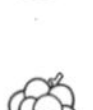

コリンエステラーゼ ChE；cholinesterase
肝臓で合成される酵素。肝機能検査の指標の一つ。

コリンさどうやく コリン作動薬；cholinergid(コリナージッド) agent(エージェント)
➡副交感神経作用薬［247頁］。

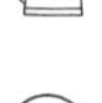

コルサコフしょうこうぐん コルサコフ症候群；korsakoff's(コルサコフズ) syndrome(シンドローム)
健忘(けんぼう)症候群。アルコール依存症、脳腫瘍(しゅよう)、老人性認知症などでみられる記銘(きめい)障害、失見当識、作話などの症状の総称。

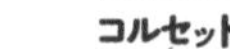

コルセット corset
整形外科の治療で患部を支持、固定、矯正するための装具。

コルチコイド corticoid
副腎皮質ホルモン、および同様の性質を持つ化合物の総称。糖質コルチコイドと鉱質コルチコイドに分けられる。

コルチコトロピン ACTH；adrenocorticotropic(アドリノコールティコトロフィック) hormone(ホルモン)
副腎皮質刺激ホルモン。脳の下垂体で合成され、副腎皮質ホルモンの分泌を促す。

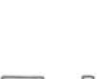

コルチゾール cortisol
副腎皮質ホルモンの一種。糖代謝、タンパク質や脂質の分解、抗炎症作用などがある。

コルポイリンテル kolpo ; kolpeurynter
分娩の誘発と産道拡張などのために、膣に挿入するゴム製の器具。挿入後、滅菌水を注入して膨らませる。

コルポスコピー colposcopy
膣拡大鏡。膣から子宮頸部に挿入し病変の有無を検査する。

コレステロール cholesterol
脂質の一種。肝臓で生成され、細胞膜、ホルモン、胆汁酸をつくる材料となっている。

コレラ cholera
コレラ菌による伝染病。激しい下痢(げり)と嘔吐(おうと)がおもな症状。

コロイド colloid
膠質(こうしつ)。物質が0.1～0.001 μ m程度の微粒子となって分散している状態。液状のものをコロイド溶液（ゾル）といい、ゼリー状に固化したものをゲルという。

コロストミー colostomy
人工肛門。人工肛門形成術。

コロトコフおん コロトコフ音 ; korotkoff sound(サウンド)
聴診による血圧測定のときに聴かれる、心拍動に同調した血管の拍動音。聴こえ始めたときのカフ圧が最高血圧、音が消失したときのカフ圧が最低血圧。

コロナウイルス *coronavirus*
急性呼吸器疾患を起こすウイルス群。人に蔓延している風邪のウイルスと、動物から感染する重症肺炎ウイルスがある。飛沫や接触により感染する。新型コロナウイルスやその変異株では重症化の危険が高い。

コロナリー coronary artery(アーテリー)
冠動脈。心臓に血液を送る動脈のこと。

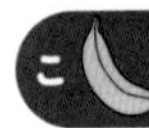

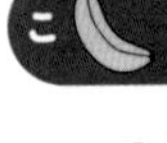

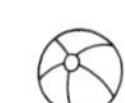

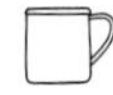

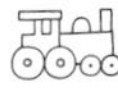

コロナリーケアユニット coronary care unit
➡ CCU［121頁］。

コロニゼーション colonization
保菌。感染症を引き起こす病原体を体内に持っていること。

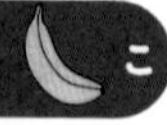

コロン colon
大腸。

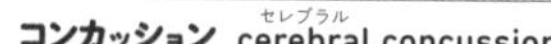

コンカッション cerebral（セレブラル） concussion
脳震盪（のうしんとう）。頭部に強い力が加わったために、一時的に意識が混濁したり記憶が障害されたりする状態。

こんごうかんせん 混合感染
2種類以上の病原菌に感染すること。重篤（じゅうとく）化することが多い。

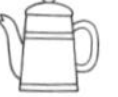

コンコーダンス concordance
医療者と患者がパートナーとして、合意のもとに疾病管理に取り組んでいこうとする概念。

コンサバ コンサバティブ；conservative
➡ 保存的❶［262頁］。

コンサル コンサルテーション；consultation
診察。専門医師や専門看護師などが、診断や看護ケアの方法などについて助言すること。また、それを受けること。

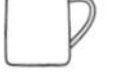

コンジェスチョン congestion
うっ血。静脈血が流れにくくなり滞留した状態。

こんすい 昏睡
意識障害の一つで、最も重篤（じゅうとく）なもの。覚醒（かくせい）不能で音や光、刺激にまったく反応しない状態。

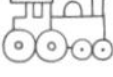

コンセントフォーム consent form
検査や治療、手術に際して患者に提出してもらう同意書。

コンタクトプリコーション contact precaution
接触感染予防対策。スタンダードプリコーションに、感染症患者の個室使用、聴診器の個別使用などが加わる。

こんだくにょう 混濁尿

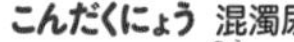

結晶成分、膿、細菌などによって濁っている尿。

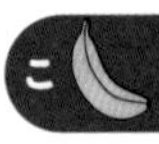

コンタミ コンタミネーション：contamination
汚染。混入。

こんちしゅじゅつ 根治手術：radical operation
疾患を完全に治すために行う手術。がんの手術であれば、がんだけでなく、転移や再発のおそれのある組織や臓器も切除するような手術をさす。**反対語** 姑息手術［099頁］。

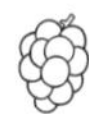

コンチネンス continence
自分の意志で排尿や排便をコントロールできること。
反対語 インコンチネンス［028頁］。

こんちゅう 混注
混合注射。輸液に注射薬を混合すること。

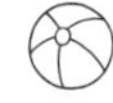

コントラ
➡禁忌［071頁］。

コントラスト contrast medium
造影剤。画像診断をしやすくするために投与する薬剤。

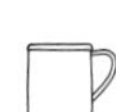

コントローラー controller medium
喘息の治療薬の一つで、長期管理薬のこと。発作治療薬（リリーバー）に対して、ステロイド剤や抗アレルギー薬など、長期にわたって服用し続ける薬をさす。

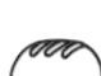

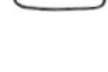

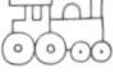

コントロールスタディ control study
症例対照研究。疾病にかかった集団とかかっていない集団とを比較対照して、罹患の要因などを調べる研究手法。

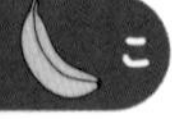

コンパッション compassion

思いやり。共感。他者を深く理解し寄り添う力をさす。

コンバルジョン convulsion

痙攣。

コンビチューブ combi tube

➡2ウェイチューブ［189頁］。

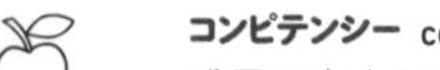

コンピテンシー competency

成果の向上につながる行動パターン。看護職においては、専門知識や技術、自己評価の能力を高めることが求められる。

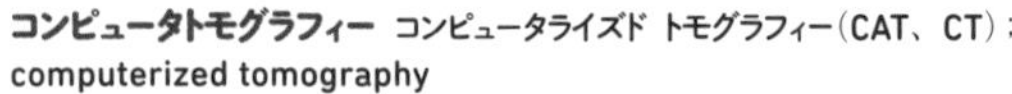

コンピュータトモグラフィー コンピュータライズドトモグラフィー(CAT、CT)；computerized tomography

コンピュータ断層撮影法。人体の周囲360度からX線を照射して横断面を撮影し、体内の画像を作成する装置。

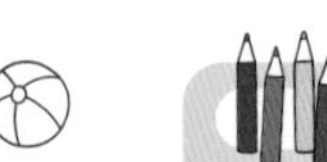

身体の面

コンピュータトモグラフィーなどのさまざまな画像検査で身体の断層撮影をする際に、断面を表す用語として水平面、前額(ぜんがく)面、矢状(しじょう)面などがある。立位の身体に対して、水平面は床と水平に切る面。前額面は身体を前後に切る面で、冠状(かんじょう)面ともいう。矢状面は身体を垂直に切る面で、このうち身体の中央で左右に均等に切る面を正中(せいちゅう)面という。これらの用語は、関節の運動方向を示す場合にも用いられる。

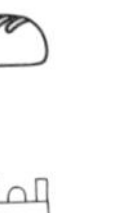

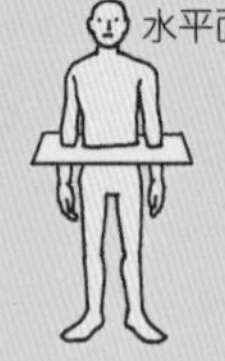

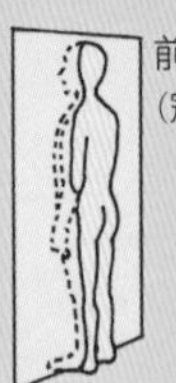

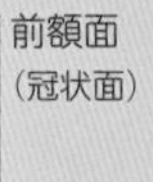

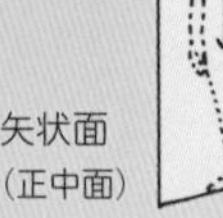

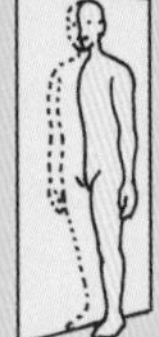

コンプライアンス compliance

❶要求や命令を守ること。薬の摂取量や時間などの服薬指導を守ること。反対語 ノンコンプライアンス［220頁］。
❷肺コンプライアンス。肺の膨らみやすさの指標。低下する疾患に間質性肺炎などが、上昇する疾患にCOPDがある。

コンプラマイズド compromised

➡易感染性［024頁］。

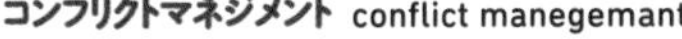

コンフリクトマネジメント conflict manegemant

組織内での対立をポジティブにとらえ、問題解決を図ること。医療現場では、価値観や意見の相違から起きる対立を乗り越え、患者・家族を支えていこうとする考え方をさす。

コンプレイント complaint

症状。病気。チーフコンプレイントで「主訴」。

こんめい 昏迷

意識は保たれているが、外界からの刺激に自発的に反応したり意思を表したりすることができない状態。

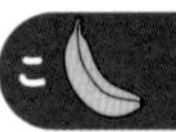

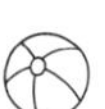

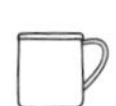

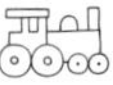

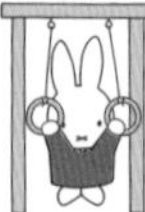

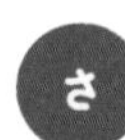

ザー SAH：subarachnoid（サブアラクノイド） hemorrhage（ヘモラージ）

くも膜下出血。

サーカディアンリズム circadian rhythm

約24時間周期の生物の内因性活動リズムのこと。

サーキュレーション circulation

❶循環。

❷➡ ABC［036頁］。

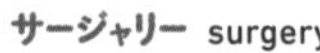

サージャリー surgery

手術、手術法。外科、外科医学。あるいは手術室。

サードスペース third space

体内の細胞内でも血管内でもない空間。手術などの侵襲によって血管内から漏れ出した水分が貯留するスペース。

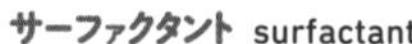

サーファクタント surfactant

❶個体の表面の性質を変える物質の総称。

❷鼻粘膜、肺胞などの気体と接する細胞を覆う物質の総称。

❸肺サーファクタントのこと。肺胞の上皮細胞から分泌される界面活性物質で、肺胞がつぶれるのを防いでいる。

サーフロー

静脈留置針（venula（ヴェニュラ））の商品名。

サーベイランス surveillance

疾病の監視。アウトブレイクの予測や対策のために、病院、地域、国、国際機関が組織的にデータを収集・分析すること。

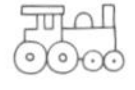

サーボ

人工呼吸器のこと。商品名「サーボベンチレーター」の略称。

サーモグラフィー thermography
温度分布画像法。赤外線カメラで体表温度を感知して画像化し、温度の違いにより診断を行う。

ザール 独 Saal
手術室。

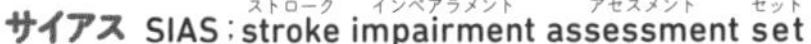
サイアス SIAS：stroke impairment assessment set
脳卒中機能障害評価法。脳卒中による機能障害を点数化して評価するもの。

ざいいんにっすう 在院日数
患者が入院している日数。

さいがいかんご 災害看護：Disaster Nursing
災害時に必要とされる医療・看護。災害発生時の救急医療から被災後の精神看護、平常時における対策までを含む。

さいがいきょてんびょういん 災害拠点病院：disaster base hospital
災害発生時に災害医療を提供する医療機関。

さいがいはけんいりょうチーム 災害派遣医療チーム（DMAT）：
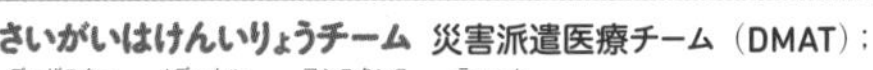
disaster medical assistance team
➡ディーマット［192頁］。

さいかんりゅうしょうがい 再灌流障害：reperfusion injury
虚血状態にあった臓器や組織に血液が再び流れたとき、毒性物質が生産され、血管や臓器に障害が起きること。

さいきせい 催奇性
ある物質が発生段階の生物に作用し奇形を生じさせること。

サイコアナリシス psychoanalysis
精神分析学。精神分析療法。

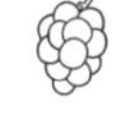

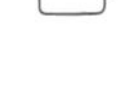

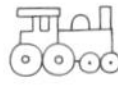

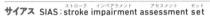

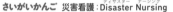

さいこうかんせんしょう　再興感染症；re-emerging infectious disease（リエマージング インフェクショス ディジーズ）
ワクチンや特効薬でいったんは発症が減少していたが、再び流行がみられるようになった感染症。結核や狂犬病など。

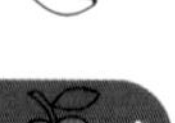

サイコオンコロジー　psychooncology
精神腫瘍（しゅよう）学。がんが精神・心理に与える影響とともに、患者のQOLを高めるための精神面でのケアを研究・実践する。

さ

サイコセラピー　psychotherapy
心理療法。精神療法。精神的な疾患に対して、薬剤などを使わず、傾聴（けいちょう）やディスカッションなどを用いる治療法。

サイコパス　psychopath
精神病質者。一般的な人の持つ共感性や社会性から著しく偏った考え方や行動を示す。

さいしゅうげっけい　最終月経（LMP）；last menstrual period（ラスト メンストゥール ピリオド）
妊娠前の最後の生理。そこから280日目が出産予定日。

さいしょち　臍処置
新生児の臍帯（さいたい）（へその緒）の処置。感染症などから新生児を守るための止血や消毒などの処置を行う。

さいせいいりょう　再生医療
疾患や事故などによって失われた組織や臓器を再生させることを目的とする医療。

さいたい　臍帯
へその緒。胎児に栄養素や酸素を送り、母体に老廃物や炭酸ガスを送り返す器官。血液疾患の治療にも利用される。

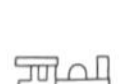

さいたいけつ　臍帯血；umbilical cord blood（インビリカル コード ブラッド）
臍帯（へその緒）と胎盤に含まれる血液。白血病などの血液疾患に対する造血幹細胞移植に用いられる。

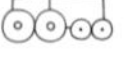

さいだいこきりゅうりょう　最大呼気流量（MEF、PEF）；
maximum expiratory flow（マキシマム イクスピレイトリー フロー）、peak expiratory flow（ピーク イクスピレイトリー フロー）

肺機能検査の項目の一つで、力いっぱい息を吐き出すときの息の強さ（速さ）。

ざいたくいりょう　在宅医療
通院が困難な患者や、自宅での療養を希望する患者と家族のために、医師や看護師などが自宅を訪問する医療。

ざいたくさんそりょうほう　在宅酸素療法（HOT）；**home（ホーム） oxygen（オキシジェン） therapy（セラピー）**
呼吸機能が低下している在宅療養の患者が、酸素吸入により動脈血酸素濃度を一定に保つための治療法。

サイドエフェクト　side effect
副作用。

サイトカイン　cytokine
生理活性タンパク質の総称。免疫、抗腫瘍（しゅよう）、抗ウイルス、細胞の増殖と分化などを調節する働きをする。

サイトカインストーム　cytokine storm
免疫暴走。免疫反応であるサイトカインの産生が制御不能になり、発熱やショック、全身状態の悪化などが起きる。

サイトカインほうしゅつしょうこうぐん　サイトカイン放出症候群（CRS）；**cytokine（サイトカイン） release（リリース） syndrome（シンドローム）**
がん免疫治療で抗体医薬品の投与で起きる副反応。サイトカイン濃度の急激な上昇により、悪寒、発熱、頻脈などの症状がみられ、重症例ではサイトカインストームを発症する。

サイトトキシン　cytotoxin
細胞毒。細胞に機能障害・増殖阻害をもたらしたり、細胞死を引き起こしたりする物質や性質。

サイナス　サイナスリズム；**sinus rhythm**
洞調律（どうちょうりつ）。正常調律。心室と心房の収縮と弛緩（しかん）が正常なリズムで対応している状態。

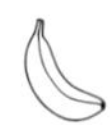

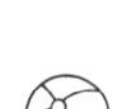

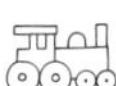

さいねん　再燃
一時的に治まっていた症状や病気が、再び起こること。

サイバーナイフ　cyber knife
定位放射線治療装置。コンピュータ制御により、腫瘍に身体の多方面から集中的に放射線を照射する装置。

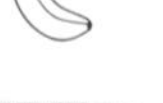

さいはつ　再発
治療により治まっていたものが、再び発生すること。

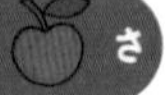

サイフォニングげんしょう　サイフォニング現象
点滴の際に、シリンジポンプが患者より高い位置にあったり、押し子が確実にセットされていなかったりした場合に、高低落差により薬液が急速かつ過剰に注入される現象。

さいヘルニア　臍ヘルニア（UH）；umbillical hernia
腹圧などによって腸の一部が脱出する症状。

さいぼうがいえき　細胞外液（ECF）；extracellular fluid
細胞外にある組織間液、血漿、リンパ液などの水分。血液量の維持、酸素や栄養分の運搬、老廃物などの回収を行う。

さいぼうしん　細胞診
細胞診断。おもに悪性腫瘍の診断のために行う検査。

さいぼうないえき　細胞内液（ICF）；intracellular fluid
体液のうち細胞内にある水分の総称。細胞膜を通じて細胞外液から酸素や栄養分の補給を受けている。

サイマス　thymus
胸腺。胸骨上部の裏にあるリンパ組織。免疫機能の中心的な作用を持つT細胞というリンパ球を生成する。

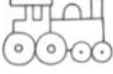

サイレント　silent
「不顕性の」「無症候性の」「潜在する」の意味。病原菌に感染して潜伏期を過ぎても症状が現れないこと。

サイレントアスピレーション silent aspiration
不顕性誤嚥（ふけんせいごえん）。就寝中など無意識の時に気管に唾液が入ること。

サイレントストーン silent stone
潜伏性結石。無症状結石。結石があっても無症状の人。

サイロイド thyroid
甲状腺。甲状腺ホルモンや血中カルシウム調節ホルモンなどを分泌する。甲状腺機能低下症の治療に用いる乾燥甲状腺製剤のこともさす。チロイドともいう。

サイログロブリン Tg；thyrogloblin
甲状腺でつくられる糖タンパク質。血中濃度は、甲状腺がんやバセドウ病などの甲状腺疾患のマーカーとなる。

サイロトロピン TSH；thyrotropin
甲状腺（こうじょうせん）刺激ホルモン。甲状腺のホルモン分泌作用を促す。

さきゃくブロック **左脚ブロック**（LBBB）；left（レフト） bundle（バンドル） branch（ブランチ） block（ブロック）
心臓の刺激伝導系で左脚と呼ばれる部分に伝導障害があること。虚血性心疾患、心筋症などの疾患が考えられる。

さぎょうりょうほう **作業療法**（OT）；occupational（オキュペイショナル） therapy（セラピー）
心身に障がいを持つ人が日常生活や社会生活に必要な能力を開発・回復することをめざして行う治療、援助。

サクソンテスト saxon test
ドライマウス（口腔乾燥症）の診断に用いるテストの一つ。ガーゼを一定時間かみ、唾液の重量を測定する。

さくらん **錯乱**
興奮で思考が乱れ、会話や行動がまとまらない意識障害。

さこう **鎖肛**；anal（アナル） atresis（アトレシス）
直腸肛門奇形。新生児にみられる、肛門が正常に形成されなかった先天異常。外科手術で治療する。

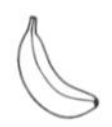

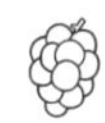

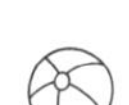

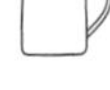

ざこつしんけいつう 坐骨神経痛
お尻から下肢に現れるしびれや痛み、麻痺などの症状。

ざざい 坐剤（supp）；suppositorium（サポジトリウム）, suppository（サポジトリー）
肛門、膣、尿道に挿入する固形の薬剤。

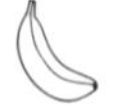

さしんふぜん 左心不全（LVF）；left-sided heart failure（レフト サイデッド ハート フェアリユー）
心臓の左心系に障害があり、動脈血が肺にたまって肺うっ血や肺水腫を起こした状態。

サス SAS；sleep apnea syndrome（スリープ アプネア シンドローム）
睡眠時無呼吸症候群。睡眠時に10秒以上の呼吸の完全停止を繰り返し、頭痛や昼間の強い眠気などの症状を示す。

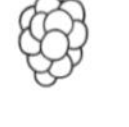

サスプ SASP；senescence-associated secretory phenotype（セネセンス アソシエイテッド セクレタリー フェノタイプ）
細胞老化関連分泌現象。細胞が分裂の限界を迎えることを細胞老化といい、そうした細胞が炎症性物質を分泌する現象。

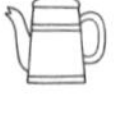

させい（かせい）嗄声
声が嗄(か)れること。喉頭(こうとう)の炎症、声帯の腫脹(しゅちょう)などが原因。

ざそう 痤瘡
毛穴の炎症でできる丘疹(きゅうしん)や膿疱(のうほう)。顔、背、胸などの脂漏性部位に好発(こうはつ)する。いわゆるにきび。面皰(めんぽう)ともいう。

ざそう 挫創
ものにぶつかったり打たれたりして、皮膚や皮下組織にできる傷で、傷口があいているもの。閉鎖性の傷は挫傷(ざしょう)という。

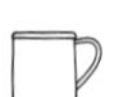

サチュレーション オキシジェンサチュレーションオブアーテリアルブラッド；oxygen saturation of arterial blood
動脈血酸素飽和度。動脈血中に含まれる酸素の量を測る基準で、肺のガス交換機能を調べることができる。

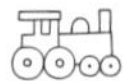

さっかく 錯覚
視覚や聴覚などの感覚に異常はないにもかかわらず、実際と

は違うように知覚してしまうこと。

さっかしょう 擦過傷
皮膚がこすれてできる傷。擦り傷。表皮がはがれて真皮が露出した状態。開放性の傷なので、正しくは擦過創という。

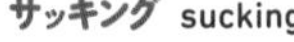
サッキング sucking
吸引。乳首やその他の口に触れたものを吸おうとする、乳児の吸啜反射をさすこともある。

サップ サポジトリー；suppository
➡ 坐剤。

サディズム sadism
人や動物に身体的・精神的苦痛を加えることで、快感を得る異常な性的嗜好。

さとおやせいど 里親制度
児童福祉法に基づき、親が養育できない子どもを一次的、あるいは継続して家庭に預かって養育する制度。

さとがえりぶんべん 里帰り分娩
妊婦が実家に帰省して出産すること。

サドルますい サドル麻酔；saddle anesthesia
座った状態で背中に打つ脊椎麻酔。麻酔範囲が自転車のサドルに当たる部分に限局される。会陰部、肛門部の手術に適応。

サバンしょうこうぐん サバン症候群；savant syndrome
知的障害や発達障害を持つ人が、ある特定の分野に非常に優れた能力を発揮すること。

さびょう 詐病
仮病。病気ではないのに、病気のように装うこと。

サブアラ サブアラクノイドヘモラージ；subarachnoid hemorrhage
➡ ザー[108頁]。

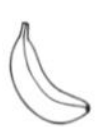
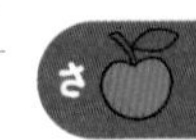

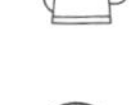
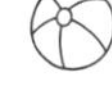

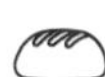
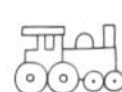

サブコンシャス subconscious

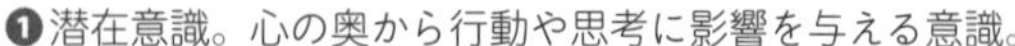
❶潜在意識。心の奥から行動や思考に影響を与える意識。

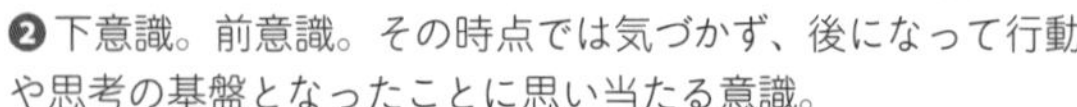
❷下意識。前意識。その時点では気づかず、後になって行動や思考の基盤となったことに思い当たる意識。

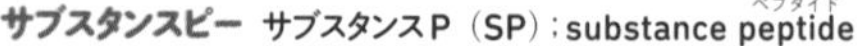
サブスタンスピー サブスタンスP（SP）：substance peptide（ペプタイド）

神経伝達物質の一種。減少すると嚥下や咳反射が低下する。

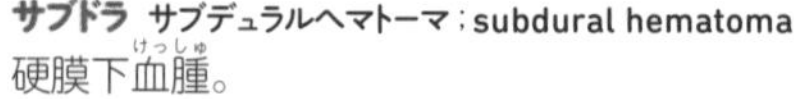
サブドラ サブデュラルヘマトーマ：subdural hematoma

硬膜下血腫（けっしゅ）。

サブドラ サブデュラルヘモラージ：subdural hemorrhage

硬膜下出血。

サブノーマル subnormal

基準値以下。正常以下。

サプリ サプリメント：supplement

栄養素を補うための食品。錠剤やカプセルの形態が多い。栄養補助食品、健康補助食品ともいう。

サブロクきょうてい サブロク協定

労働者の労働時間を「1日8時間、週40時間まで」と定めた、労働基準法第36条の通称。

サポ サポジトリー：suppository

➡坐剤［114頁］。

サマリー summary

看護サマリー。看護要約。看護師の判断、治療の目標、看護の内容と評価などの要点をまとめたもの。

サム 1 sum：ラ unum（ウヌム） sumatur（スマトゥール）

➡頓服［209頁］。

ざめつ 挫滅：crush（クラッシュ） injury（インジュアリー）

強い衝撃や圧迫を受けて、身体内部の組織が破壊されること。

ざめつしょうこうぐん　挫滅症候群（CS）；**crush syndrome**（クラッシュ シンドローム）
災害や事故にあい、重量物によって長時間身体を圧迫されていた人が、圧迫の解除後に急性腎不全やショック、高カリウム血症、心不全などを起こす病態。

サリーン　saline
生理食塩水。体液とほぼ等しい浸透圧を持つ、0.9%の塩化ナトリウム溶液。

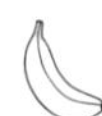

サリドマイド　thalidomide
鎮静睡眠薬の一種。ハンセン病や多発性骨髄腫（こつずいしゅ）の治療薬。

サルコーマ　sarcoma
肉腫。全身のさまざまな部位にできる悪性腫瘍（しゅよう）の総称。

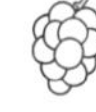

サルコペニア
加齢や活動量の減少により、筋力と身体能力が低下した状態。

サルチルさん　サルチル酸；**salicylic acid**（サリシリク アシド）
合成染料の原料、防腐剤に用いられるほか、アスピリン（アセチルサルチル酸）などの医薬品の原料となる。

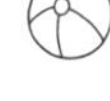

サルファざい　サルファ剤；**sulfa drug**（ドラッグ）
化学合成された抗菌剤。生物由来の抗生剤と区別される。

サルベージしゅじゅつ　サルベージ手術；**salvage operation**（オペレーション）
がん治療で根治を目的とした放射線治療や薬物治療の後に、残った微細な病巣までさらに取り除く手術。

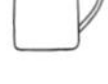

サルモネラきん　サルモネラ菌；**salmonella**
腸内細菌に属する桿（かん）菌。代表的な食中毒の原因菌。

サロゲートバース　surrogate birth
代理母出産。

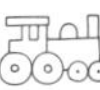

さんえんきへいこう 酸塩基平衡（ABB）；acid base balance
体内の酸性とアルカリ性のバランスを一定に保とうとする仕組み。バランスが崩れ酸性に傾くことをアシドーシス、アルカリ性に傾くことをアルカローシスという。

さんかつ 三活
三方活栓。複数の薬剤の輸液ラインを一つにまとめ、注入ラインを切り替えるコック。

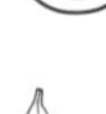

さんきゅう 産休
産前産後休業。母性保護のために労働基準法で認められている産前6週間以内、産後8週間以内の休業。

さんぎょうほけん 産業保健
従業員の心身の健康、安全な職場環境などを実現するための活動。

ざんさ 残渣
❶溶解やろ過などの後に残った不溶物、かすのこと。
❷食物残渣。嚥下されずに口腔内に残ったものや、未消化で胃に残ったもの。

さんさいじしんわ 三歳児神話
3歳までは母親が家庭で育児をするべきという考え方で、育児中の母親を精神的に追い詰める神話のこと。

さんさしんけいつう 三叉神経痛
顔の痛覚、触覚、冷温感などの感覚を脳に伝える三叉神経が何らかの圧迫を受けて、顔面に激しい痛みが生じる疾患。

3—3—9ど 3—3—9度
ジャパンコーマスケール（JCS）のこと。意識の状態をⅠ、Ⅱ、Ⅲの3群に分け、それぞれを3段階で評価する方式。

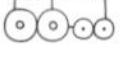

さんじきゅうきゅう 三次救急
救急医療における三段階の最後で、一次、二次救急では対応

できない重篤(じゅうとく)な患者を対象とする。

さんじちゆ　三次治癒：tertiary(ターシアリー) healing(ヒーリング)

創傷(そうしょう)の治り方の一つ。傷のまわりを縫合することで治す方法。三次癒合ともいう。

さんしゅこんごうワクチン　三種混合ワクチン：triple(トリプル) vaccine(ワクチン)

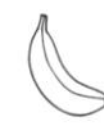

ジフテリア、百日咳、破傷風に対するワクチン。

さんじょく　産褥

産褥期。出産後に母体が妊娠前の状態に回復するまでの期間。

さんじょくねつ　産褥熱：puerperal(ピューペラル) fever(フィーバー)

出産後24時間以降、10日以内に、38℃以上の発熱が2日以上続くこと。

さんそテント　酸素テント

患者を覆って、酸素濃度の濃い空気を吸入させる装置。

さんそほうわど　酸素飽和度（SAT）：saturation(サチュレーション)

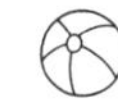

➡サチュレーション［114頁］。

さんてんほこう　三点歩行

片側の足に麻痺などがある場合、杖を使い、杖→患側の足→健側の足の順に前に出して歩行すること。3動作歩行ともいう。

さんどう　散瞳

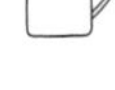

瞳孔が過度に拡大（直径4mm以上）した状態。瞳孔散大ともいう。**反対語** 縮瞳［137頁］。

さんどうそんしょう　産道損傷

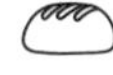

分娩(ぶんべん)によって起こる産道の外傷。

ざんにょう　残尿

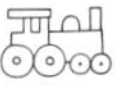

排尿直後に膀胱内に残っている尿。正常な上限は50～100mlで、これを超えると下部尿路機能に障害が疑われる。

サンバーン sunburn

日焼けによる皮膚の炎症。光線に対する過敏症による皮膚炎を含めることもある。

さんやく 散薬

粉薬。散剤ともいう。

さんよかんさつ 参与観察

調査対象である社会や集団に加わり、観察と情報収集を行う研究法。

さんりゅう 産瘤；caput succedaneum

出産直後の新生児の頭部にみられるこぶ。分娩の際に圧迫されてできた体液の貯留が原因で、数日で消失する。

さんるいかんせんしょう 三類感染症

感染症法による感染症分類の一つ。コレラ、細菌性赤痢、腸管出血性大腸菌感染症、腸チフス、パラチフスが含まれる。

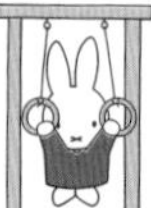

シーアール CR；complete response

完全奏功。抗がん剤による治療効果の指標の一つ。腫瘍が完全に消失した状態。

ジーアイりょうほう GI療法（GI）；glucose-insulin therapy

高カリウム血症の治療法の一つ。インスリンを投与して血中のカリウム濃度を下げる治療法。

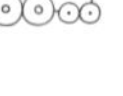

ジーイー GE

➡グリ浣［076頁］。

シーエイチエフ うっ血性心不全（CHF）；congestive heart failure

➡うっ血性心不全［032頁］。

シーオーツーナルコーシス CO_2ナルコーシス：carbon dioxide narcosis

呼吸不全が進行して二酸化炭素の排出ができなくなり、動脈血二酸化炭素分圧が上昇して起こる意識消失。

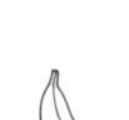

シーオーピーディー COPD：chronic obstructive pulmonary disease

慢性閉塞性肺疾患。たばこの煙や排ガスなどの有毒なガス・微粒子の吸入で肺が炎症を起こし、肺の腫脹や痰などによって気道閉塞が起こる疾患。

シーかん C肝

C型肝炎。C型肝炎患者。

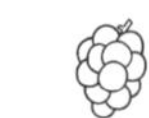

シーシーユー CCU：coronary care unit

冠動脈疾患の集中ケアを行うユニットのこと。

シース シースイントロデューサー

管状の器具で、血管内に挿入して、その中にカテーテルを通すための器具。

シースタティック Cst：static lung compliance

静肺コンプライアンス。気道に空気の流れがない状態で測定したときの、肺の膨らみやすさをさす。

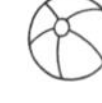

シーセクション C section

➡カイザー［049頁］。

シーソーがんしん シーソー眼振：seesaw nystagmus

一方が上方へ、もう一方が下方へ転位する眼球の異常運動。

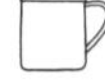

シーソーこきゅう シーソー呼吸：seesaw breathing

新生児にみられる呼吸困難の一種。吸気時には胸部がくぼんで腹部が膨らみ、呼気時には胸部が膨らんで腹部がくぼむ。

シーダイン Cdyn：dynamic lung compliance

➡Cスタティック。

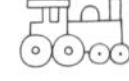

シーティング **seating**

椅子や車椅子で長時間を過ごす人の心身の健康のために、良好な座位姿勢を確保できるように図ること。

シーティングライフ **seating life**

ベッドや車椅子に座ったまま、社会に適合して暮らすこと。

シーネ **ギプスシーネ；独 gipsschiene、splint（スプリント）**

副木（ふくぼく）。副子（ふくし）。骨折部位や痛めた関節などの安静を保つために、一時的に固定する器具。

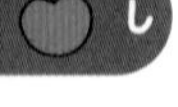

シーはんのうせいタンパク **C反応性タンパク（CRP）；C-reactive（リアクティブ） protein（プロテイン）**

肝臓で生産されるタンパク質の一種。細菌やウイルスの感染や組織の損傷などで身体に炎症が起きると血中濃度が上がるため、血液マーカーとして用いられる。

シーピーエム **CPM；continuous（コンテニュース） passive（パッシブ） motion（モーション）**

持続的他動運動。

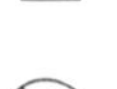

シービーティー **CBT；cognitive（コグニティブ） behavioral（ビヘイバイオラル） therapy（セラピー）**

認知行動療法。物事のとらえ方や考え方などの認知機能に働きかけて、精神的なストレスを軽減していこうとする治療法。

ジーブイエイチディー **GVHD；graft-versus（グラフト ヴァーサス） host（ホスト） disease（ディジーズ）**

移植片対宿主病。同種造血幹細胞移植を受けた患者に発症する合併症。ドナー由来のリンパ球が、患者の身体を他人ととらえて免疫反応を起こすもの。

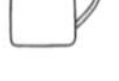

シーブイピー **CVP；central（セントラル） venuos（ヴィーナス） pressure（プレッシャー）**

中心静脈圧。右心房に静脈が流れ込む圧力。右心のうっ血性心不全などの診断のために測定する。

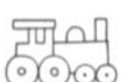

シーベルト **sievert**

放射線被曝（ひばく）量を表す単位（Sv）。胸部レントゲンは0.3～1mSv。

シールド **shield**

放射線や電磁波、飛沫感染などから医療者を守る遮蔽物。

シーワップ CWAP；children, women, aged people, patients
子ども、女性、高齢者、病人などの災害弱者をさす。災害時の優先要支援者。

ジーンセラピー gene therapy
遺伝子治療。細胞内への遺伝子の導入技術を応用した治療。

シェイエぶんるい シェイエ分類；scheie classification
眼底所見の一つ。網膜の状態から動脈硬化性変化と高血圧性変化をみる。

ジェイバッグ J-VAC
排液を吸引する装置。

シェイピング shaping
目標とする行動をいくつかのステップに分け、段階的に難易度を上げていく行動療法。知的障害者や自閉症の行動変容を促す訓練に応用されている。

シェーグレンシンドローム sjogren syndrome
乾燥症候群。乾性角結膜炎、唾液腺の腫脹、関節リウマチなどがおもな症状。

シェーマ 独 schema
医師が診断・検査の内容をカルテに記録するときに用いる身体各部や臓器などの図絵。

ジェネラリスト generalist
経験と継続教育によって習得した暗黙知に基づき、その場に応じた知識・技術・能力を発揮できる看護師のこと。

ジェネラル GA；general anesthesia
➡全麻［171頁］。

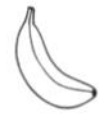

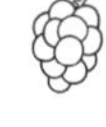
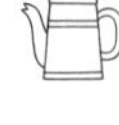

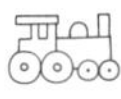

ジェネリックいやくひん ジェネリック医薬品：generic drug（ドラッグ）
後発医薬品。新薬の特許期間の切れた後に、その特許内容を使って別のメーカーが製造する医薬品。ゾロ薬ともいう。

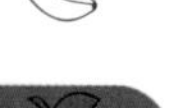

シェルター shelter
避難所。救護施設。DV被害者や貧困者が一時避難する施設。

シェルモデル SHEL model；
software（ソフトウェア）, hardware（ハードウェア）, environment（エンバイロメント）, liveware（ライブウェア） model
事故の発生を、当事者（L）を取り巻くソフトウェア（S）、ハードウェア（H）、環境（E）、他の人々（L）とのかかわりから分析する、人間工学の手法。医療事故防止に応用される。

ジェロントロジー gerontology
老年学。加齢学。老化や老年期の諸問題を研究する学問。

ジェンダー gender
生物学的な機能以外の、社会的・文化的・心理的な性差。それらにとらわれない考え方をジェンダーフリーという。

しかい 哆開
縫合などでふさがった部分が再び開くこと。離開ともいう。

じかいしょく 自家移植；
autotransplantation（オートトランスプランテーション）、autologous（オートロジャス） transplantation（トランスプランテーション）
患者の組織や臓器を身体の別の部位に移植すること。

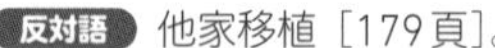

反対語 他家移植［179頁］。

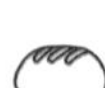

しかん 子癇：eclampsia（エクランジア）
妊娠高血圧症候群の合併症の一つ。痙攣発作や意識消失を起こし、脳出血などに至る場合もある。

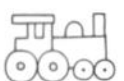

しかんせいまひ 弛緩性麻痺：flaccid（フラクシッド） paralysis（パラリシス）
運動麻痺の一つで、筋緊張の低下による麻痺。脊髄から筋に至る間の神経に障害がある場合に生じる。

ジギ ジギタリス：digitalis

慢性心不全の治療薬。悪心、嘔吐などの副作用がある劇薬。

しきかくけんさ　色覚検査
色覚（色の見え方）異常の有無、そのタイプや程度を調べる検査。

じききょうめいだんそうさつえいほう　磁気共鳴断層撮影法（MRI）；magnetic resonance imaging
磁気と電波を用いた装置で身体各部の断層撮影を行う検査。

しきそちんちゃく　色素沈着；pigmentation
身体の一部に色素が異常に現われて、褐色や黒褐色に変性すること。

ジギタール　ジギタールエグザミネーション（dre）；digital rectal examination
直腸指診。指を肛門から直腸下部に入れ病変を探る診察法。

しきゅうがいにんしん　子宮外妊娠（EUP）；extrauterine pregnancy
受精卵が子宮内膜以外に着床した妊娠。卵管妊娠が多い。

しきゅうたいろかりょう　糸球体濾過量（GFR）；glomerular filtration rate
腎臓機能の検査の一つで、一定時間内に腎臓の糸球体でろ過される血漿量。

しきゅうないたいじしぼう　子宮内胎児死亡（IUFD）；intrauterine fetal death
死産の一種。何らかの原因で胎児の生育が止まり死亡する。

しきゅうないひにんきぐ　子宮内避妊器具（IUD）；intrauterine contraceptive device
子宮内に装着して受精卵の着床を妨げる避妊用器具。いったん装着すると、数年間の避妊効果がある。

しきゅうないまくしょう　子宮内膜症
子宮内膜の組織が何らかの原因で子宮外で増殖し、炎症や疼痛、組織の癒着を引き起こす症状。不妊の原因の一つ。

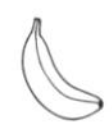
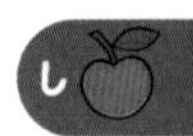

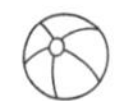

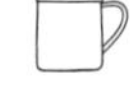

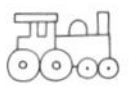

しくう **死腔**（DS）; **dead space**

➡デッドスペース［197頁］。

しくうかんきりつ **死腔換気率**; **dead space gas volume t o tidal gas volume ratio**

1回の呼吸で、肺胞まで入らずガス交換に使われない換気量の割合。Vd/Vtで表す。

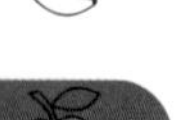

シグマ **sigmoid colon**

S状結腸。下行結腸の下部と直腸の間にあるS字状の結腸。

しげきでんどうけい **刺激伝導系**（ICS）; **impulse conducting system**

右心房で生じた電気信号を心筋全体に伝える、特殊心筋と呼ばれる筋肉の道筋。

しけつ **止血**

出血を止めること。止血の方法には、圧迫、縫合、焼灼（しょうしゃく）、冷却、結紮（けっさつ）、薬剤投与、輸血などがある。

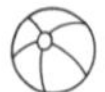

じこあいせいパーソナリティしょうがい **自己愛性パーソナリティ障害**（NPD）; **narcissistic personality disorder**

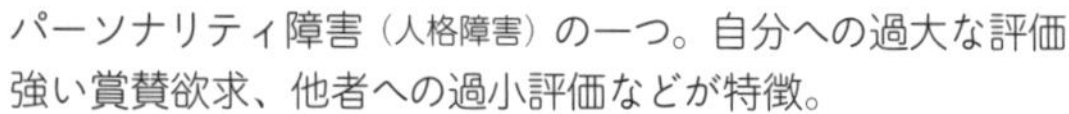

パーソナリティ障害（人格障害）の一つ。自分への過大な評価、強い賞賛欲求、他者への過小評価などが特徴。

じこう **耳垢**; **earwax**

耳あか。分泌物や皮膚の残骸とほこりが混じったもの。

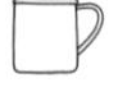

じこけつ **自己血**

患者自身の血液のこと。前もって採血しておき、その患者の輸血に使用することを自己血輸血という。

じここうていかん **自己肯定感**; **self-affiemation**

自分の存在や価値を積極的に肯定できる感覚。

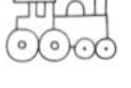

じここうりょくかん **自己効力感**; **self-efficacy**

ある状況において行動や結果を求められたときに、自分にはそれができると信じる力のこと。

じこちゅう　自己注
自己注射。患者自身が行う注射。担当医師や看護師の指導を受けたうえで、皮下注射に限って認められている。

じこどうにょう　自己導尿
患者自身がカテーテルを尿道に挿入して、尿を排出させること。セルフカテともいう。

じこばっきょ　自己抜去
ドレーン、チューブ、カテーテルなどを患者自身が抜いてしまうこと。寝返りなどで抜ける場合もさす。

じこめんえきしっかん　自己免疫疾患（AID）；autoimmune（オートイミューン） disease（ディジーズ）
免疫系が何らかの異常によって自分自身の正常な細胞や組織を攻撃することで起きるさまざまな疾患。

じし　自死
自殺。

ししついじょうしょう　脂質異常症；dyslipidemia（ディスリピデミア）
血液中の脂質が過剰または不足している状態。LDLコレステロール140mg/dL未満、HDLコレステロール40mg/dL以上、中性脂肪150mg/dL未満が基準で、3つのうちいずれかがその範囲を超えた状態をさす。

ししまひ　四肢麻痺；tetraplegia（テトラプレジア）、quadriplegia（クアドリプレジア）
➡テトラ［197頁］。

じしょうこうい　自傷行為；self-mutilaton（セルフミューティレーション）
意図して自分の身体を傷つけること。リストカットや髪の毛を抜くなど。精神的ストレスに原因があるとされる。

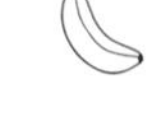

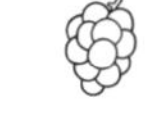
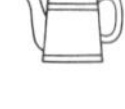
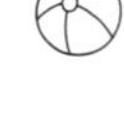

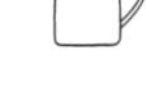

ししょくさいにょうバッグしょうこうぐん **紫色採尿バッグ症候群**（PUBS）；purple urine bag syndrome

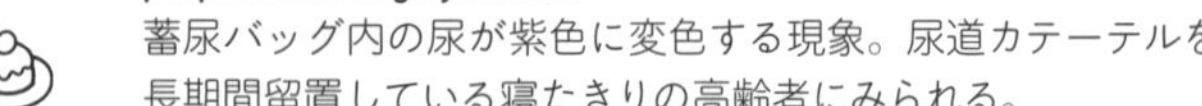

蓄尿バッグ内の尿が紫色に変色する現象。尿道カテーテルを長期間留置している寝たきりの高齢者にみられる。

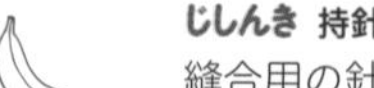

じしんき **持針器**

縫合用の針を挟んで固定する金属製の器具。

システミック systemic

「全身性の」「全身的」の意味。

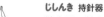

ジストニー dystonia

筋失調症。不随意運動障害の一つ。全身または複数の筋肉が不随意に収縮し、ねじれたり硬直したり痙攣したりする。

ジストロフィープログレッシブ **筋ジス**；progressive muscular dystrophy

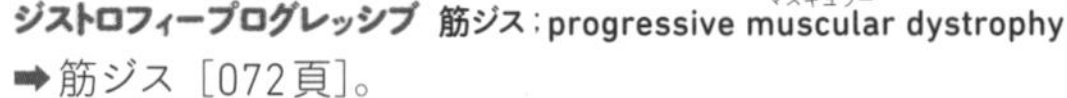

➡筋ジス［072頁］。

しせいはんしゃ **姿勢反射**；postural reflex

身体に加えられた刺激に対して、安定した姿勢を制御・維持しようとする無意識の筋反射。

しせき **歯石**；dental calculus

歯垢（プラーク）に唾液中のミネラルが沈着して歯の表面に付着したもの。

しせんきこきゅう **死戦期呼吸**

死の直前にみられる呼吸。下顎呼吸で、深度は浅く、無呼吸状態がだんだんと長くなる。

しぜんりゅうざん **自然流産**（SA）；spontaneous abortion

人工妊娠中絶以外の自然に起こるすべての流産。

シゾ **シゾフレニア**；schizophrenia

➡統合失調症［200頁］。

しちょうねつ　弛張熱
1日の体温の差が1℃以上あり、最低体温も平常に戻らず、38℃以上の高熱が続く熱型（ねっけい）。

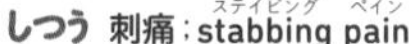
しつう　刺痛：stabbing pain（ステイビング　ペイン）
刺すような痛み。

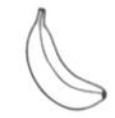

しつがいけんはんしゃ　膝蓋腱反射（PTR）：patellar tendon reflex（パテラー　テンドン　リフレックス）
椅子にかけた状態で膝の下を叩くと、足が跳ね上がる反射。

しっきん　失禁：incontinence
➡インコンチネンス❶［028頁］。

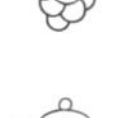

シックしけん　シック試験：schick test（テスト）
ジフテリアに対する先天性免疫の有無を調べる皮膚反応検査。

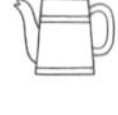

シックデイ　sick day
糖尿病患者が風邪（かぜ）や発熱、下痢（げり）などの体調不良によって血糖コントロールを乱すこと。

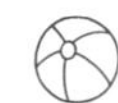

シックハウスしょうこうぐん　シックハウス症候群：sick building syndrome（ビルディング　シンドローム）
建材や塗料、家具などに含まれる揮発性有機化合物で起きる健康被害。重症化すると化学物質過敏症を引き起こす。

しつけんとうしき　失見当識
見当識［091頁］のない状態。意識障害や認知症などで現れる。

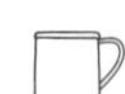

しつご（しょう）　失語（症）（APH）：aphasia（アフェージア）
高次脳機能障害の一つ。言葉を聞く、話す、読む、書くなどの能力が失われる障害。

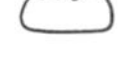

しっこう（しょう）　失行（症）：apraxia（アプラクシア）
高次脳機能障害の一つ。運動麻痺はなく理解能力もあるが、日常的に普通に行っていた動作ができなくなる障害。

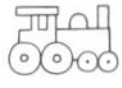

しっさん（しょう）　失算（症）：anarithmia（アナライズミア）
高次脳機能障害の一つ。計算能力が失われる障害。

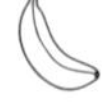
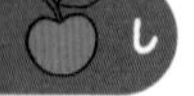

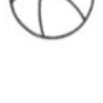

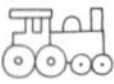

しっしょ（しょう）　失書（症）；agraphia（アグラフィア）
高次脳機能障害の一つ。文字を読む、書く能力の障害。

しっしん　湿疹（Ez）；eczema（エクゼマ）
皮膚の表層に起きる炎症の総称。かゆみを伴い、発赤や水疱ができることもある。皮膚炎ともいう。

しっしん　失神
一過性の意識の消失。脳の血流が一時的に低下して起きる。

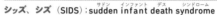

シッズ、シズ（SIDS）；sudden infant death syndrome（サドン　インファント　デス　シンドローム）
➡乳幼児突然死症候群［213頁］。

しっせいがいそう　湿性咳嗽
痰を伴う咳。風邪や気管支炎、気管支拡張症、肺炎、肺水腫などによるもの。**反対語** 乾性咳嗽［058頁］。

しっちょうせいこきゅう　失調性呼吸；ataxic breathing（アタクシック　ブリージング）
呼吸リズムや深さが不規則な呼吸。終末期呼吸の一つで、呼吸停止の前段階とされる。

しっちょうせいほこう　失調性歩行；ataxic gait（アタクシック　ガート）
中枢神経系の障害でみられる歩行障害の一つ。酩酊した状態のように千鳥足で歩く。

しつてきけんきゅう　質的研究
言語的、概念的な性格を持つ質的データを尊重しながら研究を進めていく方法。

しつどく（しょう）　失読（症）；alexia（アレクシア）
高次脳機能障害の一つ。知的に問題がないにもかかわらず文字の読み書き、意味を理解することが困難な状態。

しつにん　失認；agnosia（アグノーシア）
高次脳機能障害の一つ。感覚機能や記憶に異常はないのに、見たり、聞いたりしたものが理解できない症状。

しっぺいりとく　疾病利得；gain from illness（ゲイン フロム イルネス）
病気の症状が現われることで、患者が得る心理的利益。「周囲に大切にされる」「学校に行かなくすむ」などの疾病利得があり、無意識に症状をつくり出すことがある。

していなんびょう　指定難病
難病法に基づいて医療費助成制度の対象とされている難病。

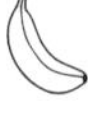

してきたいじゅう　至適体重
透析患者や妊婦など、特定の状態にある人の理想体重。

じどううんどう　自動運動；autokinetic motion（オートキネティック モーション）
筋力低下や関節拘縮（こうしゅく）を防ぐために、患者が自力で行う運動。

じどうぎゃくたい　児童虐待
保護者や教師など児童の周囲の人間が児童に虐待を加えること。身体的・心理的・性的虐待とネグレクトがある。

じとうこつばんふきんこう　児頭骨盤不均衡（CPD）；cephalopelvic disproportion（セファロペルビック ディスプロポーション）
胎児の頭と母体の骨盤の大きさや形状が合わず、分娩に支障をきたすこと。あるいは支障が予測される場合をさす。

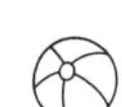

じどうせいぼうこう　自動性膀胱
排尿中枢または末梢神経の障害により排尿ができず、膀胱内に尿がたまって溢流（いつりゅう）性尿失禁を起こす症状。

シナプス　synapse
神経細胞間の接合部にあり、情報を伝達する構造。

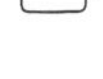

シネアンギオ　血管造影撮影
血管造影検査（アンギオ）で使われる医療機器。

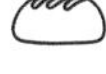

じはつつう　自発痛
刺激がないのに感じる痛み。内臓疾患や歯の神経が死んでいるときなどに現れる。刺激で感じる痛みは誘発痛。

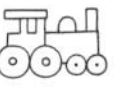

シバリング shivering

気温が低いとき、体内で熱をつくり出そうとして起こるふるえ。急激な体温上昇に伴う悪寒(おかん)も含まれる。

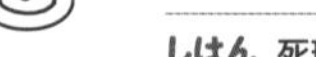

しはん 死斑

遺体の下側の皮膚に現れる紫赤色の斑(はん)点。

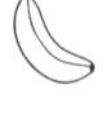

しはん 紫斑

血管炎、血管の閉塞(へいそく)などによる皮下の出血で皮膚組織中に生じる紫色の斑(はん)点。溢血斑(いっけつはん)ともいう。

しはんびょう 紫斑病

血管炎を引き起こす病気の総称。血管炎が生じるメカニズムによってアレルギー性紫斑病、血管性紫斑病、血小板減少性紫斑病に分類される。

ジフィリス syphilis

梅毒。梅毒スピロヘータ科の細菌を病原菌とする性感染症。検査法としてワッセルマン反応［303頁］がある。

じへいしょうスペクトラムしょうがい 自閉症スペクトラム障害（ASD）；autism(オーティズム) spectrum(スペクトラム) disorder(ディスオーダー)

発達障害の一つ。対人関係が苦手、自分の興味の対象や行動に強いこだわりがあるなどの特徴を示す。

しべつはんのう 死別反応：bereavment(ビリーブメント) reaction(リアクション)

大切な人との死別後に現れる、悲嘆や怒りなどの反応。

しぼうかん 脂肪肝

肝臓に脂肪が異常に蓄積した状態。全肝細胞の30％以上が脂肪化した状態をさす。

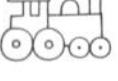

しぼうべん 脂肪便：fatty(ファッティー) stool(スツール)

脂肪が多く含まれた便。水に浮き、白っぽい外観が特徴。腸や膵臓で栄養が十分に吸収されていない場合に生じる。

しみん　嗜眠

意識障害の一つ。痛みや強い刺激を与えると一時的に覚醒するが、刺激がなくなると睡眠状態に戻る。昏迷［107頁］や傾眠［082頁］より重度で、昏睡［104頁］より軽度。

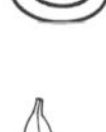

シムスい　シムス位；sims' position

陰部の診察・治療時や、嘔吐や口腔内の出血があるときに用いられる体位。

しゃかいせいかつきのうくんれん　社会生活機能訓練（SST）；social skill training

精神科リハビリテーションの技法の一つ。患者が社会復帰するために、必要なスキルを身につけるトレーニング。

しゃかいてきにゅういん　社会的入院

入院治療の必要がないにもかかわらず、入院を続けている状態。

ジャクソンリース　jackson-rees

バッグバルブマスクの一種。人工呼吸器使用時に用いる。

しゃくねつつう　灼熱痛

➡ カウザルギー［051頁］。

じゃくねんがたとうにょうびょう　若年型糖尿病（JOD）；juvenial onset diabetes mellitus

若年発症成人型糖尿病。糖代謝にかかわる遺伝子の異常を原因とする糖尿病。MODYともいう。

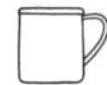

しゃげ　瀉下；abstersion

下痢。

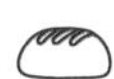

しゃけい　斜頸；wry neck

頭部が側方に傾いた状態。原因により筋性、骨性、炎症性、外傷性、眼性、痙性などがある。

しゃけつ　瀉血：**bloodletting**

血液を抜くこと。多血症の治療で行われる。

しゃし　斜視

ものを見るとき、どちらか一方の目が目標の方向に向かないこと。眼筋の異常や視力の急な低下などが原因。

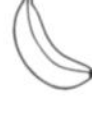

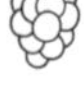

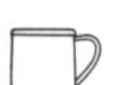

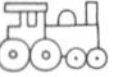

診察や検査、治療のための特殊な体位

- 膝胸位…直腸や肛門、内性器の診察に用いる。子宮転位の矯正や胎児の位置の矯正を行うときにもこの体位を取る。
- シムス位（半腹臥位）…陰部の診察と治療のために用いる。また、悪心があるときや口腔内出血があるときに吐物や出血の誤嚥を予防するためにも用いる。
- 截石位（砕石位）…直腸や肛門、外・内性器の診察、治療、分娩時に用いる体位。下肢は足台で支えることもある。
- トレンデレンブルグ体位（骨盤高位）…分娩時の処置や手術に用いる。また、溺水時、多量の気管内分泌物を流れ出しやすくする体位。

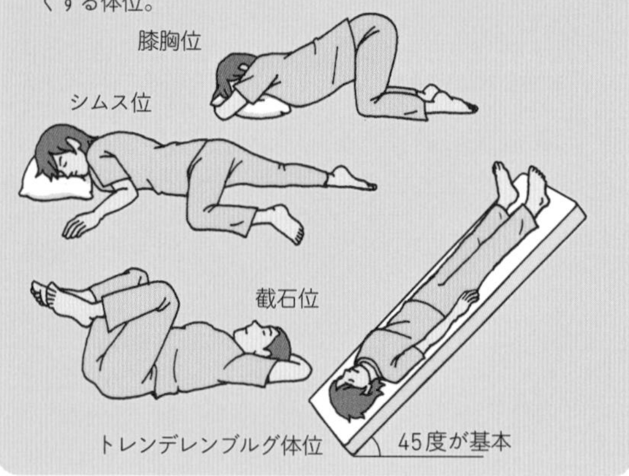

ジャックナイフい　ジャックナイフ位；jack-knife position
うつ伏せになり腰部で身体をくの字に曲げた体位。肛門や直腸の検査、手術時にとる体位。

シャトルウォーキングしけん　シャトルウォーキング試験（SWT）；shuttle warking test
呼吸器疾患や心疾患患者のリハビリテーションを評価する試験の一つ。10mの歩行コースを速度を漸次上げながら歩行し、運動能力を検査する。

ジャパンコーマスケール（JCS）；japan coma scale
意識障害の程度を評価する指標の一つ。覚醒の程度、刺激に対する反応を客観的に評価する。

シャント　短絡；shunt
血液や体液が本来流れるべき流路を通らずに別の流路を通ること。また、その流路。

しゅうかく　臭覚；smell
においを知る感覚。嗅覚。

しゅうきせいこきゅう　周期性呼吸；periodical breathing
異常呼吸の一つで、正常な呼吸と無呼吸や頻呼吸などの異常な呼吸を周期的に繰り返す、呼吸リズムの異常。

しゅうさんきしぼう　周産期死亡；perinetal death
厚生労働統計の用語で、妊娠満22週以後の胎児の死亡と生後1週未満の早期新生児の死亡を合わせたもの。

しゅうさんきしゅうちゅうちりょうしつ　周産期集中治療室（PICU）；perinatal intensive care unit
母体胎児集中治療室。ハイリスクの出産やリスクを抱えた胎児・新生児に対して、高度な集中治療を行う部門。

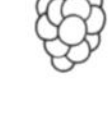
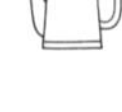

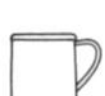
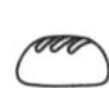
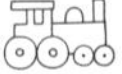

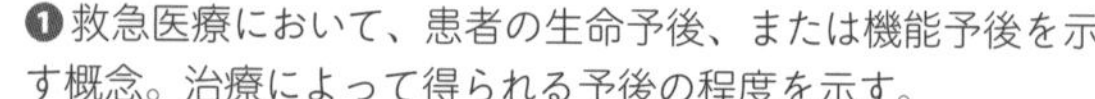

じゅうしょうど 重症度

❶救急医療において、患者の生命予後、または機能予後を示す概念。治療によって得られる予後の程度を示す。
❷入院基本料の算定において、看護必要度（患者の重症度に合わせた看護の必要度）を見積もるための評価指標の一つ。

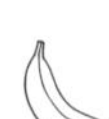

しゅうちゅうケア 集中ケア

生命の危機状態にある重症患者に対して、集中的に行う医療・看護ケア。

しゅうちゅうちりょうしつ 集中治療室（ICU）；intensive care unit

緊急性の高い重症患者に対して、より効果的で集中的な治療を行う、病院内の施設。

シュード シュードモナスアエルギノーサ；*pseudomonas aeruginosa*

➡ピオ［238頁］。

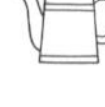

じゅうとく 重篤

患者の症状が重く、生死にかかわる状態をさす。

シューブ 独 schub

病状の急な悪化・拡大。急性増悪。肺結核などに多い。

しゅうへんしょうじょう 周辺症状；peripheral symptom

❶ある疾患に必ず現れる典型的な症状（中核症状）に対して、現れるとは限らない二次的な症状。
❷認知症のBPSD（行動・心理症状）。脳細胞の障害による中核症状に対して、暴言やせん妄、抑うつなど、周囲との関係において現れる症状。

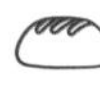

しゅうまつきいりょう 終末期医療

➡ターミナルケア［177頁］。

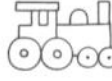

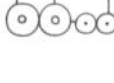

しゅくしゅ 宿主；host

菌類や寄生虫などの寄生生物に寄生される側の生物。

じゅくしゅ 粥腫；atheroma

コレステロールなどの脂肪が動脈の内側にたまってできた粥状のかたまり。動脈硬化や血栓の原因となる。

しゅくすい　宿酔：rediation（レディエーション） sickness（シックネス）

放射線宿酔。放射線の治療後に起きる頭痛や頭重感、嘔気、倦怠感などの副作用。二日酔いに似た症状。

しゅくどう　縮瞳

瞳孔が直径2mm以下に縮小した状態。**反対語** 散瞳 [119頁]。

しゅくべん　宿便：fecal（フィーカル） impaction（インパクション）

便秘で腸内に長期間滞留して排泄されない便。滞留便。

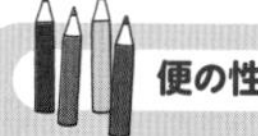

便の性状

排便障害（下痢（げり）・便秘・便失禁・頻便）のある患者のケアには、排便日誌をつけることが有効である。排便時間や便の量とともに便の性状を記録しておく。便の性状を判断する指標として、以下の「ブリストル排便スケール」がよく用いられる。

1	コロコロ便	ウサギの糞（ふん）のようなコロコロした便	↑ 硬
2	硬い便	短く固まった、硬い便	
3	やや硬い便	水分が少ないためにひび割れた便	
4	普通便	適度に軟らかい便	
5	やや軟らかい便	水分が多く、やや軟らかい便	
6	泥状（でいじょう）便	泥（どろ）のように形をなさない便	
7	水様（すいよう）便	水のような便	軟 ↓

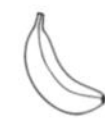

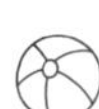

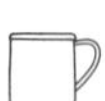

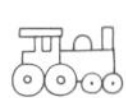

しゅこんかんしょうこうぐん　手根管症候群（CTS）;**carpal tunnel syndrome**
手指の動きをつかさどる正中神経が手根管で圧迫され、手指のしびれやものがつかみにくいなどの症状が現れる疾患。

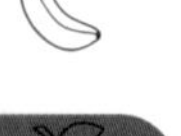

しゅそ　主訴（CC）;**chief complaint**
患者が訴える症状のなかで主要なもの。

しゅだんてきにちじょうせいかつどうさ　手段的日常生活動作（IADL）;**instrumental activities of daily living**
食事や排泄、入浴などの日常生活の基本的な動作に対して、家事や買い物などのより高度な能力を必要とする動作。

しゅちょう　腫脹
炎症、腫瘍、内出血、むくみなどによる腫れ。

しゅっけつせいしょっく　出血性ショック
大量の出血によって、全身の細胞や臓器に十分な酸素がいかなくなり、意識状態や呼吸に影響が現れること。

じゅつごせんもう　術後せん妄;**delirium in post operative patients**
手術後に起きる一時的な錯乱や錯覚、幻覚などの意識障害。

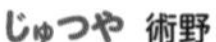

じゅつや　術野
目で確認することのできる手術部位。

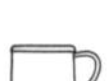

じゅどうきつえん　受動喫煙（ETS）;**environmental tobacco smoke**
喫煙しない人が、周囲の喫煙者のたばこの煙を吸い込むこと。

しゅどうべん　手動弁（HM）;**hand motion**
視力障害の評価法の一つ。眼前で上下左右に動かした検者の手の動きが識別できる視力。

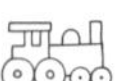

じゅどうめんえき　受動免疫;**passive immunization**
予防接種や血清療法によって、抗体を投与することで得られる免疫。自然状態の受動免疫には、母体から胎盤や初乳を介して胎児に移行する免疫がある。**反対語** 能動免疫［219頁］。

じゅにゅう　授乳

乳児に乳を飲ませること。

しゅよう　腫瘍

細胞の過剰増殖でできるかたまり。脂肪腫(しぼうしゅ)などの良性のものと、がんや肉腫などの悪性のものに分けられる。

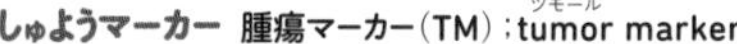

しゅようマーカー　腫瘍マーカー(TM)；**tumor(ツモール) marker**

腫瘍が分泌する特殊な物質。腫瘍(しゅよう)の種類によってさまざまなマーカーがあり、がんを判定する目安となる。

しゅりゅう　腫瘤

組織や臓器の一部が腫れて硬くなったもの。こぶ。

シュルツェしき　シュルツェ式；**schultze mazolysis(メゾリシス)**

分娩第3期に起こる胎盤の娩出様式の一つ。はがれた胎盤が胎児面から排出される。

じゅんじっけんてきけんきゅう　準実験的研究；**quasi(クァジ)-experimental(エクスペリメンタル) design(デザイン)**

無作為割付をせずに介入を加える研究デザインの一つ。

じょあつ　除圧；**depressurization(ディプレシャリゼーション)**

圧を取り除くこと。褥瘡(じょくそう)予防の対策の一つ。

ジョイントペイン　joint pain

関節痛。

しょうえきせい　漿液性；**serosity(セロシティー)**

漿液の性質を持つこと。漿液は粘り気が少なく、黄色で透明性のある体液。

しょうくつ　掌屈；**palmar(パルマー) flexion(フレクション)**

手首を手のひら側に曲げること。**反対語** 背屈［223頁］。

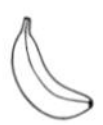

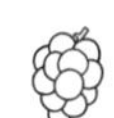

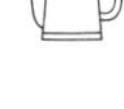
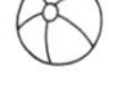

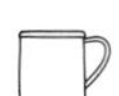
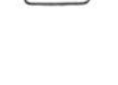

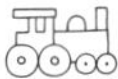

じょうけんづけ　条件づけ；**conditioning**

心理学における学習の手法の一つ。ある行動（反応）が刺激によって受動的に引き出される（いわゆる条件反射）古典的条件づけと、刺激に対して強化として能動的に生じるオペラント条件づけに大別される。

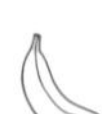

じょうけんはんしゃ　条件反射；**conditioned reflex**

無意識の反射を、特定の条件刺激を繰り返し与えることで反応として生成させること。

じょうざいきん　常在菌；**indigenous bacterium**

人の体に生息している微生物。通常は無害だが、免疫の低下や菌数のバランスがくずれると、病原性を示すことがある。

しょうしゃく　焼灼

薬品、熱、高周波電流、レーザーなどで病変のある組織を焼いたり、切り取ったりする外科的治療。

じょうしょく　常食

普通食のうち粥食に対して、普通に炊いた米飯を用いたもの。

しょうそくし　消息子；**probe**、**sound**、**独 sonde**

ブジー［248頁］に使用する管状の医療器具。

じょうちゅう　静注

静脈注射。

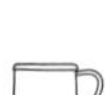

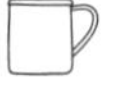

じょうどうしっきん　情動失禁

感情失禁。ささいなことで感情の制御ができなくなる状態。

しょうにしゅうちゅうちりょうしつ　小児集中治療室（PICU）；**pediatric intensive care unit**

小児の重症患者に、より高度で集中的な治療を行う施設。

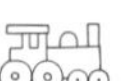

しょうにんよっきゅう　承認欲求

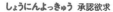

「他人から認められたい」という他者承認欲求と、「自分を価

値ある存在として認めたい」という自己承認欲求がある。

じょうひけいせい 上皮形成；epithelization（エピザリゼーション）

創傷（そうしょう）や褥瘡（じょくそう）などで欠損した皮膚が、治癒過程で新たに形成された上皮に覆われること。上皮化ともいう。

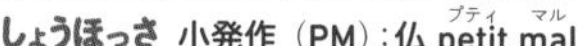

しょうほっさ 小発作（PM）；仏 petit mal（プティ マル）

喘息の発作のこと。息苦しいが会話などは普通に行える状態。

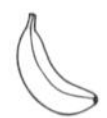

しょうまく 漿膜；serous membrane（セラス メンブレン）

体腔の内側や臓器の表面を覆っている薄い膜。

じょうみゃくえいよう 静脈栄養（PN）；parenteral nutrition（パレンタラル ニュートリション）

口から食事がとれず、消化管機能も正常でない場合の栄養補給法で静脈から栄養を投与する。

じょうみゃくかんりゅう 静脈還流

心臓から動脈を通って身体の末端まで流れた血液が、静脈を通って心臓に戻ること。

じょうみゃくけっせんそくせんしょう 静脈血栓塞栓症（VTE）；venous thromboembolism（ヴィーナス スロンボエンボリスム）

下肢の静脈に血栓ができる深部静脈血栓症と、できた血栓が遊離して肺動脈に詰まる肺塞栓症を合わせた呼称。ロングフライト血栓症、エコノミークラス症候群ともいう。

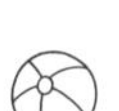

じょうみゃくりゅう 静脈瘤

下肢静脈瘤。脚の皮下静脈にできるこぶ状の盛り上がり。

しょうもうはんしゃ 睫毛反射

まつ毛に触れるとまばたきをする反射。意識レベルを評価する方法の一つ。死亡の判定にも用いる。

しょうれいほうこくしょ 症例報告書

治験依頼者に提出する臨床試験の報告書。被験者の属性や病歴などの情報、検査データ、医師の所見などを記載する。

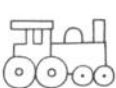

ショートサイト short sighted
近視。近眼。

ショートステイ short stay
介護保険のサービスの一つ。在宅介護を受けている要介護者が、老人養護施設に短期間（原則7日以内）入所すること。

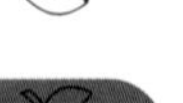

ショートベベル SB；short bevel
針先の角度が急で、刃面が短いタイプの注射針。

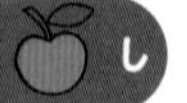

し

ショートラン short run
不整脈のある心電図波形で、心室性期外収縮が3拍以上続いて現れるもの。

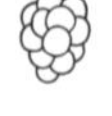

じょがいしんだん 除外診断（RO、R/O）；rule out（ルール アウト）
よく似た症状の疾患を除外していく診断方法。

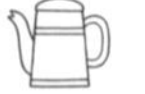

しょくご 食後（p.c.）；post cibum（ポスト サイバム）、post cibos（ポスト サイボス）
食後の服薬のこと。処方箋にはp.c.と記載される。

しょくさつ 食札
医師の指示した食事を間違いなく配膳するために食膳に添付するカード。

しょくしん 触診
医師または看護師が患者の身体に触れて、体温、腫脹（しゅちょう）、圧痛、脈拍などを診断すること。

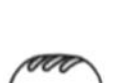

しょくせん 食箋
食事箋。患者の食事についての医師の指示書。

しょくぜん 食前（a.c.）；ante cibum（アンテ サイバム）
食前の服薬のこと。処方箋にはa.c.と記載される。

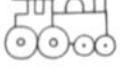

じょくそう 褥瘡
身体の一部が接触による圧迫のために血液循環障害を起こし、組織が壊死した状態。いわゆる床ずれ。

しょくち　触知：palpating（パルペイティング）

触診をして身体内部の状態を知ること。

しょくちゅうどく　食中毒

細菌やウイルスなどの有害物質に汚染された食物を摂取したために起きる、腹痛、下痢、嘔吐、発熱などの健康被害。

しょくどうじょうみゃくりゅう　食道静脈瘤（EV）；esophageal varices（イソファジーアル　ヴァリシーズ）

食道静脈に大量の血液が流れ込んで静脈が太くなり、こぶ状になる疾患。主に肝硬変による門脈圧亢進症を原因とする。

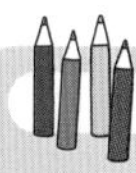

胸部境界線と腹部分画

胸部境界線と腹部分画によって、触診時に胸腔（きょうくう）・腹腔（ふくくう）の臓器の解剖学的位置を定めることができる。

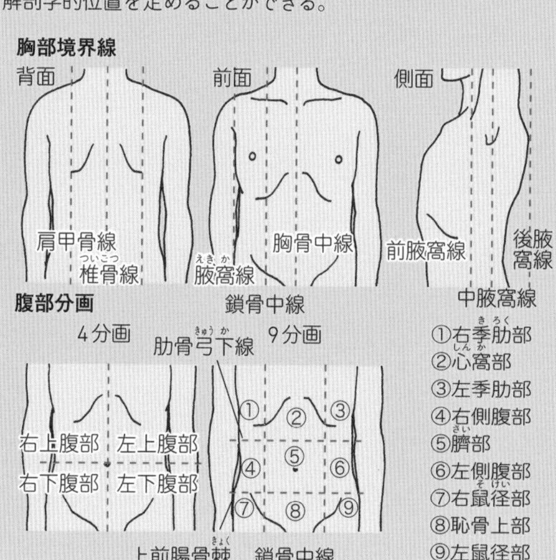

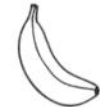

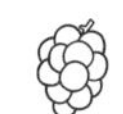
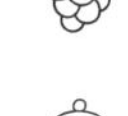
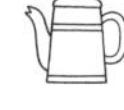
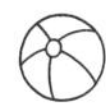

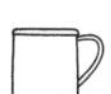

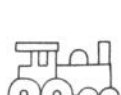

しょくどめ　食止め

➡延食❷［042頁］。

じょこきゅう　徐呼吸：bradypnea（ブレイディプネア）

異常呼吸の一種。呼吸の深さは変化せず、回数が1分間に12回以下に減少した状態。

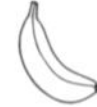

じょさいどうき　除細動器（DF）：defibrillator（ディフィブリレーター）

痙攣を起こしてポンプ機能が障害された心臓に、電気ショックを与えて正常な動きに戻す機器。自動体外式除細動器はAEDと呼ばれる救急救命機器。

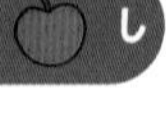

しょしんりょう　初診料

患者が初めての医療機関で診療を受けた際にかかる診察料。

しょっかい　食介

食事介助。咀嚼（そしゃく）・嚥下困難、視覚障害、腕や手が不自由な患者、体位が制限されている患者に食事を食べさせる援助。

しょっかん　食間（i.c.）：inter cibos（インター チーボス）

食事と食事の間の服薬のこと。食後2時間が目安。処方箋にはi.c.と記載される。

ショック　shock

何らかの原因によって急激に血圧が低下し、正常な生体機能が阻害されて起こる重篤（じゅうとく）な状態。

ショックしすう　ショック指数（SI）：shock index（ショック インデックス）

出血性ショック（循環血液量減少性ショック）の初期評価に用いる指数。心拍数と収縮期血圧から算出する。

ショックたいい　ショック体位：shock position（ポジション）

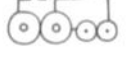

出血などでショック状態にある傷病者に適した体位。仰臥位で足側を頭部より高くする。

ショックパンツ　PASG：pneumatic antishock garment（ニューマティック アンチショック ガーメント）

出血性ショックの患者用救命救急パンツ。下半身を空気圧で圧迫して血圧を維持する。

しょほう 処方（R.、Rp）；**recipe**
医師が患者に必要な薬剤を指示すること。

じょほうざい 徐放剤；**sustained-release preparation**
徐放性製剤のこと。薬効成分が少しずつ長時間にわたって放出されるようにして、副作用を防ぐもの。

しょほうせん 処方箋
医師および歯科医師が、患者に投与する薬剤について薬剤師に出す指示書。レシピともいう。

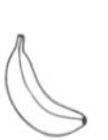
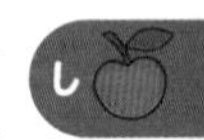

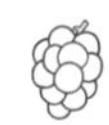

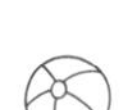
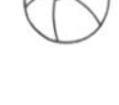

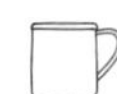

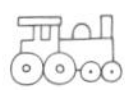

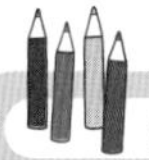

ショックの原因別分類と 5P

ショックは原因により、外傷性、出血性、熱傷性、手術性、薬品性などに分類される。また、現れ方から1次性、2次性という分類もある。一般には循環障害が起こる要因により、以下の4つに分類される。

①血液分布異常性ショック…感染性、アナフィラキシー、脊髄損傷などの神経原性
②循環血液量減少性ショック…体液量喪失、出血など
③心原性ショック…心筋症、心筋梗塞、重症不整脈など
④心外閉塞・拘束性ショック…心タンポナーデ、肺塞栓、緊張性気胸など

◆ショックの主要症状（5P）
1. 蒼白（pallor）
2. 虚脱（prostration）
3. 冷汗（perspiration）
4. 脈拍触知不能（pulselessness）
5. 呼吸不全（respiratory failure）

じょみゃく 徐脈
脈拍数が毎分60以下の状態。易(い)疲労感、動悸、めまいなどを伴うことがある。ブラディともいう。**反対語** 頻脈［242頁］。

じょみゃくひんみゃくしょうこうぐん 徐脈頻脈症候群（BTS）；**bradycardia(ブラディカーディア)-tachycardia(タキカーディア) syndrome(シンドローム)**
脈が速くなったり遅くなったりを繰り返す不整脈。頻脈性不整脈の後、心停止が生じる。主な症状は動悸やめまいで、悪化すると失神を起こす。

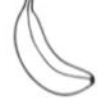

しょりょうしつ 初療室
救急救命センターで、救急搬送患者に初期診療を行う部屋。

じりつしんけいかきんちょうはんしゃ 自律神経過緊張反射
脊髄損傷者にみられる合併症。多くは膀胱の充満や拡張、宿便などを原因として自律神経の異常反射が起き、発作性の高血圧や頭痛、徐脈、発汗などの症状が現れる。対応は緊急を要する。自律神経過反射ともいう。

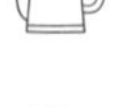

じりつしんけいけい 自律神経系（ANS）；**autonomic(オートノミック) nervous(ナーバス) system(システム)**
末梢神経系のうち、呼吸や体温調節、血圧、内臓の動きなど、意識して動かすことなく自立的に働いている器官をコントロールする神経系。**反対語** 体性神経系［179頁］。

しりやく 止痢薬
下痢(げり)止めの薬。止瀉(ししゃ)薬、制瀉(せいしゃ)薬ともいう。

シリンジ syringe
注射器。注射の薬剤を入れる、筒状の容器。

シリンジポンプ syringe pump
シリンジの内筒を一定の速度と強さで押して、薬液を注入する装置。

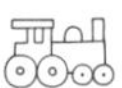

ジレンマ dilemma
葛藤(かっとう)。2つの事柄のうち一方を思い通りにすると、必然的に

他方がうまくいかなくなるという苦しい状態。

じろう　痔瘻
肛門周囲の皮膚、肛門の内側、直腸に瘻孔ができ、膿が出る炎症性の疾患。

じろう　耳漏；otorrhea
耳から漿液性や血性、膿性の液体が出てくること。またはその液体。耳だれともいう。

しんいんはんのう　心因反応；psychogenic response
大きなストレスを受けたときに起きる一次的な心理反応。

しんエコー　心エコー；echocardiography
心臓超音波検査。心臓に超音波を当てて画像化する検査。心臓の動きや血流などを調べる。

しんカテ　心カテ、心臓カテーテル法；cardiac catheterization
カテーテルを手首、肘、鼠径部などの末梢静脈血管から心臓まで挿入する方法。狭窄の部位や程度を診断したり、狭窄の改善を図る治療を行ったりする。

しんかぶつう　心窩部痛
みぞおち付近の疼痛。

しんきこうしん　心悸亢進；palpitation
動悸。心拍数の増加や拍動を強く感じる状態。

じんきのうふぜん　腎機能不全
腎炎などの疾患により、腎臓の機能が低下した状態。体内の老廃物が排泄されずに尿毒症などを起こす。

しんきょうかくひ　心胸郭比（CTR）；cardio thoracic ratio
胸部正面X線画像から計測した、胸郭の幅に対する心臓の幅の比率。適正値は成人で50％以下。

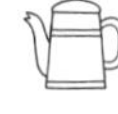
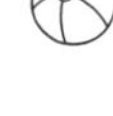
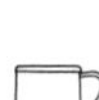
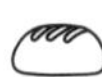

しんきん　真菌

真核生物で、カビ、キノコ、酵母のグループ。水虫、白癬のほか、アスペルギルス症、カンジタ症、クリプトコッカス症が三大真菌症とされる。

しんぎん　呻吟；moan

苦しくてうめくこと。

しんきんこうそく　心筋梗塞（MI）；myocardial infaction

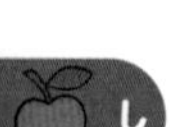

心臓に血液と酸素を送る冠動脈が動脈硬化などで塞がれ、心臓の筋肉が酸素不足になって壊死する疾患。

シングルユースきざい　シングルユース器材（SUD）；single use device

単回使用医療機器。一度しか使用してはならないとされている医療機器。ディスポーザブル医療材料ともいう。

しんけいいんせいぼうこう　神経因性膀胱（NGB）；neurogenic bladder

排尿障害の一つ。膀胱や尿道括約筋を制御する末梢神経がうまく働かなくなり、頻尿や尿失禁などの障害が起きる。

しんけいすう　心係数（CI）；cardiac index

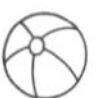

心臓の機能を表す指標。体表面積と心拍出量から算出する。

しんけいせいしょくよくふしん　神経性食欲不振（AN）；anorexia nervosa

摂食障害の一つ。肥満への恐怖とやせ願望から、極端な食事制限をしたり、過食・嘔吐を繰り返したりする精神疾患。

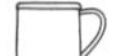

しんけいつう　神経痛；neuralgia

何らかの刺激によって特定の末梢神経の領域に起きる痛みの総称。三叉神経痛［118頁］、肋間神経痛［300頁］、坐骨神経痛［114頁］などがある。

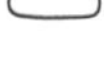

しんけいブロック（りょうほう）　神経ブロック（療法）；nurve block theraphy

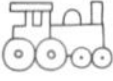

麻酔治療の一種。痛みのある神経に局所麻酔薬を注入し、一定の期間にわたって痛みを麻痺させる治療法。

じんけつりゅうりょう　腎血流量（RBF）；renal blood flow

単位時間あたりに腎臓を流れる血液量。安静時で1分あたり約1L。

しんげんせい　心原性

「心臓の働きの悪化が原因となっている」という意味。

しんげんせいショック　心原性ショック（CGS）；cardiogenic（カーディオジェニック） shock

急性の心筋梗塞や大動脈解離などが原因で心臓の機能が障害され、急激に血圧が低下する状態。顔面蒼白、呼吸不全、脱力、冷汗などの症状を示す。

しんこう　進行（PD）；progressive（プログレッシブ） disease（ディジーズ）

病態進行。がんの進行を評価する用語で、がんがリンパ節や他臓器に転移したことを意味する。

じんこうこうもんぞうせつ　人工肛門造設

糞（ふん）便の排出のために腸管を腹壁から体外に出して、瘻孔（ろうこう）と呼ばれる開放孔（人工肛門＝消化器ストーマ）を造設する手術。

じんこうこきゅう　人工呼吸（AR）；artificial（アーティフィシャル） respiration（レスピレーション）

❶自発呼吸が困難になった患者に、マスク装着や器官チューブの挿入などを行って、人工的に換気を促すこと。

❷救急救命法の一つ。傷病者の気道を確保し、口から息を吹き込んで呼吸を補助する。

じんこうこきゅうき　人工呼吸器；ventilator（ベンチレーター）、respirator（レスピレーター）

呼吸を人工的に補助する医療機器。

じんこうこきゅうきかんれんはいそんしょう　人工呼吸器関連肺損傷（VALI）；ventilator（ベンチレーター） associated（アソシエイテッド） lung（ラング） injury（インジュアリー）

人工呼吸器による過剰な陽圧管理のために、肺胞に気胸などの障害が起きること。圧外傷ともいう。

じんこうじゅせい　人工授精（AI）；artificial（アーティフィシャル） insemination（インセミネーション）

人工的に子宮内に精子を注入して受精させること。

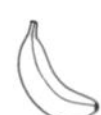

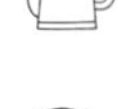
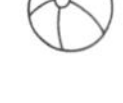

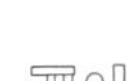

じんこうしんぱいそうち　人工心肺装置
心臓手術のために心臓を一時的に止めている間、心臓と肺の機能を代行する機器。体外循環装置ともいう。

しんしつきがいしゅうしゅく　心室期外収縮（PVC）；premature（プレマチュア） ventricular（ベントリキュラー）
不整脈の一つ。心室で発生した異常な電気信号により、脈がとぶ、乱れるといった動悸症状が出現する。無症状のこともある。

しんしゅう　侵襲
治療や検査のために患者の身体や組織を傷つけること。

しんしゅつえき　滲出液
組織や血管の炎症や損傷によってしみ出した体液や血液の成分。血清タンパクやリンパ球、組織由来の細胞を多く含む。

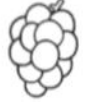

しんじゅんがん　浸潤がん
がんの発育形の一つ。発生した組織を越えて、周辺の健康な組織に浸潤性に広がって増殖するがん。

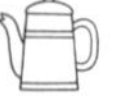

じんじょうせいざそう　尋常性痤瘡；common（コモン） acne（アクニ）
ニキビ。毛穴に皮脂がたまって炎症を起こす皮膚疾患。

しんしんこうじゃく　心神耗弱；diminished（ディミニッシュド） capacity（キャパシティー）
精神障害で、判断能力や行動する力が著しく衰えた状態。

しんしんしょう　心身症
精神的ストレスによって起きる身体的な疾患。頭痛、胃炎、胃潰瘍（かいよう）、狭心症、気管支喘息（ぜんそく）などの多くの種類がある。

しんしんそうしつ　心神喪失；criminal（クリミナル） irresponsibility（イレスポンシビリティー）
精神障害のために、判断力や行動力をまったく欠いた状態。

しんせいし　心静止；asystory（アシストリー）
心臓から電気信号が出ていない状態。

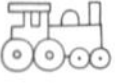

しんせん　振戦

全身または身体の一部が、意志とは関係なくふるえること。

しんせんけつ　新鮮血
採血してから24時間以内の血液。

しんせんせんもう　振戦せん妄（DT）；delirium（デリリウム） tremens（トリメンズ）
重度のアルコール依存症患者が飲酒を中断したときに起こる、身体のふるえや妄想、幻覚、意識障害などの離脱症状。

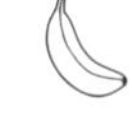

しんせんはくどう　心尖拍動
心臓の収縮期に、心臓左前方の心尖部が胸壁に当たって、心臓の拍動とともに胸部が隆起すること。

しんだん　診断（Dx）；diagnosis（ダイアグノーシス）
医師が健康状態や疾患の種類、病状を判断すること。

しんタンポナーデ　心タンポナーデ；cardiac（カルジアック） tamponade（タンポナーデ）
心臓を包む心嚢（しんのう）内に大量の液体（一般には血液）がたまり、心臓が圧迫されたり心嚢内圧が上昇したりすること。心拍動の低下と血圧低下を招く。

シンチ　シンチグラフィー；scintigraphy
ラジオアイソトープ（RI）を投与して検査部位（骨、肝臓、膵臓、脳、全身など）の分布と代謝を撮影する検査法。

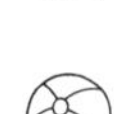

しんてきがいしょうごストレスしょうがい　心的外傷後ストレス障害（PTSD）；post（ポスト） traumatic（トラウマティック） stress（ストレス） disorder（ディスオーダー）
➡ PTSD［237頁］。

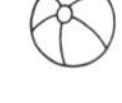

しんてん　伸展；extension（エクステンション）
伸ばすこと。関節の角度を広げる動き。

しんでんず　心電図（ECG）；electro（エレクトロ） cardiogram（カーディオグラム）
心臓から発生する電気信号を波の形でグラフに表したもの。

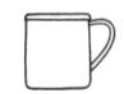

しんとう　振盪；shaking（シェイキング）
激しく揺り動かすこと。医療では脳震盪（のうしんとう）、音声振盪（しんとう）がある。

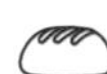
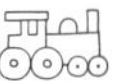

しんどくせい　心毒性：**cardiac**（カーディアック）**toxicity**（トキシティ）
心臓に有害で悪影響を及ぼすこと。

じんどくせい　腎毒性：**nephrotoxicity**（ネフロトキシシティ）
腎臓に悪影響を及ぼすこと。薬剤性腎障害の原因となるもの。

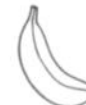

シンドローム　syndrome
症候群。不特定または複数の病因によって同時に起こる、一群の症候のこと。

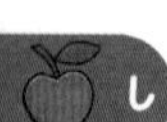

じんはい、じんぱい　塵肺
珪酸（けいさん）、金属粉、アスベストなどの粉塵（ふんじん）を長期間にわたって吸うことで起こる、咳、痰、呼吸困難などの心肺疾患の総称。

しんぱいそせいきんし　心肺蘇生禁止（DNAR）：
do（ドゥー）**not**（ノット）**attempt**（アテンプト）**resuscitation**（レサシテーション）
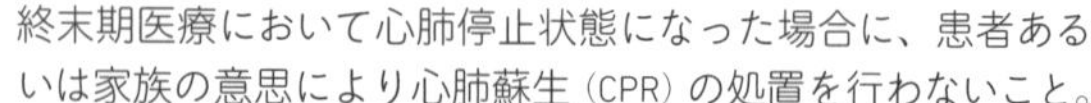
終末期医療において心肺停止状態になった場合に、患者あるいは家族の意思により心肺蘇生（CPR）の処置を行わないこと。

しんぱいそせいほう　心肺蘇生法（CPR）：**cardiopulmonary**（カーディオパルモナリー）**resuscitation**（レサシテーション）
呼吸と心臓も停止している傷病者に対して、呼吸と心臓の動きを回復させるための処置。一次救命処置（BLS：basic（ベーシック） life（ライフ） support（サポート））と二次救命処置（advanced（アドバンスド） cardiac（カーディアック） life（ライフ） support（サポート））がある。

しんぱいていし　心肺停止（CPA）：**cardiopulmonary**（カーディオパルモナリー）**arrest**（アレスト）
呼吸と心臓の機能が停止した状態。心停止ともいう。

しんはくしゅつりょう　心拍出量
心臓が1分間に送り出す血液量。心臓の機能の指標となる。

しんぱくすう　心拍数
単位時間内（通常は1分間）に心臓が拍動する回数。

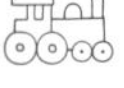

しんぶじょうみゃくけっせんしょう　深部静脈血栓症（DVT）：
deep（ディープ）**vein**（ヴェイン）**thrombosis**（スロンボシス）
身体の深部にある静脈に血栓ができる疾患。通常は脚の静脈に発生し、腫れやむくみ、皮膚の変色、痛みが起きる。

しんふぜん 心不全

心筋梗塞などの心疾患や高血圧などが原因で、さまざまな不調が現れる状態。むくみ、息切れ、呼吸困難などがある。

しんぶつう 深部痛

筋肉、筋膜、靭帯（じんたい）、腱（けん）、血管などの皮下深部組織から伝わる、限局性で持続性のある鈍痛。**反対語** 表在痛 [241頁]。

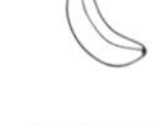

シンプトム symptom

患者本人が自覚している症状や主観的な訴え。発熱や腫脹（しゅちょう）などの診察でわかる他覚的症状はサイン（徴候）という。

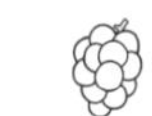

しんぼうさいどう 心房細動（Af）：atrial（アトリアル） fibrillation（フィブリレーション）

洞房（どうぼう）結節からの正常な刺激伝導系によらず、心房全体が正常に収縮せずに局所的に不規則に収縮を繰り返し、脈拍のリズムや大きさが不規則になる状態。

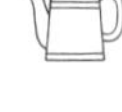

しんぼうせいきがいしゅうしゅく 心房性期外収縮

心房内に異常な電気刺激が起き、余分な拍動が起きること。

しんぼうそどう 心房粗動（ALF、AF）：atrial（エイトリアル） flutter（フラッター）

心房収縮が早くなって心拍数が上がり、動悸や失神を起こす。

しんマ 心マ、心臓マッサージ：cardiac（カルジアック） massage（マッサージ）

心停止の際に行う救急救命処置の一つ。左右の手のひらのつけ根を重ねて胸骨剣状突起のやや上を強く押す。

じんましん 蕁麻疹

かゆみを伴う発赤や発疹が皮膚に現れる疾患。急性の場合は、発疹は数分～数時間で消える。アレルギーがおもな原因。

しんりょうないか 心療内科

患者の心理面、社会面からもアプローチして診療を行う科。

しんりょうほうしゅう 診療報酬：health care fee
医療機関に対して、保険制度から支払われる料金。

しんわせい 親和性
❶抗原に特定の抗体が敏感に反応するなど、ある物質が特定の物質と結合しやすい能力。
❷ある臓器や組織で細菌やウイルスが増殖しやすい傾向。

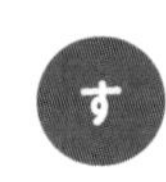

スイサイド suicide
自殺。

ずいじにょう 随時尿
早朝尿や蓄尿などの特定の時間に採取した尿に対して、随時採取した尿。検診や一般外来の尿検査で採取する尿。

すいそくほこう 垂足歩行：drop foot
歩行障害の一つ。麻痺などのためにつま先が上がらず、膝を高く上げてつま先を投げ出すようにする歩行。

すいたいがいろしょうじょう 錐体外路症状（EPS）：extrapyramidal symptom
錐体外路（随意運動に関連する脳の錐体路以外の部分）の障害により現れるさまざまな症状。筋緊張、手足のふるえ、姿勢保持の困難、小刻み歩行などがあり、代表的な疾患はパーキンソン病。

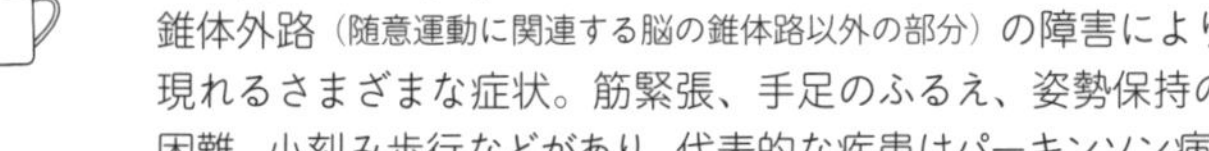

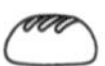

すいちょくかんせん 垂直感染
母子感染。妊娠中の胎内感染、出産時の経産道感染、出産後の経母乳感染がある。

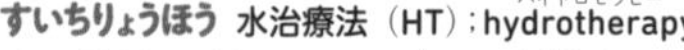

すいちりょうほう 水治療法（HT）：hydrotherapy
水の特性を利用して、痛みの緩和などを図る物理療法。

スイッチオーティーシー　スイッチOTC

以前は購入に処方箋が必要だったが、同じ成分が入っていても薬局で直接購入できるようになった医薬品。

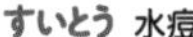

すいとう　水痘

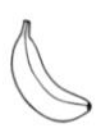

ウイルス性の感染症。発熱と発疹があり、一度かかると終生免疫となる。水疱瘡（みずぼうそう）ともいう。

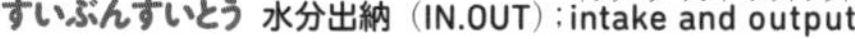

すいぶんすいとう　水分出納（IN.OUT）；intake（インテーク） and（アンド） output（アウトプット）

一定の時間内に体内に取り込んだ水分量と、体外に排出した水分量のバランス。インアウトともいう。

すいへいかんせん　水平感染

垂直感染（母子感染）［154頁］以外の感染。空気感染、接触感染、経口感染、医療性感染、動物媒介（ばいかい）感染などがある。

すいべん　遂娩

自然分娩を待つと母体や胎児に危険がおよぶ場合にただちに娩出させること。吸引分娩、鉗子（かんし）分娩、帝王切開がある。

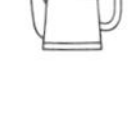

すいほう　水疱

発疹（ほっしん）の一つ。表皮内または表皮下にでき、直径5mm以上で漿液（しょうえき）を含む。水疱疹（すいほうしん）、水ぶくれともいう。

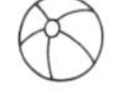

ずいまくしげきしょうじょう　髄膜刺激症状；meningeal（メニンジーアル） irritation（イルリテーション）

くも膜下出血や髄膜炎などで髄膜が刺激されて起きる症状。羞明、嘔気・嘔吐、頭痛、項部硬直、ブルジンスキー徴候、ケルニッヒ徴候、ラセーグ徴候など。

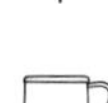

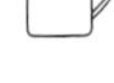

すいみんじむこきゅうしょうこうぐん　睡眠時無呼吸症候群（SAS）；sleep（スリープ） apnea（アプネア） syndrome（シンドローム）

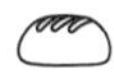

睡眠中に無呼吸や低呼吸が繰り返し起こる症状。

すいようべん　水様便；watery（ウォータリー） stools（スツールズ）

泥状便よりも軟らかく、固形物がほとんどない液体状の便。

スーチャー suture
縫合。離れた組織同士を縫い合わせるなどしてつなぐこと。

スーパースプレッダー super spreader
感染拡大（アウトブレイク）の経路で感染源と考えられる患者。

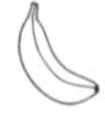

スーパーフィシャル superficial
傷や病巣、血管などが皮膚表面に近いところにあること。

スカー scar
瘢痕（はんこん）。損傷した皮膚などが肉芽組織などで修復されたもの。

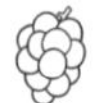

ずがいないあつこうしん 頭蓋内圧亢進（IICP）；increased（インクリースト） intracranial（インタラクレイニアル） pressure（プレッシャー）
脳腫瘍（しゅよう）が大きくなり、頭蓋内の他の組織を圧迫する状態。

スキゾフレニア Sc；schizophrenia
統合失調症。幻覚や妄想、認知機能の障害、意欲の低下、感情表現の減退などの症状がある。

スキャニング scanning
走査（そうさ）。検出器（スキャナ）によって対象物からの情報を読み取ること。CTやMRIなどで用いられる。

スキルスがん scirrhous tumor（ツモール）
がんの一種。がん細胞がかたまりにならず、びまん性に浸潤するため、肉眼での早期発見が困難とされる。

スキンステープラー skin stapler
手術後などに皮膚を縫合する器具。

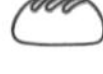

スクイージング squeezing
患者の呼気に合わせて、肺の空気を押し出すように胸郭をゆっくりと両手で圧迫する排痰法。

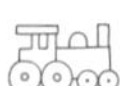

すくみあし（ほこう） すくみ足（歩行）（FOG）；frozen（フローズン） gait（ゲイト）
パーキンソン病の症状の一つで、思うようなタイミングで歩

行の一歩目を踏み出せない状態のこと。

スクラッチテスト scratch test

アレルゲンを確定する検査の一つ。ひっかき傷（スクラッチ）をつけた部分にアレルゲン物質をつけて、反応をみる。

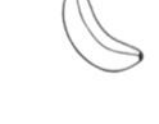

スクリーニング screening

ふるい分け。選別（検査）。集団の中から特定の条件に合うものを選び出し、診断を確定させる手法。

スクレロ

静脈瘤内に硬化剤を注入して、血管内壁を癒着させる治療。下肢静脈瘤、食道静脈瘤、痔核などの治療に用いられる。

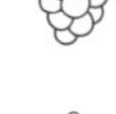

スケーリング scaling

歯石やプラークなどを、スケーラーで除去する歯科治療。

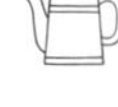

スケールベッド scale bed

体重測定機能つきのベッド。

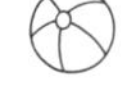

スコールドバーン scald burn

熱湯熱傷。高温の液体による熱傷。

スコリオーシス scoliosis

脊柱側彎症。背骨が左右に彎曲（わんきょく）した状態。脊柱のねじれを伴うことが多い。

スタイレット stylet

探査針（たんさしん）。気管チューブを挿入しやすくするための金属製器具。

スタットコール stat call

緊急の呼び出し。手すきのスタッフが全館放送で招集される。

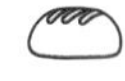

スタビライザー

人工心肺を使用しない拍動下の心臓外科手術で、血管の吻合（ふんごう）などを行うために心臓の動きを部分的に押さえる器具。

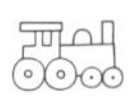

スタンダードプリコーション standard precaution
院内感染の標準予防対策。感染の有無にかかわらず、すべての人の排泄物や分泌物などを感染媒体とみなして対応する。

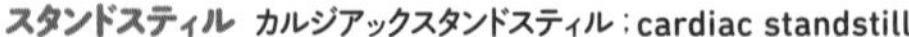

スタンドスティル カルジアックスタンドスティル；cardiac standstill

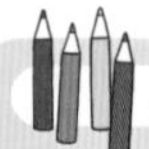

感染経路別予防対策

感染予防のスタンダードプリコーション（標準予防対策）に加えて、特定の感染症とその疑いのある患者に対して行われるのが感染経路別予防対策である。対象となる感染には、空気感染、飛沫感染、接触感染がある。以下はそれぞれの原因、おもな疾患、予防対策である。

空気感染

◆空中を浮遊する直径5μm以下の飛沫核。
◆結核・麻疹・水痘など。
◆陰圧空調の個室隔離。高性能マスク着用。

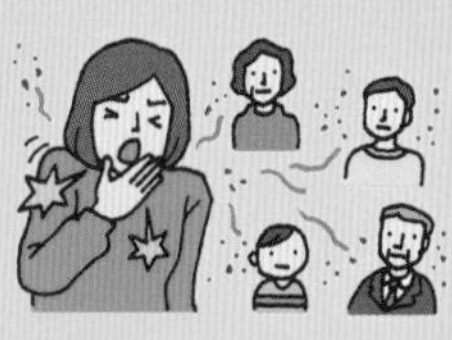

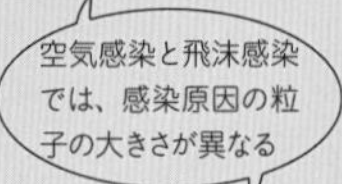
空気感染と飛沫感染では、感染原因の粒子の大きさが異なる

飛沫感染

◆咳・くしゃみ・会話などで放出される直径5μm以上の飛沫粒子。
◆百日咳・インフルエンザ・風疹・流行性耳下腺炎・マイコプラズマ肺炎など。
◆個室隔離。患者との距離は1m以上。

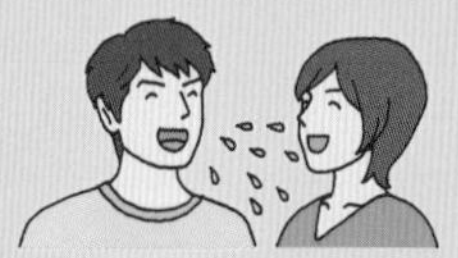

接触感染

◆直接接触または間接接触。
◆MRSA・VRE・PRSP・疥癬・流行性角結膜炎など。
◆個室隔離。手洗い。手袋やガウンの着用。器具や機器の適切な使用。

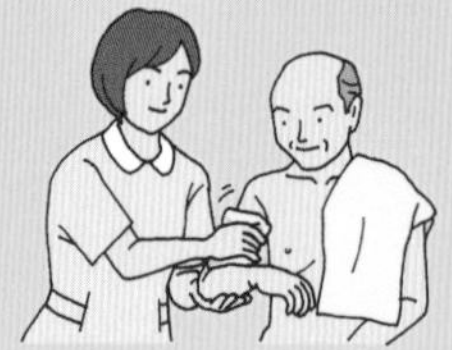

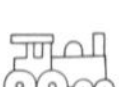

➡アレスト［022頁］。

スチューデントアパシー **student apathy**
学生無気力症。青年期にみられる無気力な症状。

スティグマ **stigma**
病気・障がいを持つ人にネガティブな偏見を持つこと。

ステイブル **stable**
患者の状態が安定していて、変化がないこと。

ステージ **stage**
病気の進行段階。病期。

ステート **ステートスコープ；stethoscope**
聴診器。

ステノーシス **stenosis**
狭窄（きょうさく）症。臓器や器官が、病的な原因で狭くなること。

ステる **ステルベン；独 sterben**
死亡する。

ステロイド **steroid**
副腎皮質から分泌されるホルモンを化学的に合成した薬。炎症や免疫を抑えて抵抗力を高める効果があるが、使用法によっては強い副作用がある。

ステロイドりだつしょうこうぐん **ステロイド離脱症候群；**
steroid（ステロイド） wihtdrawal（ウィズドローアル） syndrome（シンドローム）
ステロイド薬の長期間の使用後、急な減量や中止によって、体内のステロイドホルモンが不足して起きる禁断症状。

ステント **stent**
網状のチューブ。カテーテルによって血管や気管、食道などに挿入し、狭窄や閉塞による機能障害、再狭窄を防ぐ。

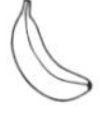

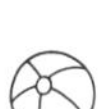

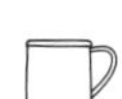
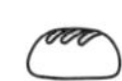
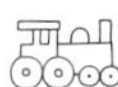

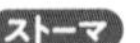

ストーマ stoma
瘻（ろう）。消化器官や尿路の疾患の治療で、腹部にあけた開放孔（こう）。消化器ストーマ（人工肛門）と尿路系ストーマがある。

ストッキネット stockinet
メリヤス編みの包帯。管状のものと帯状のものがある。脱臼（だっきゅう）や骨折の固定、ギプスの下巻きなどに使用する。

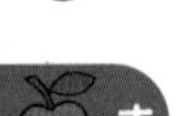

ストライダー stridor
吸気性喘鳴（ぜんめい）。吸気の際に聞かれる異常呼吸音。

ストレスコーピング stress coping
ストレスにうまく対処していくこと。

ストレスはんのう ストレス反応：stress reaction（リアクション）
ストレス刺激に対して起きる、身体的・心理的な反応。

ストレッサー stressor
ストレスの要因となるさまざまな刺激。

ストレッチャー stretcher
担架（たんか）。患者を寝かせたまま移動できる車輪のついた寝台。

ストレプトコッカス *streptococcus*
連鎖球菌。種類が多く、化膿（かのう）、丹毒、産褥（さんじょく）熱、リウマチ熱、猩紅（しょうこう）熱、肺炎、敗血症などの原因菌となる。

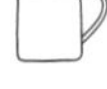

ストローク stroke
心臓の鼓動。脈拍。また、おもに脳卒中などの発作。

スパ スパイナルアネステジア：spinal anesthesia
脊椎（せきつい）麻酔。

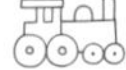

スパームバンク sperm bank
精子バンク。ドナーから提供された精子を保存し、不妊治療などに提供する施設や機関。

スパイク Sp：spike

棘波。てんかん発作などでみられる異常脳波。とげのように尖った波形を示す。

スパイクス SPIKES：
setting（セッティング）, perception（パーセプション）, invitation（インビテーション）, knowledge（ノウレッジ）, emotion（エモーション）, strategy（ストラテジー）, summary（サマリー）
情報伝達のときの環境設定（S）、患者の認識の把握（P）、患者が何をどこまで知りたいかの把握（I）、情報の提供（K）、患者の感情の把握（E）、対応策（S）。

スパイナルショック spinal shock
脊髄ショック。脊髄損傷による脊髄切断後、数日から数週間にわたってみられる症状。損傷部以下の反射と知覚の消失、筋肉の弛緩（しかん）性麻痺（まひ）、尿閉（にょうへい）、自律神経障害、低血圧、徐脈など。

スパイロ スパイロメーター：spirometer
肺活量計。

スパスム、スパズム spasm
不随意（ずいい）性の痙攣（けいれん）発作や筋肉の収縮のこと。

スピーチセラピスト speech-language（ランゲージ）-hearing（ヒアリング） therapist
言語聴覚士。言語障がい者（児）の言語機能のリハビリテーションや検査などの援助を専門に行う。

スピッツ 独 spitz
検査で採取した血液や尿などを入れる試験管。

スピリチュアルケア spiritual care
がんの緩和ケア、とくにターミナル期のケアにおける精神的ケア。心理セラピー、宗教、生き方などに即したケアを行う。

スピロヘータ *spirochaeta*
糸状でらせん状の活発な回転運動をする微生物の総称。ヒトが感染すると梅毒、ワイル病、回帰熱などを引き起こす。

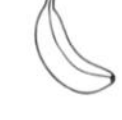
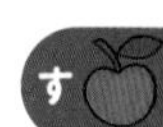

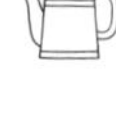
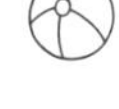

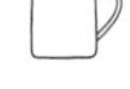

ズブアラ SAH；subarachnoid（サブアラクノイド） hemorrhage（ヘモリッジ）
➡ザー［108頁］。

スフィアきじゅん スフィア基準
正式名称は「人道憲章と人道対応に関する最低基準」。紛争や災害などの現場において、難民や被災者に対して最低限守られるべき人道援助の国際的基準。

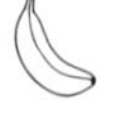

スプータ SP；sputum
痰。

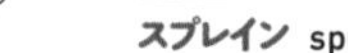

スプリント splint（スプリント）
➡シーネ［122頁］。

スプレイン sprain
ねんざ。

スプレッダー spreader
❶キャストスプレッダー。ギプスを外す際に、カットしたところからこじ開けるための器具。
❷➡スーパースプレッダー［156頁］。

スペシメン specimen
➡検体［090頁］。

ズポ サポジトリー；suppository
➡坐剤［114頁］。

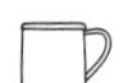

スポーツがいしょう スポーツ外傷；sports injury（インジュリー）
運動中に突発的に起きたけが。

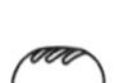

スメア smear
塗抹（とまつ）標本。顕微鏡で検査するために、血液や体液、痰（たん）などをスライドガラスに塗りつけてつくった標本。

スライディングスケール sliding scale
直近に測定した血糖値によって、インスリンの皮下注射量を

決めるための表。スラスケと略すこともある。

スリップ slip

❶依存症を治療中の患者がやめていた対象を再使用すること。❷意図は正しいが、実行を誤ってしまうヒューマンエラー。

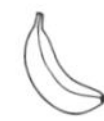

スリングスケール sling scale

ハンモック状の布で人を吊り上げる装置。乳児の体重測定や高齢者の介護などに用いる。

スローウイルスかんせんしょう スローウイルス感染症；slow virus infection（インフェクション）

潜伏期間が数カ月から数年にわたるスローウイルス（遅発性ウイルス）による感染症。

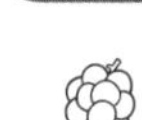

スローリアクティングサブスタンス slow reacting substance

遅反応性物質。体内に入って、一定の時間をおいてからアレルギー反応が出る物質。

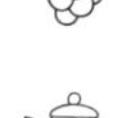

スワブ swab

綿棒。口腔（こうくう）、鼻腔、耳などの清拭（せいしき）に使用する。

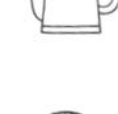

スワンガンツカテーテル SGC；swan-ganz catheter

肺動脈カテーテルの一種。重度の心筋梗塞、心肺停止の蘇生（そせい）後、心不全など、重篤（じゅうとく）な患者に対して使用する。

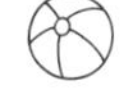

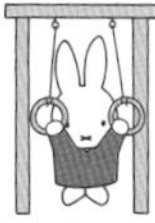

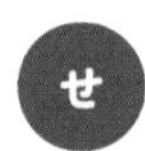

せいか 生化

生化学検査のこと。血液や尿の成分を分析する検査。

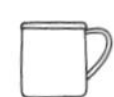

せいかつしゅうかんびょう 生活習慣病

生活習慣が原因で起こる疾患。肥満、高脂血症、高血圧、糖尿病など。かつては成人病と呼ばれた。

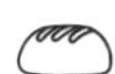

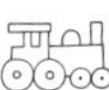

せいきん　静菌
抗菌薬の作用で菌の活動が抑えられている状態。死滅させる滅菌と異なり、抗菌薬の作用がなくなれば、菌は再び活動する。

せいけん　生検
➡バイオプシー[223頁]。

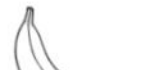

せいさんやく　制酸薬
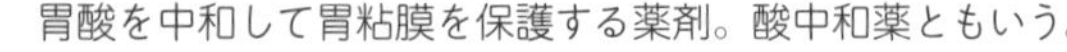
胃酸を中和して胃粘膜を保護する薬剤。酸中和薬ともいう。

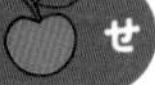

せいしき　清拭
入浴できない患者の身体を、タオルなどで拭いて清潔にすること。ベッドバスともいう。

せいしょく　生食
➡生理食塩水［165頁］。

せいしんふかつやく　精神賦活薬
抑うつ状態などの精神機能の抑制状態を賦活させる薬。向精神薬。覚醒剤やカフェインなども含まれる。

せいしんへんようやく　精神変容薬
脳に作用し精神に影響を与える薬。幻覚発現薬と多幸化薬がある。作用が強く、依存症や中毒症状を起こすことがある。

せいたいそしきしんだん　生体組織診断
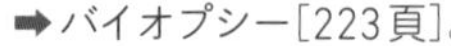
➡バイオプシー[223頁]。

せいちゃく　生着
患者に移植した組織や臓器が定着すること。

せいちょうちえん　成長遅延
子宮内の胎児や出生後の子どもの成長が遅れること。

せいちょうホルモン　成長ホルモン
脳の下垂体から分泌されるホルモン。骨や筋肉の発達など成長を促す作用と、成人の代謝を促進する作用などがある。

せいどういつせいしょうがい　性同一性障害
生物学的性別とジェンダーアイデンティティ（心理的・社会的性別の自己認識）が一致しないことによる、心理的・社会的・職業的苦痛を伴う精神的疾患。

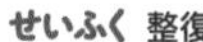

せいふく　整復
はずれた関節や折れた骨を元の位置に戻す治療。

せいぶんゆけつ　成分輸血
血液を赤血球、血漿、血小板などの成分に分けて、必要な成分だけを輸血すること。輸血量が少ないので、患者への負担が軽くなり、副作用も抑えられる。**反対語** 全血［169頁］。

せいぼうりょく　性暴力
強要や暴力を伴った性行為。

せいめい　清明
意識がある状態。周囲を認識でき、刺激に反応する状態。

ぜいめい　喘鳴
➡喘鳴（ぜんめい）［171頁］。

セイラムサンプ
セイラムサンプチューブ。胃管カテーテルの商品名。

せいりしょくえんすい　生理食塩水
人の体液と浸透圧がほぼ等しい塩化ナトリウム溶液。皮膚や創傷（そうしょう）の洗浄、噴霧吸入、注射液の希釈などに用いる。

セカンドオピニオン　second opinion
主治医から診断結果や治療を受けるかどうかの判断について説明を受けたうえで、別の医師や医療機関の意見を聞くこと。

セカンドルックしゅじゅつ　セカンドルック手術
がんの初回手術後に行う手術。治療効果の確認と今後の治療方針を確定するために行う。

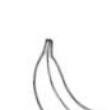

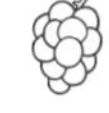

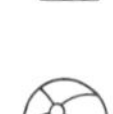

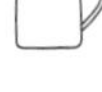
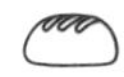
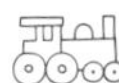

せきそん 脊損
脊髄損傷。

セクシュアリティ sexuality
➡ソジ［175頁］。

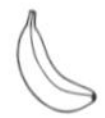

セクシュアルマイノリティ sexual minority
性的少数者。性のあり方が大多数の人々とは異なる人々。

せつ 癤；furuncle（フルンケル）
おでき。黄色ブドウ球菌が毛根や毛穴の周囲に感染したもの。癤が集合して同時に細菌感染が生じたものは癰（よう）。

ぜつあつし 舌圧子
舌を押し下げるための器具。

ぜつあん 絶対安静
終日ベッドで仰臥した状態。すべての身辺介助が必要。

せっけっきゅうしすう 赤血球指数
赤血球1個に含まれるヘモグロビン濃度を表す指数。貧血や多血症の診断に用いる。赤血球恒数ともいう。

ぜっこんちんか 舌根沈下
仰向けになったときに、舌の根元が重力により喉の奥に落ち込むこと。意識のない状態では気道閉塞を起こさないよう、気道確保を行う必要がある。

せっし 鑷子
ピンセット。

ぜっしょく 絶食
食物をとらないこと。水もとらない場合は絶飲食という。

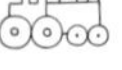

せっしょくかんせん 接触感染
ウイルスや細菌を含む感染者の体液や分泌物、排泄物に直接あるいはものを通じて間接的に触れることで感染すること。

せっせきい　切石位
仰向けで膝を曲げ、両足を広げて上げた体位。膣や子宮、肛門の診察や、分娩のときにとる姿勢。

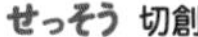
せっそう　切創
刃物などによる切り傷。

ぜったい　舌苔
舌の表面に生じる白または黄褐色の苔状の付着物。上皮細胞、細菌、食物のかすなどが含まれ、口臭の原因となる。熱性疾患のときは褐色の舌苔が厚くつく。

ぜったいせいふせいみゃく　絶対性不整脈
➡心房細動［153頁］。

せっぱくそうざん　切迫早産
妊娠22週以降37週未満の時期で、不規則で弱い陣痛と少量の出血があり、分娩が迫っている状態。

せっぱくりゅうざん　切迫流産
妊娠22週未満で、子宮出血と規則的な軽い陣痛があり、流産の危険性が高まっている状態。

セデーション　sedation
鎮静。終末期医療で薬剤によって患者の意識レベルを下げ苦痛を和らげること。反面で死期を早めるおそれがある。

せぬき　背抜き
身体を動かせない患者が、ベッドの頭部を起こしたり倒したりするときに背中が引っ張られないように、最後に背中を浮かせて体位を安定させること。

ゼネラル　general
➡全麻［171頁］。

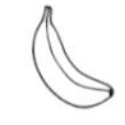

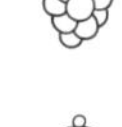

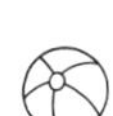

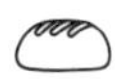
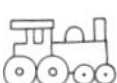

ゼノグラフト　異種移植：**xenograft**
ある生物種の細胞や組織、臓器を、別の生物種へ移植すること。

セプシス（ゼプシス）ショック　sepsis shock
敗血症（セプシス）の合併症である、意識障害やショック症状。

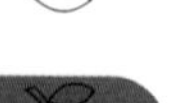

セミノーマ　seminoma
精上皮腫。精巣腫瘍(しゅよう)の一つで最も多い。放射線治療が有効。

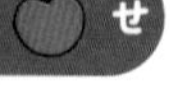

セラピューティックケア　therapeutic care
器具や薬剤を使用せず、患者の身体に手で触れることで心身のリラックスを図るケア方法。

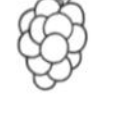

セルディンガー　セルディンガーメソッド：**seldinger method**
経皮的血管撮影法。穿刺(せんし)針を血管に刺し、ガイドワイヤーを使ってカテーテルを血管内に挿入する手法。

セルフエスティーム　self-esteem
自尊心。自己肯定感。自分自身を誇りに思うこと。

セルフエフィカシー　self-efficacy
➡自己効力感［126頁］。

セルフカテ　セルフカテーテリゼーション：**self-catheterization**
➡自己導尿［127頁］。

セルフヘルプ　self help
専門家などの助けを借りずに自ら問題解決しようとすること。

セルフメディケーション　self-medication
自身で健康を管理し、軽い病気は市販医薬品で治療すること。WHOでは「自分自身の健康に責任を持ち、軽度な身体の不調は自分で手当てすること」と定義する。

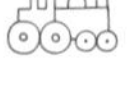

セロトニン　serotonin
脳内の神経伝達物質の一種で、精神の安定にかかわる働きを

する。抗うつ薬などの精神疾患の治療薬に用いられる。

せんえん　遷延

長引くこと。延びること。

ぜんかいじょ　全介助

全面的な介助が必要なこと。また全面的な介助を行うこと。

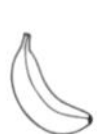

ぜんがゆ　全粥

米1：水1の通常の飯に対して、米1：水5で炊く固めの粥。五分粥は米1：水10で炊いた粥。

ぜんきはすい　前期破水

陣痛が始まる前に、卵膜が破れて羊水が流れ出ること。

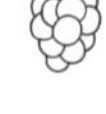

ぜんくじんつう　前駆陣痛

妊娠末期に起こる不規則な弱い子宮収縮による下腹部の張りや痛み。真の分娩(ぶんべん)開始ではなく、やがて自然消失する。ときに真の分娩陣痛に移行することもある。

せんけつ　潜血

肉眼では見えず、化学検査で分かる微量の出血のこと。

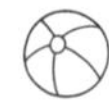

せんけつ　鮮血

赤色が生々しい血。

ぜんけつ　全血

全血輸血。採血した血液をそのまますべて輸血に使用すること。**反対語** 成分輸血［165頁］。

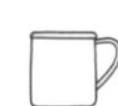

せんけつせい　鮮血性

鮮やかな赤色。**反対語** 暗血性［022頁］。

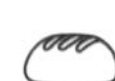

ぜんけつにょう　全血尿

血尿の一種で、排尿のはじめから最後まで赤い尿が出ること。

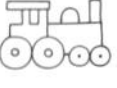

せんけつべん　鮮血便

鮮血の混じった便。直腸、肛門からの出血であることが多い。

せんこう 穿孔
疾病や外傷によって臓器に穴があき、臓器外部と通じること。

せんこきゅう 浅呼吸
呼吸が浅く、呼吸数は変わらないがやや減少し、1回換気量が減少している状態。**反対語** 深呼吸。

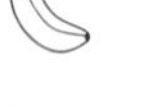

せんし 穿刺
針を刺して体液を吸い取ること。

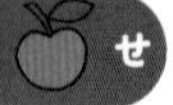

ぜんじんてきくつう 全人的苦痛
終末期のがん患者が経験する苦痛には、身体的、心理的、社会的、霊（スピリチュアル）的という4つの側面があり、それらが互いに影響・関連し合っているという緩和ケアの概念。

せんじんとう 尖刃刀
刃先の尖ったメス。細かい切開に使用する。

せんそく 尖足
足先が足の裏のほうに屈曲したまま拘縮した状態。

せんそくこきゅう 浅速呼吸
1回の換気量が少なく、呼吸数が多くなる呼吸。

センチネル センチネルリンパ生検：sentinel lymph node biopsy
センチネルリンパ節への腫瘍の転移の有無を調べる検査。

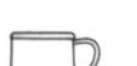

せんちょう 洗腸
腸管内容を洗浄すること。消化管手術や検査の前に実施したり、便秘解消や、美容目的で行われることがある。

せんつう 仙痛
腹部臓器と腹部の激しい疼痛。間欠的・周期的で発作性。腸閉塞や過食などによる腹部臓器の平滑筋の攣縮が原因。

せんとう 剪刀
ハサミ。

ぜんどう 蠕動
筋肉の収縮波が伝播し、内容物を移動させる運動のこと。腸蠕動などがある。

ぜんとうやく 前投薬
予備投薬。麻酔や検査の前に行われる投薬。

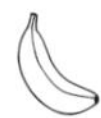

セントラルライン
➡中心静脈ライン［186頁］。

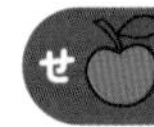

ぜんふか 全負荷
総負荷。心臓の収縮にかかる負荷。前・後負荷に分かれる。

ぜんふか 前負荷
心臓が収縮する前にかかる負荷で、心臓の機能を診断する要素の一つ。全身から心臓に戻ってくる静脈血の量と心房の収縮力によって規定される。反対語 後負荷［096頁］。

せんぷくかんせん 潜伏感染
症状が現れないまま、体内に病原体がとどまっている状態。

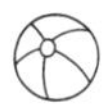

ぜんま 全麻
全身麻酔。意識がなく、完全に眠ったような状態にする麻酔。呼吸が弱くなるため、人工呼吸器を装着する。

ぜんめい 喘鳴
「ゼイゼイ」「ヒューヒュー」といった呼吸音。気管支炎、喘(ぜん)息(そく)、咽頭浮腫などでみられる。

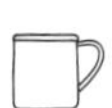

せんもう 譫妄
アルコール依存症や老年性認知症などでみられる意識障害の一つ。意識混濁、幻覚、妄想、精神的興奮状態が生じる。

せんもんかんごし 専門看護師
特定の専門知識と実践能力を持つと認定された看護師。

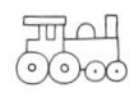

せんりつ　戦慄

高熱のために身体ががたがたとふるえること。

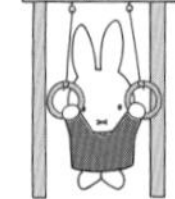

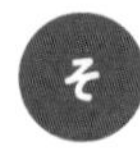

ぞうあく　増悪

病状が悪化すること。

そ

そううつびょう　躁鬱病

➡双極性障害［172頁］。

ぞうえい　造影

体内に造影剤を入れて、目的の臓器や組織をX線やCT、MRIなどの画像に映し出すこと。

そうえん　創縁

創（そう）（傷）の周囲のこと。とくに褥瘡（じょくそう）では、創縁の組織の変化に注意が必要である。

そうかん　挿管

気管内挿管。おもに気道の確保のためにチューブを経口・経鼻で挿入する。

そうかんせん　創感染

❶手術で切開した創（そう）（傷）に起きる感染。

❷褥瘡（じょくそう）部に起きた細菌感染。発赤、腫脹、熱感、疼痛（とうつう）の4症状がみられる。褥瘡の悪化の要因となる。

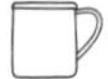

そうきはすい　早期破水

陣痛が始まってから子宮口が完全に開く前に、胎児を包む卵膜が破れて羊水が流れ出ること。

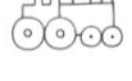

そうきょくせいしょうがい　双極性障害：bipolar（バイポーラ） disorder（ディスオーダー）

躁（そう）状態とうつ状態を交互に繰り返す精神疾患。

そうきょくゆうどう　双極誘導
心電図の記録法の一つ。体表面に3つの電極を取り付け、2極間の電位差を測定するもの。

そうきりしょう　早期離床
治療や手術による臥床状態から、できるだけ早くベッドを離れ、段階的に回復を促し、退院を早めようとする取り組み。

ぞうけつかんさいぼう　造血幹細胞
骨髄や臍帯、末梢血に存在する細胞で、自己複製をしながら、白血球、赤血球、血小板に分化する。再生不良性貧血や白血病などの治療のための移植に用いられる。

そうこう　奏効
治療や薬の効果が現れること。

そうこう　挿肛
座薬などを肛門に挿入すること。

そうじょう　巣状
病変が広がりを見せず、一定の部分に限局している状態。

そうは　搔破
かゆいところをひっかくこと。ひっかいて傷つけること。

そうは　搔爬
内膜搔爬術。子宮内膜の採取、分娩後の子宮内容物の除去、人工妊娠中絶の際に行う術式。

そうぶつう　創部痛
手術などで受けた創（傷）が痛むこと。

そうようかん　搔痒感
かゆみ。かゆみを感じること。

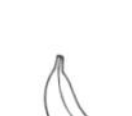

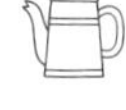
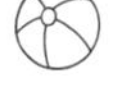

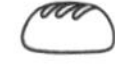
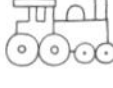

ソーシャルサポート **social support**
社会的支援。家族、友人、同僚など社会的に関係のある人々による、健康維持やストレス軽減のためのさまざまな支援。

ソープ **SOAP**
SOAP記録。主観的情報（S）、客観的情報（O）、アセスメント（A）、計画（P）の形式に沿って、看護師が書く記録で、法的文書となる。

そくがい **側臥位**
横向きに寝た姿勢。

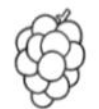

そくせん **塞栓**
血管やリンパ管を詰まらせる物質。血栓や脂肪が代表的。

そくちゅう **側注**
側管注射。輸液ラインの側管（三方活栓など）から薬剤などを混合注入すること。

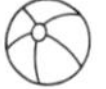

そくていはんしゃ **足底反射**
➡バビンスキー反射［230頁］。

ぞくはつせい **続発性**
ある疾患が原因となって、関連して発生する疾患や症状のこと。二次性ともいう。**反対語** 原発性［091頁］。

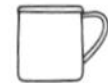

そくふくけっこう **側副血行**：**collateral circulation**（コラテラル サーキュレーション）
門脈亢進(こうしん)症、チアノーゼなどで正常な血行路が狭窄(きょうさく)・閉塞(へいそく)されたとき、低酸素を補うために身体が別の血行路（吻合枝(ふんごうし)）を増生して、血行を維持しようとすること。

そくみゃく **速脈**
急に強くなり、急に弱くなる脈拍。脈の速さは大きさと関係するため、速脈は実際には脈圧が大きくなる大脈となる。大動脈弁閉鎖不全症などでみられる。**反対語** 遅脈［185頁］。

そくよく　足浴

➡フットバス［248頁］。

そけいへるにあ　鼠径ヘルニア

腸管や内臓脂肪などが、鼠径部の筋肉の薄い部分で腹膜を越えて皮膚のすぐ下まで飛び出す疾患。いわゆる脱腸のこと。

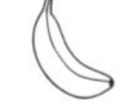

そけつ　阻血

何らかの原因によって、組織や臓器に動脈からの血流が減少したり途絶したりすること。虚血、局所性貧血ともいう。

ソジ　SOGI：sexual orientation gender identity（セクシャル オリエンテーション ジェンダー アイデンティティー）

性的指向と性自認の頭文字をとった言葉。「どんな性別を好きになるか」「自分の性別をどう認識しているか」を示す状態のことで、属性にかかわらず平等に扱うという意味で用いられる。ソギともいう。

そしきしん　組織診

➡バイオプシー［223頁］。

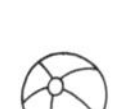

そしゃく　咀嚼

食物を歯で細かくかみ砕き、すりつぶすこと。

ソセアタ

鎮痛のために、ソセゴン®（一般名ペンタゾシン）とアタラックスP®（一般名ヒドロキシジン）を、同時に注射すること。

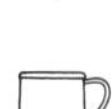

そちにゅういん　措置入院

精神障害があり、かつ自分と他者を傷つけるおそれがあると複数の精神保健指定医の診察が一致した患者に対し、都道府県知事の権限により、強制的に入院させること。

そっかん　側管

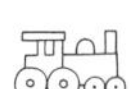

点滴ラインで、三方活栓などの合流部から別の薬剤を注入すること。新たな点滴ラインを確保できない場合に行う。

そとまわり 外回り
看護師が手術時の補助や記録など、間接的な介助を行うこと。

ソルトフリー salt-free
塩分抜きのこと。塩分フリーともいう。

ゾロやく ゾロ薬
➡ジェネリック医薬品［124頁］。

そんげんし 尊厳死
人間の尊厳を保った自然な死。回復の可能性のない患者とその家族が「死ぬ権利」として望むことがある。

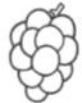

ゾンデ 独 Sonde
➡消息子［140頁］。

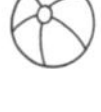

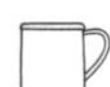

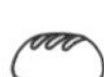

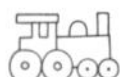

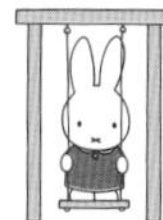
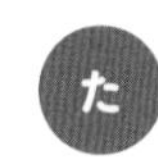

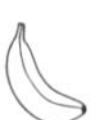

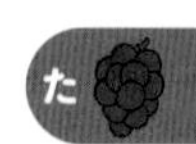
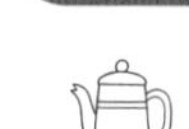
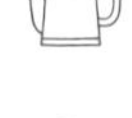
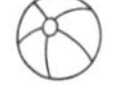

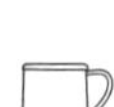

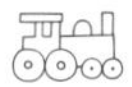

ターゲス 独 tages
血糖値の日内変動検査。測定は食事の前後と就寝前に行う。

ターミナルケア terminal care
治癒が困難な患者とその家族に対する心身のケア。痛みや苦痛を和らげる緩和ケアも含まれる。

タールべん タール便：tarry stool
タールのような、黒色で粘性の便。食道や胃、十二指腸の出血が原因。下血の一種で、黒色便ともいう。

ダイアグノーシス diagnosis
診断。診断結果。

たいあつぶんさん 体圧分散
身体の一部だけに圧力がかからないように分散すること。褥瘡予防のために行う。

ダイアライザー dialyzer
人工腎臓。血中の老廃物や過剰な水分などをろ過する血液透析の装置。

たいい 胎位
妊娠中・分娩中に、子宮内で胎児のとる位置。正常な姿勢では頭が下になる。

たいいドレナージ 体位ドレナージ：postural drainage
体位を変えて肺からの分泌物を吐き出しやすくする方法。

たいえきせいちょうせつ 体液性調節
体内の水分の量や電解質（塩分、カリウム、カルシウムなど）濃度を一定に保つ、腎臓の機能の一つ。

たいえきせいめんえき　体液性免疫
血液や組織液の中に溶解している免疫グロブリンが主体となって働く免疫系。液性免疫ともいう。

ダイエティシャン　dietitian、dietician
栄養士。食事療法の専門家。

たいがいじゅせい　体外受精
体内から卵子を取り出して体外で精子と受精させ、ある程度まで発育させたのち子宮内へ着床させる、不妊治療の方法。

たいげ　帯下
女性の内部生殖器からの出血以外の分泌物。おりもの。

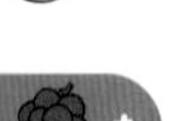

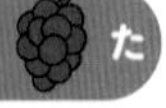

たいこう　体交
体位交換。自力で寝返りを打てない患者の体位を変えること。圧迫痛の軽減や褥瘡（じょくそう）、背部のうっ血による肺炎を予防する。

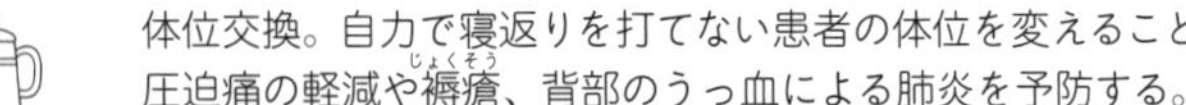

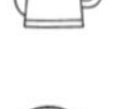

たいこう　対光
明暗などに対する瞳孔の反応。明るいと縮小し、暗いと散大する。

たいこう　退行
病気や困難な状況のために、精神発達上、実際より未熟で幼稚な段階の行動を示すこと。赤ちゃん返りなどがある。

たいしゃいじょう　代謝異常
代謝が正常に行われないことと、それによって起きる症状。

だいしょう　代償
身体機能の一部が障害を受けたとき、その部分に代わって身体の別の部分が働くこと。

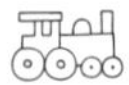

たいじょうほうしん　帯状疱疹
水痘・帯状疱疹ウイルスによる感染症。初感染で体内に潜伏したウイルスが、免疫力の低下などにより再び活動して発症

する。身体の左右どちらかに、神経の流れに沿って痛みを伴う発疹(ほっしん)が帯状に生じる。ヘルペスともいう。

たいしょうりょうほう　対症療法

症状や苦痛を軽減する治療法。

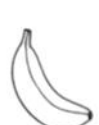

たいせい　耐性

薬剤が効かなくなること。多くは、耐性菌が出現して細菌に対して抗菌薬が効かなくなることをさす。

たいせいしんけいけい　体制神経系

自律神経系とともに末梢神経系をなす。体制神経系には感覚神経と運動神経があり、運動機能に関与する。

反対語　自律神経系［146頁］。

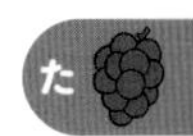

ダイバーシティ　diversity

多様性。性別、人種、年齢、性格、学歴、価値観、障害の有無などの違いを受け入れ、認めること。

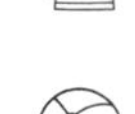

ダイレーター　dilator

身体の狭窄部などを拡張して、カテーテルや内視鏡の挿入を補助するための医療用材料。

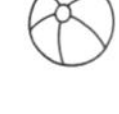

たかいしょく　他家移植

ドナーから採取した細胞を大量培養し、患者に投与すること。反対語　自家移植［124頁］。

タキプネア　tachypnea

頻呼吸。多呼吸。呼吸数が1分間24回以上に増加すること。呼吸は浅くなり、呼吸困難を伴う。

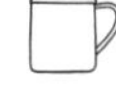

タキる　タキカルジア；tachycardia

➡頻脈［242頁］。

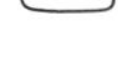

だくおん　濁音

腔(くう)のない部分や空気を含まない部分を叩打(こうだ)した時の音。心臓や肝臓などの大きさと位置、肺の胸水貯留などを診断できる。

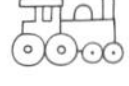

たこうかん 多幸感

きわめて強い幸福感。薬物でもたらされる過剰な幸福感。

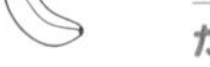

たこきゅう 多呼吸

異常呼吸の一つで、1回の換気量と1分間の呼吸回数が増加するもの。過換気症候群にもみられる症状。

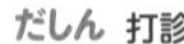

たざいたいせいきん 多剤耐性菌

複数の抗生物質が効かない細菌。

だしん 打診

胸や背の表面を手指や打診器（小槌）で叩いて、内臓や胸腔、腹腔の状態を診察する診断法。患者の身体に左手中指を当て、それを右手中指で叩くのが一般的。

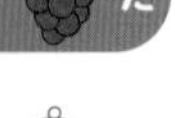

打診の方法と打診音

打診とは、身体を手または器具で叩き、その振動や音によって臓器や体液貯留の様子を知ること。次の手順で行う。

①利き手と反対の手指を伸ばして、中指の遠位指関節を打診したい位置にぴったりとつける。他の指は身体につかないようにする。

②近位関節との間を、利き手の中指の先で叩く。

③叩いた指はすばやく戻し、音を聞き分ける。

- 清音（共鳴音）…大きく澄んだ音。正常な肺で聞かれる。
- 濁音…短く濁った音。無気肺、胸水・腹水の貯留などがあるときに聞かれる。
- 鼓音（過共鳴音）…太鼓様の大きな音。空腹時の腹部や気胸、肺気腫などがあるときに聞かれる。

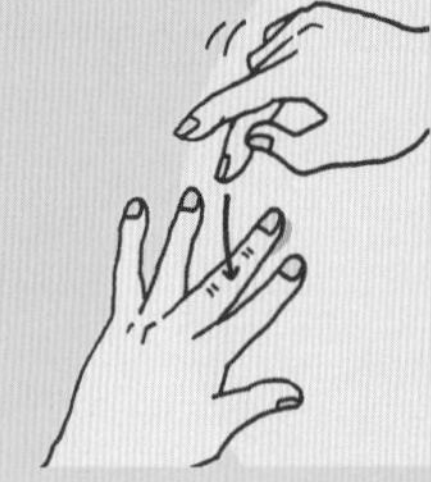

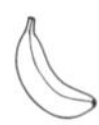

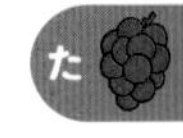

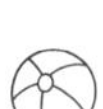

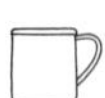

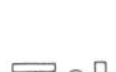
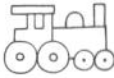

だたい 堕胎
人工妊娠中絶。人為的に胎児を母体から出すこと。

だっそ 脱疽
➡壊疽［039頁］。

タッピング tapping
排痰法の一つ。指先を揃えて手のひらをくぼませ、患者の胸を軽く叩く。癒しなど心理的支援効果もあるとされる。

たどううんどう 他動運動
関節可動域訓練のこと。患者の、動かしていない関節や筋肉を他者が動かすことで、機能維持・機能低下防止を図る。

たにょう 多尿
尿量が異常に増加する症状。1日尿量が3ℓを超えると、多尿とされる。うっ血性心不全、腎機能障害などでみられる。

タヒる タキカルジア；tachycardia
➡頻脈［242頁］。

タブ タブレット（T）；tablet
錠剤。固形の製剤。

ダブリューエヌエル（WNL）；within（ウィズイン） normal（ノーマル） limits（リミッツ）
正常範囲。検査の結果が正常値の範囲内にあること。

ダブルチェック double check
再確認。二重確認。医療者が投薬、処置などを行う際に、患者名や内容を必ず2人で確認すること。

ダブルブラインドテスト
➡二重盲検法［212頁］。

ダブルルーメン ダブルルーメンカテーテル；double lumen catheter
2腔（くう）型カテーテル（チューブ）。管の内腔が2層構造になっているカテーテル。

ダルム 独 darm
腸管。

たれあし たれ足
下腿外側の腓骨神経の麻痺・損傷により、足指や足先を上に曲げられなくなり、足首から先が下に垂れる状態。

たんきゅう 単球
白血球の一種の単核白血球。細菌や老廃物を取り入れて、分解、消化する貪食機能や殺菌機能を持つ。

だんせいストッキング 弾性ストッキング
伸縮性のある医療用のストッキング。下肢を圧迫して静脈のうっ血や逆流を防ぐ。

たんそ 炭疽
炭疽菌に感染して発病する草食獣の感染症。ヒトに感染することもある。血管内で菌が増殖し、脾臓が腫れる。

たんそう 担送
患者をストレッチャーで移動させること。

だんぞくせいラおん 断続性ラ音
➡ラッセル［283頁］。

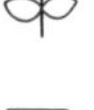

たんてき 胆摘、胆嚢摘出術；cholecystectomy
胆石症、胆嚢炎、胆嚢水腫などで胆嚢を摘出する開腹手術。

ダンピングシンドローム dumping syndrome
胃など上部消化管を切除した患者の食後にみられる症状。食物が直接に小腸に入るために起きる悪心、嘔吐、発汗、動悸など。腸管からの炭水化物の吸収が増大し、インスリン分泌を促進、低血糖になることで発症する。

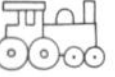

だんぽう 弾包
弾性包帯。伸縮性のある包帯で、関節など曲げ伸ばしする部

分に使うほか、リンパ浮腫の治療にも使用する。

タンポナーデ tamponade

タンポン法。傷口、鼻血、手術の際の開創部などに、脱脂綿やガーゼを球状・円筒状にして詰め、一時的に止血する。

たんまひ 単麻痺

四肢のうち、片麻痺や対麻痺などのどれか一肢の麻痺。

たんらくじゅつ 短絡術

➡シャント［135頁］。

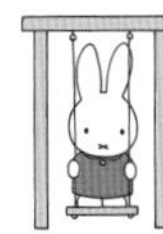

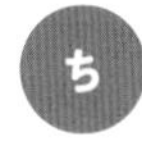

チアノーゼ cyanosis、独 zyanose

血液中の酸素欠乏と二酸化炭素増加で、四肢の先端、唇、粘膜などが紫色になること。呼吸障害、心臓の障害で起こる。

ちいきほうかつケアシステム 地域包括ケアシステム

住民や医療・介護施設などと連携して、重度の要介護者であっても、住んでいる地域で医療・介護・生活支援などを一体的に受けられるようにするシステム。

チーマンカテーテル 独 tiemann catheter

尿道カテーテルの一種。前立腺肥大症や尿道狭窄などで尿道への挿入が困難な場合に使用する。

チームナーシング team nursing

看護師、准看護師、看護助手などでチームをつくり、看護の質の改善、患者中心の看護を実践しようとするシステム。

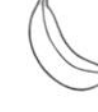

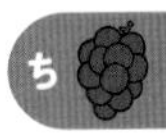

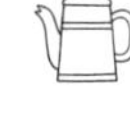

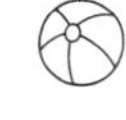

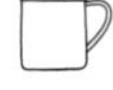

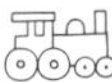

チェーンストークスこきゅう　チェーンストークス呼吸：cheyne-stokes respiration

周期性呼吸の一つ。無呼吸と浅い呼吸、深い呼吸を周期的に繰り返す。中枢神経系の異常、意識障害、重い心肺・腎疾患、瀕死状態などでみられる。

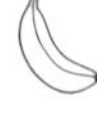

チェストピース　chest piece

聴診器の一部で、体の表面に接触させて集音する部分。ベル型（ベル面）と膜型（ダイヤフラム面）の2面がある。

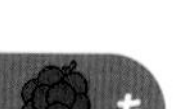

ちえんがたアレルギー　遅延型アレルギー

アレルゲンを体内に取り込んで、しばらく時間が経過してから症状が現れるアレルギー。Ⅳ型反応、遅延型反応ともいう。

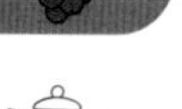

チキンポックス

➡水痘［155頁］。

ちくにょう　蓄尿

1日の尿量や成分を検査するために、患者の尿を24時間または指示された時間、目盛りつきのバッグにためておくこと。

ちけん　治験

開発中の薬の効果を、動物や人に実験的に使用すること。

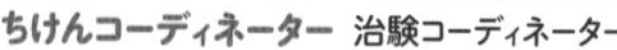

ちけんコーディネーター　治験コーディネーター

開発中の医薬品や医療機器の治験で、研究の全体像を把握して、被検者（患者）と医師や製薬会社との連絡・調整、被検者の心身両面のサポートなどを担う医療従事者。

ちつきょう　膣鏡

膣内に挿入して膣腔を開くための器具。

チック　tic

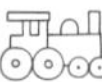

顔、頸部、肩などの筋肉が不随意に急激な収縮を繰り返す症状。脳や神経の疾患によるものと心因性のものがある。

ちみゃく 遅脈

ゆるやかに立ち上がり、ゆるやかに消退する脈。脈圧の小さい小脈とともに大動脈弁狭窄症の特徴的な脈のふれ方。

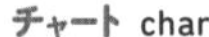 速脈［174頁］。

チャート chart

看護記録。診療記録。患者に関する情報を内容別のシート・カードに記載して一つにまとめたもの。

チャイルドほう チャイルド法

膵頭十二指腸切除術による消化管切除後に行う、消化管再建法の一つ。

チャドウィックちょうこう チャドウィック兆候：chadwick sign

妊娠中の生理的変化のうち、膣および外陰部に関するもの。血流量が増加し、膣や子宮頸部が暗紫色になる。

チャンバー chamber

❶小部屋。房。

❷便器。

❸心臓の心室や生体の空洞・体腔。

ちゆ 治癒

病気やけがが治ること。

チュアブル chewable

水なしで飲める錠剤のこと。咀嚼錠ともいう。

ちゅういけっかん・たどうせいしょうがい 注意欠陥・多動性障害（ADHD）：attention deficit hyperactivity disorder

幼児・小児期にみられる発達障害。注意力散漫、忘れ物、落ち着きのなさ、突飛な行動などが特徴。年齢とともに症状は減るが、成人になっても残ると成人ADHDと呼ばれる。

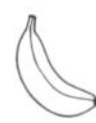
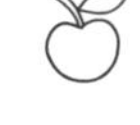

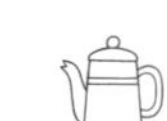
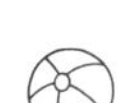
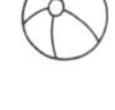

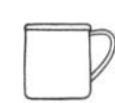

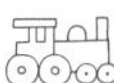

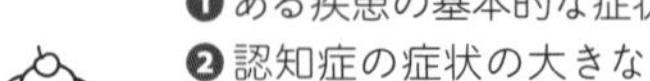

ちゅうかくしょうじょう　中核症状

❶ ある疾患の基本的な症状。

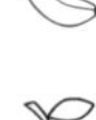

❷ 認知症の症状の大きな区分の一つ。記憶障害や見当識障害、実行機能障害、理解力や判断力の障害、失語・失行・失認がある。もう一つの区分は周辺症状［136頁］と呼ばれる。

ちゅうかんにょう　中間尿

外尿道や膣からの成分混入を防ぐための採尿法。最初に出てくる尿と最後に出る尿を除いて採取する。

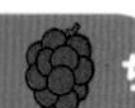

ちゅうしんじょうみゃくえいよう　中心静脈栄養（TPN）：total parenteral nutrition（トータル　パーレンタラル　ニュートリション）

鎖骨下などの末梢静脈から上・下大静脈にカテーテルを入れ、高カロリーの輸液を行うこと。

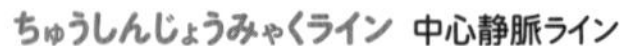

ちゅうしんじょうみゃくライン　中心静脈ライン

内頸静脈や鎖骨下静脈などから上・下大静脈にカテーテルを挿入する手技。CVライン、中心静脈路確保ともいう。

ちゅうちょう　注腸

肛門から管を挿入して、薬剤を直腸に注入すること。

チューブ　tube

管。とくに軟らかい管をいう。

チューブフィーディング　tube feeding

➡経管［081頁］。

ちょうおんぱネブライザー　超音波ネブライザー（USN）：ultra sonic nebulizer（ウルトラ　ソニック　ネブライザー）

超音波振動子の振動エネルギーで薬液を噴霧する吸入器・噴霧器。通常は加湿器のことをさす。ウルネブともいう。

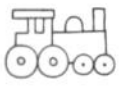

ちょうじが　超自我

自我、イド（本能的な衝動）とともに人格を構成するとされる重要な要素。無意識に他の2つを抑える役割を持つとされる。

ちょうしん　聴診

呼吸音、心音、血管音などの体内の振動音を聴診器で聞き取って診断する方法。

ちょうぜんどうおん　腸蠕動音

腸の蠕動によって、消化管内の内容物やガスが移動する際に発する音。腸内の状態を知ることができる。

ちょうふくしょうがい　重複障害

視覚障害、聴覚障害、平衡機能障害、音声・言語障害、知的障害、精神障害などのうち、2つ以上の障害があること。

ちょうろう　腸瘻

腸の内腔と体外あるいは他の臓器との間にできた瘻孔（ろうこう）。栄養補給や排泄のために人工的につくる手術は腸瘻増設術。

チョークス　chokes

❶窒息（ちっそく）。息を詰まらせること。

❷急激な気圧低下による重症の減圧症。胸痛、チアノーゼ、呼吸困難、麻痺（まひ）などが起き死亡することもある。

ちょくだつけんいん　直達牽引

整形外科の治療で、骨に直接ピンなどの装置を取りつけて鋼線などによって牽引する方法。

ちょくちょうおん　直腸温

直腸内の温度。肛門から体温計を挿入して体温を計測すること。外気温の影響を避けるため、先端は10cm以上挿入する。

ちょくちょうきょう　直腸鏡

先端に光源と観察用レンズのついたチューブ状の器具。肛門から直腸に挿入して腸内の検査をする。

ちょくちょうないしん　直腸内診

肛門から指を挿入して肛門管や直腸に直接触れる検査。

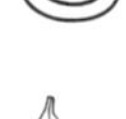
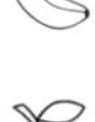
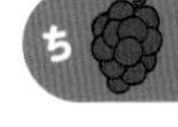

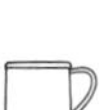
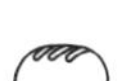

ちょくちょうますい　直腸麻酔
直腸内に麻酔薬を注入する全身麻酔。おもに小児に用いる。

ちょこう　著効
薬や治療が著しい効果を示すこと。

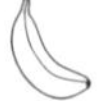

ちょっかい　直介
直接介助。手術や処置の際に医師の補助をする看護師。

ちょりゅう　貯留
胸水、腹水、痰など、体内に体液や分泌物がたまること。

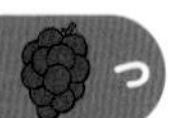

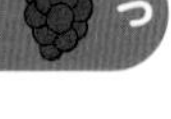

ちんがいやく　鎮咳薬
咳を鎮める薬。止咳薬ともいう。

ちんかせいはいえん　沈下性肺炎
仰臥位が長期間続くことで、重力によって肺の低い側に痰などの分泌物がたまって起きる肺炎。

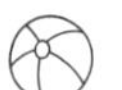

ちんきゅうせい　陳旧性
治癒している古い病巣、または気づかなかった疾病の痕跡。

ちんさ　沈渣
尿沈渣検査。尿を遠心分離器にかけて採取した沈殿物（尿沈渣）を分析する。

ちんせい　鎮静
鎮静剤などの薬物によって意識水準を下げること。

つ

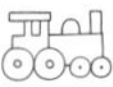

ついかんばん　椎間板
脊椎の椎骨と椎骨との間にある、円盤状の軟骨組織。脊椎の上下からかかる衝撃を和らげる役割がある。

ついまひ　対麻痺
左右対称に運動麻痺がある状態。通常は両下肢に現れた場合をいうことが多い。両麻痺、パラともいう。

ツーウェイチューブ　2ウェイチューブ
救命救急時の気道確保用チューブ。食道、気管のどちらに入っても換気ができる。コンビチューブともいう。

つうかしょうこうぐん　通過症候群
さまざまな原因による脳へのダメージから起きる障害。記憶障害、幻覚・妄想など、多くの精神症状がある。

つうふう　痛風
高尿酸血症で起こる足指の急性関節炎。激しい痛みを伴う。

ツッカー　独 zucker
糖。とくにブドウ糖液をさす。5%、20%、50%とさまざまな濃度があり、例えば5%のものは「5プロツッカー」という。

ツはん　ツ反（TR）：tuberculin（ツベルクリン） reaction（リアクション）
ツベルクリンを注射して48時間後に起きる皮膚反応。結核感染を診断するために用いる。

ツモール　tumor
➡腫瘍（しゅよう）［139頁］。

ツモールマーカー　tumor marker
➡腫瘍（しゅよう）マーカー［139頁］。

ツルゴール　turgor
皮膚の張り。脱水症状を見つけるために用いる。脱水によりツルゴールが低下した場合、手の甲や首筋の皮膚は、つまんで離して2秒たってももとに戻らない。

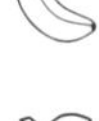
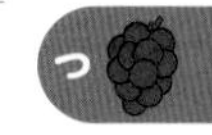

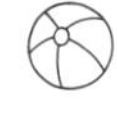

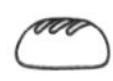

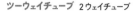

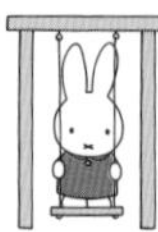
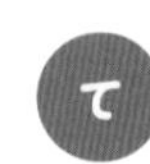

ディアレ **ディアルロー：独 diarrhoe**

➡下痢［089頁］。

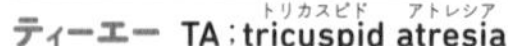

ティーエー **TA：tricuspid atresia**

三尖弁閉鎖症。心臓の三尖弁が先天性に閉鎖している疾患。難病に指定されている。手術によって症状が改善しても日常生活は制限され、長期予後は不良。

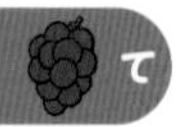

ティーエイチアール **THR：tatal hip replacement arthroplasty**

人工股関節全置換手術。骨折や変形性股関節症などで損傷した股関節を人工股関節に置き換える手術。

ティーエスエフ **TSF：triceps skinfolds**

上腕三頭筋皮下脂肪厚。体脂肪の測定に用いられる。

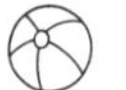

ディーエヌアール **DNR：do not resuscitate**

➡心肺蘇生禁止［152頁］。

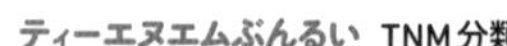

ティーエヌエムぶんるい **TNM分類**

がんの病期を分類する指標の一つ。がんの広がり（Tumor）、リンパ節への転移の程度（Node）、遠隔転移の状況（Metastasis）をみる。

ディーオーエー **DOA：dead on arrival**

到着時心肺停止。

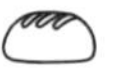

ディーオーエー・ディーオービー **DOA・DOB**

緊急時、循環不全時に使用される昇圧薬剤。DOAはdopamine、DOBはdobutamineをさす。

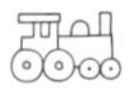

ティーケーアール **TKR：tatal knee replacement arthroplasty**

人工膝関節全弛緩手術。膝関節症や関節リウマチで変形した膝関節を人工膝関節に置き換える手術。

ティーさいぼう　T細胞
➡Tリンパ球［191頁］。

ディーシー　DC：direct current（ダイレクト カレント）
除細動器。

ティーチューブ　Tチューブ
一方の先端が2つに分かれて、T字になっているチューブ。気管挿入時の吸排気、胆石症・胆嚢（たんのう）炎の手術後のドレナージなどに使用する。

ディーティーアイ　DTI：deep tissue injury（ディープ ティシュー インジュアリー）
深部損傷褥瘡（じょくそう）。外観ではわかりにくいが、内部では圧力や虚血による代謝障害から、組織に壊死が起きている状態。

ティーは　T波
心電図波型の3つ目の大きな山。心臓の興奮がもとに戻るときの波。

ディーバッグ　D bag
持続的胸腔（きょうくう）ドレナージ用吸引バッグ。おもに、低圧持続吸引器に装着して使用する。

ティーピーアール　TPR：temperature, pulse, respiration（テンパラチャー パルス レスピレーション）
体温、脈拍、呼吸の頭文字で、基礎的な身体状況のこと。これに血圧を加えてバイタル（バイタルサイン）［224頁］という。

ティーピーエヌ　TPN：total parenteral nutrition（トータル パーレンタラル ニュートリション）
➡中心静脈栄養［186頁］。

ディーピーシー　DPC：diagnosis procedure combination（ダイアグノーシス プロシージャー コンビネーション）
診断群分類包括評価。急性期の入院医療において、病気の種類（診断群）によって1日の入院費を固定制とするもの。

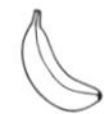

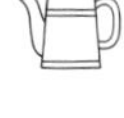
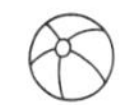

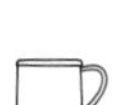
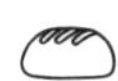
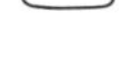
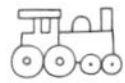

ディーブイ **DV：domestic viorence**

家庭内暴力。とくに配偶者や恋人など近い関係にある相手による身体的・精神的・性的暴力。

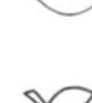

ディーマット **DMAT：disaster medical assistance team**

災害派遣医療チーム。大規模災害や大事故の際、現場で活動する専門的な訓練を受けた医師、看護師、医療職員。

ティーリンパきゅう **Tリンパ球**

免疫細胞のなかのリンパ球の一種。ウイルスや細菌などの病原体に感染した細胞を排除するキラーT細胞、他の免疫細胞の働きを調節するヘルパーT細胞などがある。

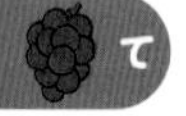

ていおんねっしょう **低温熱傷**

電気毛布のような、温かい程度の熱源に長時間接することで起きる熱傷。重症例では皮下組織に達することもある。

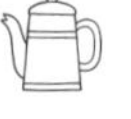

ていくつ **底屈**

足首を足の裏の方向へ曲げること。**反対語** 背屈［223頁］。

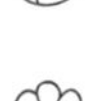

デイケア **day care**

日中、介護の必要な高齢者や障がい者を病院・施設などで預かる、リハビリを中心とした介護。

ていけっとう **低血糖**

血糖値が正常な範囲を超えて低下した状態。一般的には空腹時の血糖値が50～100mg/dL以下の場合をさす。飢餓感、脱水、ふるえ、脱力感がみられ痙攣や昏睡に陥ることもある。

デイサージャリー **day surgery**

日帰り手術。

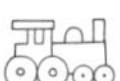

ディサビリティ **disability**

心身の機能における能力障害。身体障害。

でいじょうべん　泥状便
泥のような下痢便のこと。

ディスオリエンテーション　disorientation
➡失見当識［129頁］。

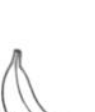

ディスチャージ　discharge
退院。エント（エントラッセン）ともいう。

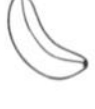

ディスプニア　dyspnea
呼吸困難。気道狭窄、心肺の疾患、貧血、神経筋の疾患などが原因で起こる。

ディスポ　ディスポーザブル；disposable
➡シングルユース器材［148頁］。

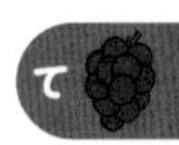

ていたいおんしょう　低体温症
寒冷な環境や体温を保持する調節中枢などの異常で、深部体温が35℃以下になる症状。32℃以下になると、意識混濁や意識不明となり、死亡することもある。

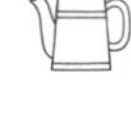

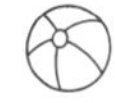

ていちょうせいだっすい　低張性脱水
ナトリウムの不足・欠乏による脱水。下痢や嘔吐、発汗などで水分を失った際に水分だけを大量に摂取すると起こる。また、広範囲の火傷、慢性腎不全なども原因となる。

ていとう　剃刀
かみそり。

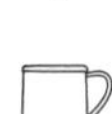

ていひじゅうリポタンパク　低比重リポ蛋白（LDL）
血症リポタンパクの一つで悪玉コレステロールといわれる。
反対語　高比重リポ蛋白［096頁］。

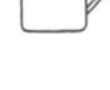

ディフェンス　defence
筋肉防御。腹膜刺激症状で、腹膜炎を疑わせる所見のこと。

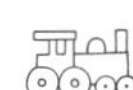

ディプレッション depression
気分の落ち込み、憂うつ、ふさぎ込みなどの状態を表す。

ディベロップメンタルケア developmental care
早産・低体重・染色体異常などの疾患のある新生児に対して、成長や発達を促すケア。

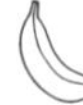

ディペンダンス dependence
依存。依存症。あるものを過度に常用し、用いないと不快な症状や禁断症状が現れる。中毒ともいう。

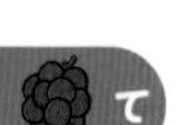

ディメンツ 独 demenz
認知症。正常に発達した脳の機能が、後天的な障害によって衰え、知的活動や日常生活に支障をきたす状態。

ていもう 剃毛
手術の部位を清潔にし、手術後の感染を予防するために、手術前に体毛を除去すること。

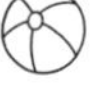

ていようりょうピル 低用量ピル
卵黄ホルモンが0.05mg以下の経口避妊薬。

デイルーム
病院や介護施設などに設置された娯楽室・談話室。

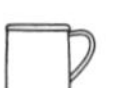

ティルトしけん ティルト試験；head-up tilt test（ヘッドアップ ティルトテスト）、tilt-up test（ティルトアップテスト）
体位変換に伴う自律神経機能の反応を調べる検査。起立性低血圧や神経調整性失神などの診断、治療に用いる。被験者をティルト台に仰臥位にさせ、台を傾斜させながら持続的に血圧などを測定する。

テーパリング tapering
急に中止すると危険性がある薬剤や酸素投与などを、少しずつ減らしていくこと。漸減法ともいう。

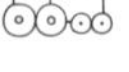

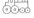

てきか 滴下

点滴の液体をしずく状に落とすこと。

デキスターチェック

血糖値測定。血液中の血糖の濃度を調べること。

てきせいおん　笛声音

気管支喘息やうっ血性心不全、COPD（慢性閉塞性肺疾患）などによる気道狭窄時に聴かれる連続性ラ音。「ヒューヒュー」または「ピーピー」という高い呼吸音。

てきべん　摘便

便秘の対処法の一つ。手袋や指サックをつけた人差し指で患者の直腸内の便を取り除くこと。

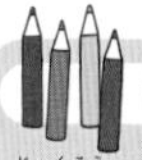

褥瘡の分類と好発部位

褥瘡の重症度は組織の損傷の深達度で判断する。その分類方法にはいくつかの種類があるが、わが国では現在、2008年改訂版DESIGN-Rによる7段階評価が採用されている。海外では米国褥瘡諮問委員会（NPUAP）のステージ分類や、ヨーロッパ褥瘡諮問委員会（EPUAP）のグレード分類が広く用いられている。

褥瘡の好発部位

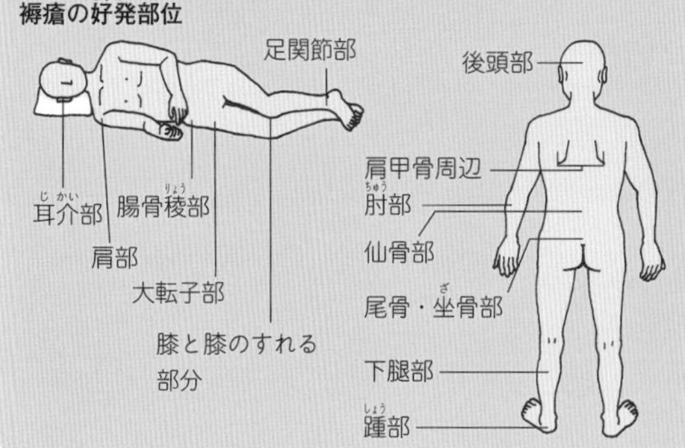

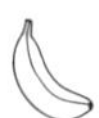

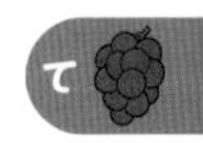

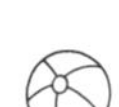
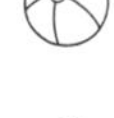

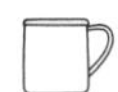

デクビ　デクビタス：decubitus
➡ 褥瘡（じょくそう）［142頁］。

デコる
不全の状態になること。

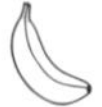

デザイン　：DESIGN
日本褥瘡（じょくそう）学会が作成した、褥瘡の状態を評価するスケール。深さ（Depth）、滲出液（Exudate）、大きさ（Size）、炎症/感染（Inflammation/Infection）、肉芽組織（Granulation）、壊死組織（Necrotic tissue）、ポケット（Pocket）の7項目からなる。

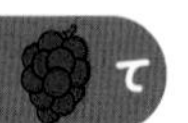

デジャブ　仏 déjá-vu
既視感。既知感。一度も経験したことがないにもかかわらず、すでにどこかで経験したことがあるように感じること。

デスエデュケーション　death education
死への教育。自分の死や親族などとの死別に対する苦悩を和らげるための準備をすること。

テステープ
尿潜血を調べる検査法。スティック状のろ紙を採尿カップの尿にひたして、色の変化を見る。

テストステロン　testosterone
男性ホルモンの一種で、最も活性が強い。精巣から分泌され、第二次性徴を促す。

テスラ　T：tesla
磁力の単位。MRIの磁場の強さを表す際に使われる。

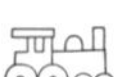

デセラレーション　deceleration
一過性徐脈。早発と遅発がある。前者は分娩（ぶんべん）の際に胎児の頭部が圧迫されて起こる比較的安全なもの。後者は慢性の低酸素症が存在する場合にみられ、危険性が高い。
反対語 アクセラレーション［013頁］。

テタニー **tetany**
筋緊張性痙攣。四肢末梢、とくに手の攣縮、喉頭痙攣がおもな症状。副甲状腺機能低下症、過換気、ビタミンD欠乏症による血中遊離カルシウムの低下が原因。

テタヌス **tetanus**
破傷風。傷口から破傷風菌が入ることで起こる急性感染症。中枢神経がおかされ、開口障害、嚥下困難、筋肉の硬直・痙攣などの症状が現れる。

デッドスペース **dead space**
呼吸器系のうち、酸素の取り込みと二酸化炭素の排出に関係しない部分。口腔、鼻腔、咽喉頭腔、気管、気管支など。

テトラギ **tetra**
四肢麻痺。脳や脊髄の損傷による運動麻痺の一つで、左右の上下肢に麻痺がある状態。

テネスムス **tenesmus**
➡裏急後重［288頁］。

デハイド **デハイドレーション；dehydration**
脱水症。体内の水分や体液が減少した状態。水欠乏型、ナトリウム欠乏型、混合型に大きく分けられる。

デフ **デフィブリレーション；defibrillation**
徐脈。

デブリ、デブる **デブリードマン；debridement**
外科創面切除。傷口から、異物や壊死した組織を外科的に取り除くこと。

デブリス **debris**
汚物。壊死した組織片。

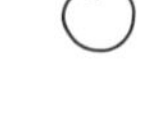
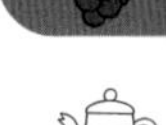

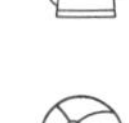

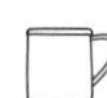

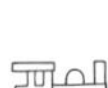

デプレ　デプレッション：**depression**

うつ病。気分が落ち込む抑うつ状態や睡眠障害などの身体症状を発症する精神障害。

デポー　depot drug（ドラッグ）

デポ剤。デポ製剤。注射で投与し、主成分が徐々に放出されて効果が長時間持続するようにつくられた薬剤。

デュークスぶんるい　デュークス分類：**dukes classification**（クラシフィケーション）

組織検査による大腸がんの進行程度の分類。腸壁内にとどまっていてリンパ節転移はない（A）、腸壁を貫いているがリンパ節転移はない（B）、リンパ節転移がある（C）、肝臓や肺などへの遠隔転移がある（D）。

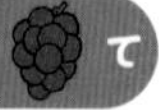

デュープルドレーン

術後の創（そう）部からの排液流出を目的に挿入されるドレーンの一種（商品名）。排液の性状にかかわらず排出が可能である。他にペンローズ（ドレーン）［259頁］やチューブ型ドレーンがある。

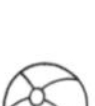

デュラ　デュラマター：**dura mater**

硬膜。脳と脊髄を包む膜状組織の一番外側のもの。脳硬膜と脊髄硬膜に分けられる。

デリバリールーム　delivery room

分娩室。

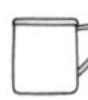

デルタは　デルタ波：**delta wave**（ウェイブ）

❶脳波のうち、周波数1～4ヘルツの高周波のもの。熟睡状態（ノンレム睡眠のステージⅣ）で多くみられる。

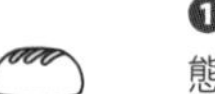

❷ウォルフ・パーキンソン・ホワイト（WPW）症候群でみられる特徴的な心電図の波形。

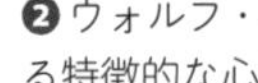

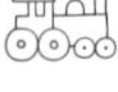

デルマ　デルマトロジー：**dermatology**

皮膚科。

テレメディシン　telemedicine

遠隔医療。インターネット、ウェブカメラ、衛星通信などを使って、遠隔地の患者の診断などを行う。

テロメア　telomere

染色体の末端部分にあり、染色体を保護する構造物。細胞分裂のたびに短くなっていき、一定回数の分裂を繰り返した後、細胞の増殖は止まるとされる。

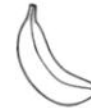

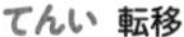

てんい　転移

がん細胞が血液やリンパの流れにより離れたところにある他の組織に運ばれ、同じ病変を起こすこと。

てんい　転位

骨が本来の位置からずれた状態。脱臼や骨折などで起こる。

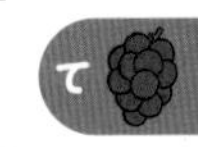

でんげきつう　電撃痛

発作的に生じる電気が走るような痛み。

てんしょう　転床

病室内・病棟内において病床を移動すること。

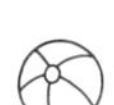

てんじょうしゅっけつ　点状出血

毛細血管が破れて起こる直径2mm以下の微少出血。

テンション　tension

❶緊張。緊張状態。不安。

❷点滴ラインなどが引っ張られ、抜けたりはずれたりするリスクのある場合をさす。

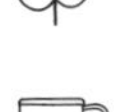

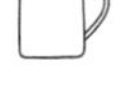

テンダーラビングケア　TLC：tender loving care

きめ細かな配慮とやさしく慈愛に満ちた看護。とくに終末期医療において重視される。

テンダネス　tenderness

圧痛。皮膚に圧力が加わったときに感じる痛み。痛みを感じる場所を圧（痛）点といい、内臓や神経の疾患にかかわる。

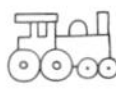

デンチャー denture
義歯。入れ歯。総義歯を意味することが多い。

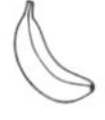

てんとう 転棟
入院患者が治療目的に合わせて院内の別の病棟に移ること。

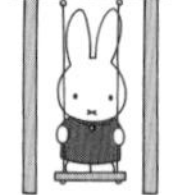

と

トイレッティング toiletting
気管内洗浄。気管に蒸留水を注入して膿（のう）や痰を取り除くこと。

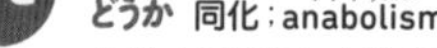

どうか 同化；anabolism（アナボリズム）
生物が摂取した物質を自己に必要な物質に合成すること。

とうかんしん 套管針
外套（がいとう）管の内側に穿刺（せんし）用の針やカテーテルが通っている器具。

どうこうさんだい 瞳孔散大
➡散瞳［119頁］。

とうごうしっちょうしょう 統合失調症
内因性の精神障害の一つ。感情鈍麻、興奮、幻聴・幻覚などが起き、思考や行動、感情をまとめる能力が低下する。

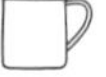

とうしけんさ 透視検査
X線を使って体内を透視する検査。X線透視検査ともいう。

とうしゃくせいうんどう 等尺性運動
関節を動かさずに筋肉を収縮・弛緩させる運動。高齢者の筋力増強や、関節に負荷をかけないリハビリテーションに適する。

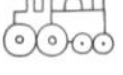

どうしゅけつゆけつ 同種血輸血
献血された血液を輸血すること。

どうちゅう 動注

動脈注射。薬剤が全身に回る静脈注射と異なり、薬剤が直接末梢部に届く。抗がん剤治療ではカテーテルを動脈に挿入して、がん病巣の栄養血管まで薬剤を注入する。

とうちょうせいうんどう 等張性運動

一定の負荷をかけて筋肉を収縮・弛緩させる運動。

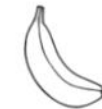

とうちょうせいだっすい 等張性脱水

水分と電解質がほぼ同じ割合で欠乏して起こる脱水症。

どうちょうりつ 洞調律

正常な脈拍。右心房と上大動脈の間にある洞房（どうぼう）結節が一定のリズムで動き、その刺激によって心臓が1分間に60～80の心拍数で収縮する状態。

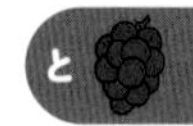

どうみゃくけつガスぶんせき 動脈血ガス分析

動脈血を採取し、酸素分圧（PaO_2）、炭酸ガス分圧（$PaCO_2$）、pHなどを測定して、呼吸機能を調べる検査。

どうみゃくけつさんそほうわど 動脈血酸素飽和度（SpO_2）

動脈血中の赤血球のヘモグロビンにおける酸化ヘモグロビンの割合。99～96％が正常値。95％未満は呼吸不全のおそれがあり、90％を下回ると酸素療法が必要。

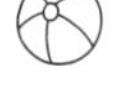

どうみゃくこうかしょう 動脈硬化症

コレステロールの沈着や細胞の老化などで動脈の血管壁の弾力性が失われ、血管が細くなったり硬化したりする状態。

どうみゃくりゅう 動脈瘤

動脈硬化、外傷、細菌感染などにより、動脈壁が拡張してできる円筒形・球状のこぶ。血流が滞ったり、周囲の臓器を圧迫したりする。破裂する場合もある。

ドース dose

定量。用量。1回に投与する薬剤の適量や放射線量のこと。

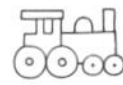

トータル　トータルエクスティペーション：total extirpation
全摘手術。トタールということもある。

トータルニー
➡ TKR［190頁］。

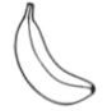

トータルヒップ
➡ THR［190頁］。

トータルフェイスマスク
顔全体を覆う人工呼吸器用マスク。

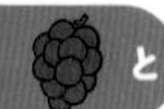

トータルペイン　total pain
➡全人的苦痛［170頁］。

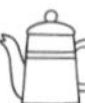

トーヌス　tonus
緊張。筋トーヌスは骨格筋の緊張度、血管トーヌスは血管壁の収縮力の状態を示す。

トキセミア　toxemia
毒（素）血症。ジフテリア菌、ガス壊疽菌、破傷風菌などの感染やその毒素が血液に入って起こる中毒症状。

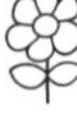

トキソイド　toxoid
細菌などの持つ毒素から化学的・物理的に毒性を除き、抗原性だけを残したもの。ジフテリアや破傷風などのワクチンとして用いられる。変性毒素ともいう。

とぎゃく　吐逆
胃の内容物がゆっくりと口まで逆流する現象。悪心や嘔吐は伴わない。

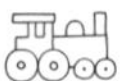

とくいど　特異度
検査の性能を示す指標の一つ。検査によって正しく陰性であると判定されたものの割合。

どくえい　読影
X線撮影、MRI、CT、心電図などの画像から診断を下すこと。

ドクターカー　doctor car
救急医療自動車。医療機器を備え、医師または医師の指示で医療行為の行える看護師が乗っている救急車。

ドクターショッピング　doctor shopping
患者が十分な説明や治療などを受けたにもかかわらず、次々と、あるいは同時に複数の医師・医療機関を受診すること。

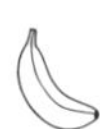

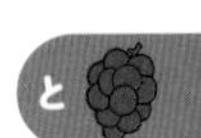

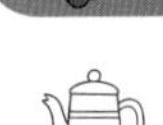
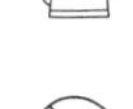
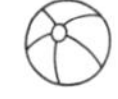

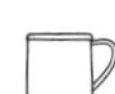

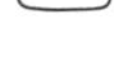

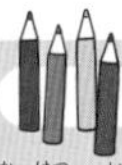

喀血・吐血・下血

喀血は咽頭から肺までの呼吸器系からの出血で、気管支炎や肺炎、肺結核などの炎症、肺がん、胸部の外傷などが原因。
吐血・下血はともに消化管からの出血であるが、吐血は通常は十二指腸から空腸に移行する部位にあるトライツ靭帯より上部の消化管からの出血による。下血は、血液が肛門から排出されることを意味し、消化管のどの部分からの出血でも起こる。吐血・下血の原因は出血部位の炎症や潰瘍、がん、痔疾患などである。喀血と吐血の基礎疾患以外の鑑別のポイントは以下の通りだが、実際には難しい場合が多い。

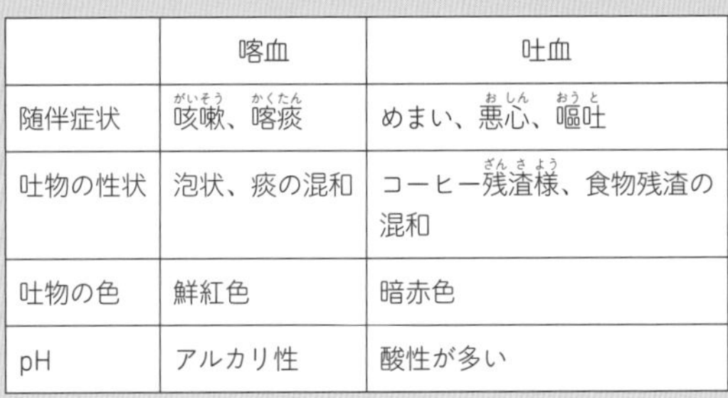

	喀血	吐血
随伴症状	咳嗽、喀痰	めまい、悪心、嘔吐
吐物の性状	泡状、痰の混和	コーヒー残渣様、食物残渣の混和
吐物の色	鮮紅色	暗赤色
pH	アルカリ性	酸性が多い

ドクターヘリ
救急医療用ヘリコプター。医療機器を搭載して、救急専門の医師や看護師を乗せて、救急処置をしながら搬送する。

とくはつせい　特発性
➡本態性［265頁］。

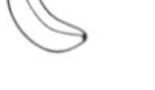

とくよう　特養
特別養護老人ホーム。要介護度1～5で、自宅での介護が困難な高齢者を対象とし、日常生活の介助と健康管理を行う。介護保険法では指定介護老人福祉施設という。

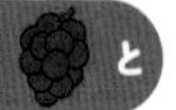

と

とけつ　吐血
消化管からの出血を吐き出すこと。

としゃ　吐瀉
嘔吐と下痢(げり)のこと。

どせき　努責、怒責
排便時、分娩時に腹部に力を入れていきむこと。

どちょう　怒張
送られてきた血液の流れが、下流で何らかの理由により遮断されて血管が腫(は)れ膨れること。

とっぱつせい　突発性
症状が突然に現れること。

ドップラーほう　ドップラー法；doppler method(メソッド)
超音波検査法の一つ。胎児の心音聴取、動き、血流速度、心臓や膀胱の動きなどを調べる。

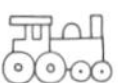

ドナー　donor
臓器移植の臓器提供者、骨髄(こつずい)移植の骨髄提供者、献血者のこと。**反対語**　レシピエント［296頁］。

とにゅう 吐乳
乳児が授乳後に乳を勢いよく吐くこと。正常な場合と胃食道逆流などの疾患が原因の場合がある。溢乳とは異なる。

トノメーター tonometer
血圧計や眼圧測定計。

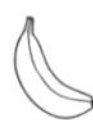

とふん 吐糞
糞便臭のする嘔吐物。腸閉塞によってうっ滞した腸内容物が、腐敗して糞便臭を帯びる。

ドミノいしょく ドミノ移植
臓器提供者から患者に臓器を移植し、その患者から摘出した臓器の正常な部分を別の患者に移植すること。

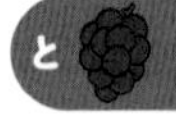

トモ トモグラフィー：tomography
断層撮影法。

ドライアイ dry eye
涙腺の涙液分泌不全。眼が乾燥し、かゆみ、充血がみられる。症状が進むと痛み、視力の低下が起こる。

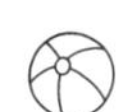

ドライウエイト
透析療法の際に基準とする体重。血圧が正常範囲内で、体内に余分な水分がなく、胸郭の横幅に対する心臓の横幅が正常内のときの体重。感想体重、基礎体重ともいう。

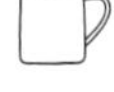

トラウマ trauma
精神的外傷。恐怖や事故などのショックによる精神的ダメージ。

トラキオ トラキオトミー：tracheotomy
➡気管切開［063頁］。

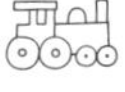

トラクション traction
骨折の治療などの牽引。

トラコーマ trachoma

クラミジアによる伝染性結膜炎。急性では結膜やまぶたの裏の充血が起こる。慢性化すると角膜の混濁や視力低下を招く。

ドラッグハビット drug habit

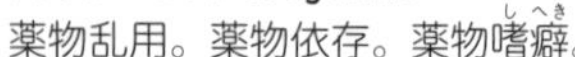

薬物乱用。薬物依存。薬物嗜癖。

ドラッグラグ drug lug

海外の医薬品が、日本国内で承認されるまでの時間差。

トラヘルパー

緊急時に輪状甲状軟骨間の皮膚を切開してチューブを挿入し、気道確保する道具一式のこと。

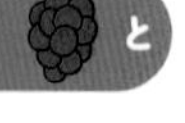

トランス trance

催眠、またはヒステリーによる忘我の状態。受動性が高まり、自発的な意志行動が減退する。

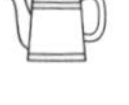

トランス トランスファー；transfer

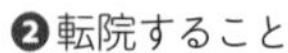

❶移動。「ベッドから車椅子へのトランス」のように、患者が移動できる能力をさすこともある。

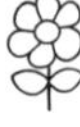

❷転院すること。

トランスジェンダー transgender

身体的な性別と心理的・社会的な性別が一致しない人々の総称。性同一性障害を含む。

トランスセクシャル transsexual

性同一性障害者のなかでの性転換希望者、性転換者。トランスジェンダーともいう。

トランスフェリン Tf；transferrinTf

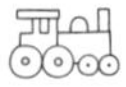

血漿に含まれる鉄結合性のタンパク質。体内に吸収した鉄を、血液によって骨髄に運ぶ役割を持つ。

トリアージ 仏 **triage**
大規模災害時などに発生する多くの患者を重症度や緊急性に応じて分け、優先順位をつけること。順番は①優先治療群（生命にかかわる）、②待機的治療群（早期の処置を要する）、③保留（救急搬送の必要性が低い）、④死亡者、となる。

トリガー **trigger**
引き金。人工呼吸器が感知する、患者が自発呼吸をしようと努力しているサイン。

トリガーポイント **trigger point**
圧痛点。筋肉の中にある痛みの原因のポイント。

トリグリ **トリグリセリド（TG）；triglyceride**
中性脂肪。体内のエネルギーの貯蔵庫だが、過剰になると脂質異常症（高脂血症）や脂肪肝の原因となる。

トリコモナス ***trichomonas***
鞭毛虫の一種。消化管や膣、尿道などの粘膜に寄生する。性感染症の膣トリコモナス炎では、膣炎、尿道炎などを起こす。

ドリップレート **drip rate**
点滴の投与速度。

トリプルルーメン **トリプルルーメンカテーテル；triple lumen catheter**
3腔型カテーテル（チューブ）。異なる薬剤の注入、複数の処置が可能となる。おもに中心静脈に使用する。

どりょくこきゅう **努力呼吸**
呼吸困難時に必要量の酸素を吸入しようとする呼吸。胸郭を動かす陥没呼吸、肩を上下させる肩甲呼吸、鼻翼を動かす鼻翼呼吸、下顎を動かす下顎呼吸がある。

ドレープ **drape**
サージカルドレープ。手術時に清潔を保つために、手術野だけを露出させて患者を覆う布。

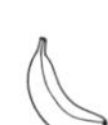
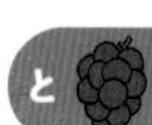

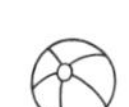

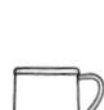
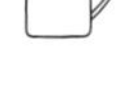

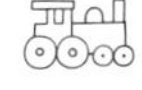

ドレーン **drain**
誘導管。がんの手術後などに、病巣のあった場所にたまる体液を排出するために用いる。

ドレッシングざい **ドレッシング材;dressing**
傷を保護するために巻いたり覆ったりするもの。

ドレナージ **drainage**
ドレーン、チューブ、カテーテルなどを用いて血液、体液、膿（のう）、消化液などの貯留物を体外へ排出すること。

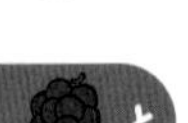

トレマー **tremor**
振戦（しんせん）。ふるえ。ストレスや恐怖、興奮などによって身体、とくに手足が不随意（ずいい）にふるえること。アルコールの離脱症状や甲状腺機能亢進症などで起きることもある。

トレミル **トレッドミル;treadmill**
運動負荷をかけて体力、血圧、心電図、心拍数などを測定するトレッドミル法に使う装置。

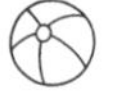

トレンデレンブルグい **トレンデレンブルグ位;trendelenburg position（ポジション）**
骨盤高位。仰臥位で頭部を低く、腰部を高く保持する体位。

トレンデレンブルグちょうこう **トレンデレンブルグ兆候;trendelenburg's sign（サイン）**
患肢で片足立ちをしたとき、反対側の骨盤が下がり身体が患肢側に傾く現象。股関節の疾患の検査法の一つ。

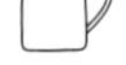

トロッカー **トロカールカテーテル;trocar catheter**
➡套管針（とうかんしん）［200頁］。

ドロップレットプリコーション **droplet precaution**
飛沫感染予防策。

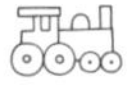

ドロプシー **dropsy**
➡浮腫（ふしゅ）［248頁］。

トロポニン troponin

骨格筋と心筋の収縮を制御するタンパク質の複合体。心筋梗塞のマーカーとされている。

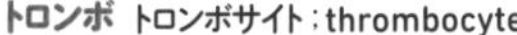

トロンボ トロンボサイト：thrombocyte

➡プレート［252頁］。

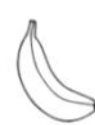

トロンボシス thrombosis

血栓症。血管や心臓内で凝固した血栓（thrombus）が、大きくなり、血管を詰まらせたり血流を遮断したりする状態。

どんきしょう 呑気症

無意識に空気を大量に飲み込むことで、げっぷが出たり腹部膨満感を感じたりする状態。胃腸障害を伴うこともある。

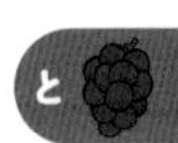

どんつう 鈍痛

重苦しく鈍い痛み。

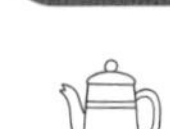

とんぷく 頓服

発熱や頭痛など特定の症状が出たときに、それを抑え込むために薬を飲むこと。また、その薬をさす。

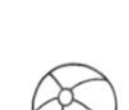

トンボしん トンボ針

➡翼状針［281頁］。

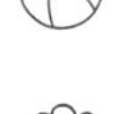

どんま 鈍麻

感覚が鈍いこと。感覚鈍麻、感情鈍麻などがある。

反対語 過敏。

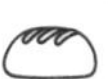

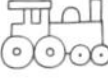

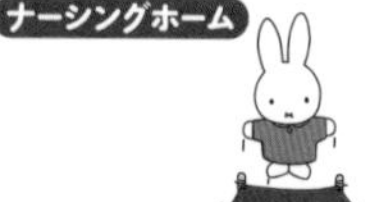

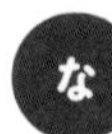

ナーシングホーム nursing home
欧米における高齢者のための長中期ケア施設。

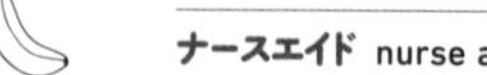

ナースエイド nurse aid
➡看護補助者［057頁］。

ナースプラクティショナー NP；nurse practitoner
米国における看護師の資格の一つで、医師の指示を受けずに特定の医療行為を行うことができる看護師。

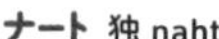

ナート 独 naht
縫合。

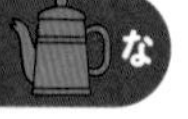

ないしん 内診
婦人科において、外性器の視診、内性器や直腸の触診、器具を用いた診察を行うこと。双合診ともいう。

ないせん 内旋
上腕や大腿が身体の内側へ向くように関節を回旋させる動き。前腕、下腿は外側を向く。 反対語 外旋［049頁］。

ないぞうつう 内臓痛
腹部全体に周期的に感じる漠然とした痛み。悪心（おしん）や吐き気、冷汗などを伴うこともある。

ないてん 内転
腕や脚を身体の正中線に近づける関節の動き。
反対語 外転［050頁］。

ないぶんぴつ 内分泌
細胞でつくられた分泌物が、毛細血管から循環血中を通って身体の各部分に運ばれること。 反対語 外分泌。

ナウゼア **nausea**
悪心(おしん)。いわゆる吐き気。嘔吐(おうと)はvomit(ボミット)。

ナチュラルキラーさいぼう **ナチュラルキラー細胞（NK細胞）；**
natural killer cell(セル)
自然免疫系のリンパ球の一種。体内を移動し、がん化した細胞やウイルスに侵された細胞を見つけ出して攻撃する。

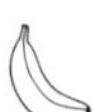

ナチュラルコース **natural course**
末期・急変期の患者に対して、積極的な延命処置を行わないこと。**反対語** フルコース［252頁］。

ナトカリ
血液中のナトリウムとカリウムの比率または濃度のこと。

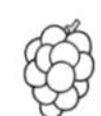

ナトリウムポンプ **sodium(ソーディアム) pump(ポンプ)**
細胞液内のナトリウムイオンを細胞外に排出する仕組み。細胞内のイオン濃度を細胞外より低く維持する機能がある。

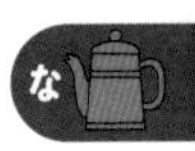

ナノ **n：nano**
10億分の1を表す単位。

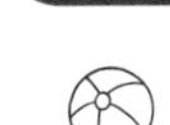

ナラティブ **narrative-based(ベースド) medicine(メディスン)**
患者やその家族と医療者との対話に基づく医療。

ナリッシュメント **nourishment**
身体の栄養となる食物、栄養物。

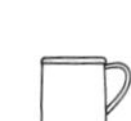

ナルコレプシー **narcolepsy**
睡眠障害の一種。日中・覚醒(かくせい)時に突然激しい眠気を催して数分～数十分眠り込んでしまうもの。

ナルベ **独 narbe**
傷痕。瘢痕(はんこん)。

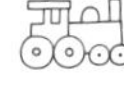

なんじゅう **難渋**
難渋症例。治療をしても治りにくい、あるいは治らないこと。

なんちせい 難治性

病気・症状などが治りにくいこと。なんじせいとも読む。

なんべん 軟便

正常な便と下痢の中間の、水分が多く軟らかい便。

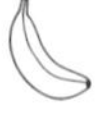

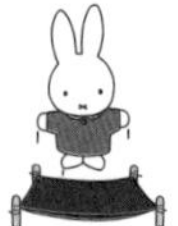

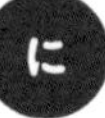

ニート NEET

15～34歳の非労働力人口から、学生・専業主婦を除き求職活動に至っていない者。

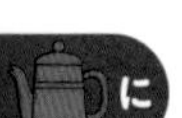

ニーハぶんるい NYHA分類：

ニュー　ヨーク　ハート　アソシエーション　ファンクショナル　クラシフィケーション
New York Heart Association functional classification

ニューヨーク心臓協会（NYHA）の心機能分類。自覚症状の程度から、心不全の重症度をⅠ～Ⅳ度に分類する。

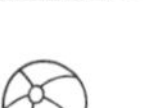

にくげ 肉芽

損傷を受けた組織を保護し、修復するためにできる新生組織。

にくしゅ 肉腫

非上皮性の悪性腫瘍（しゅよう）。発生する部位によって骨肉腫、軟骨肉腫、筋肉腫、脂肪肉腫、リンパ肉腫、神経肉腫などがある。

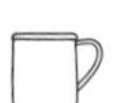

にじちゆ 二次治癒

大きな損傷や汚染のある傷を縫合せずに治療する治癒形式。肉芽組織が盛り上がり、瘢痕（はんこん）を形成して治癒する。

にじゅうもうけんほう 二重盲検法

臨床試験の手法の一つ。薬や治療法の性質、効果を治療者と被験者のどちらにも知らせずに投薬、または治療し、客観的な結果を得るもの。ダブル・ブラインド・テストともいう。

にちないへんどう **日内変動**
体温、血圧、心拍数、覚醒と睡眠のリズム、精神状態などが、1日の中で変動すること。

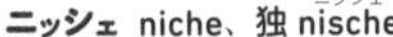

ニッシェ **niche、独 nische**
胃・十二指腸のX線検査でみられる、胃壁の欠損部分に溜まったバリウム造影剤の画像。潰瘍があると考えられる。

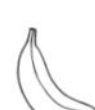

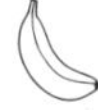

ニトロ **ニトログリセリン（NTG）；nitroglycerin**
狭心症発作の治療薬。舌下錠、貼付薬、点滴静注がある。

ニボー **仏 niveau**
鏡面形成像。気胸やイレウスのX線検査画像でみられる、体内のガスと液体の境界面。

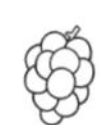

にゅうさんあしどーしす **乳酸アシドーシス**
血液中の乳酸値が上昇して、代謝性アシドーシスを起こした状態。ショックや重症呼吸器疾患による低酸素状態、糖尿病治療薬による薬剤性など、原因はさまざまある。

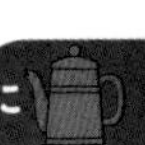

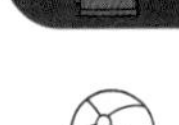

ニューモニア **pneumonia**
肺炎。

にゅうようじとつぜんししょうこうぐん **乳幼児突然死症候群**
健康状態に異常はなく、既往歴［063頁］もないまま、乳幼児が突然死亡する原因不明の疾患。

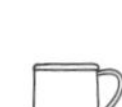

ニューロ **ニューロロジー；neurology**
神経内科。

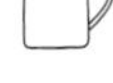

ニューロパシー **neuropathy**
脳・脊髄神経など末梢神経障害の総称。

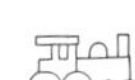

ニューロン **neuron**
脳の神経細胞。細胞体と樹状突起、軸索からなり、情報を受け取り、身体の各器官に伝える働きをする。

にょうさん 尿酸

食品に多く含まれるプリン体が、体内で分解されてできる有機化合物。尿から排泄されるが、過剰に産生されたり、排泄量が低下したりすると高尿酸血症となる。

にょうしっきん 尿失禁

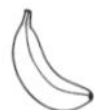

意思とは関係なく尿が漏れること。腹圧性尿失禁、溢流(いつりゅう)性尿失禁、切迫性尿失禁、機能性尿失禁の４種類に分類される。

にょうそ 尿素

哺乳類の尿に多く含まれる有機化合物。タンパク質の代謝によって生成され、尿中に排泄される。血液中の尿素に含まれる尿素窒素（BUN）値は、腎機能の評価に用いられる。

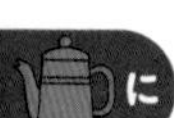

にょうちんさ 尿沈渣

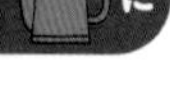

➡沈渣［188頁］。

にょうどくしょう 尿毒症：uremia(ユリミア)

腎臓機能の低下によって起こる症状の総称。本来、尿中に排泄される尿素などの排泄物が血中に残存し、食欲不振、頭痛、悪心(おしん)・嘔吐(おうと)などの症状をきたす。

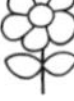

にょうひじゅう 尿比重

尿検査の項目の一つ。尿に含まれるナトリウム、尿素、糖、タンパク質などの成分の量。比重の高い尿を濃縮尿、低い尿を希釈尿という。

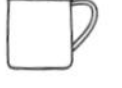

にょうへい 尿閉：urinary retention(ユリナリー リテンション)

膀胱内の尿を自然に排出できない状態。カテーテルを挿入して導尿する。

にょうほうしょう 尿崩症

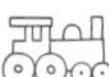

尿量が異常に増加する症状。尿量を調整する抗利尿ホルモンのバソプレシンの不足による中枢性尿崩症と、腎臓がバソプレシンに反応しないことによる腎性尿崩症がある。

ユリナリー　フィスツラ
にょうろう　尿瘻；**urinary fistula**

尿管に穴があき、腸や皮膚との間にできた尿の通路。人工的につくる場合もある。

にょうろかてーてる　尿路カテーテル

尿道から尿管、膀胱へ挿入して、排尿させるカテーテル。一次的な処置のものと、長期的な留置カテーテルがある。

にんしんこうけつあつしょうこうぐん　妊娠高血圧症候群（**HDP**）；
ハイパーテンシブ　ディスオーダーズ　オブ　プレグナンシー
hypertensive disorders of pregnancy

妊娠20週以降から分娩12週までに高血圧がみられる症状の総称。高血圧のみの場合は妊娠高血圧症、高血圧とタンパク尿がみられる場合は妊娠高血圧腎症、妊娠後期に高血圧が悪化するかタンパク尿がみられる場合は加重型妊娠高血圧腎症に分類される。重症化すると、痙攣発作や脳出血、肝・腎機能障害などの合併症を発症することもある。

にんちしょう　認知症

脳の神経細胞が減少・破壊され、認知機能が低下する症状の総称。アルツハイマー型認知症、レビー小体型認知症、脳血管性認知症が三大認知症と呼ばれる。

にんていかんごし　認定看護師

特定の分野の専門知識と技術を持ち、日本看護協会の認定審査に合格した看護師。

にんようせい　妊孕性

妊娠しやすさ。がん・生殖医療においては「妊娠に必要な能力」として、妊娠に必要な臓器や機能を温存する治療を行う。

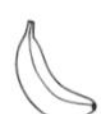

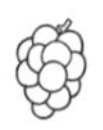
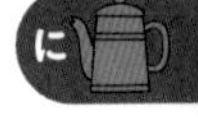

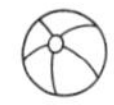

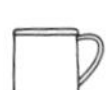

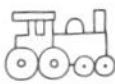

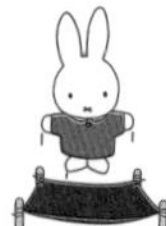

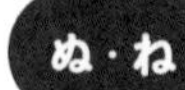

ぬのかんし　布鉗子

滅菌布の術野部分を開いて固定するための鉗子。

ネーザルエアウェイ　nasal airway

❶鼻気道。

❷鼻から挿入する気道確保のための器具。

ネーザルチューブ　nasal tube

鼻から挿入する気道確保のためのチューブ。

ネガティブ　negative

刺激などに反応がないこと。検査結果の陰性。

反対語　ポジティブ［262頁］。

ネクる　ネクローシス；necrosis

➡壊死［037頁］。

ネグレクト　neglect

怠慢。放置。無視。虐待の一種。保護者による子どもへの虐待や、介護者による障がい者や高齢者への虐待などがある。

ねっけい　熱型

ある疾患に特有の発熱のパターン。間欠熱、稽留（けいりゅう）熱、弛張（しちょう）熱、波状熱などがある。

ねっしょう　熱傷

火傷。火や熱湯などの高熱による皮膚の損傷。

ねっちゅうしょう　熱中症；heat stroke（ヒート　ストローク）

長時間直射日光や高温・高熱にさらされたことが原因で起こる、熱失神、熱疲労、熱痙攣、日射病、熱射病の総称。

ねっぱつ **熱発**

発熱すること。

ネブ **ネブライザー；nebulizer**

➡超音波ネブライザー[186頁]。

ネラトン **ネラトンカテーテル；nelaton catheter**

柔軟性のあるゴム管。浣腸（かんちょう）や導尿、吸引、注入などに使う。

ねんけつべん **粘血便**

血液と粘液が混じった便。潰瘍（かいよう）性大腸炎などの炎症性の腸疾患や感染症でみられる。

ねんちゅう **粘稠**

粘り気があり、密度が濃い状態。

ねんぱつおん **捻髪音**

❶指で毛髪をねじったときのような「チリチリ」という音。異常呼吸音の一つで、肺炎や肺線維症などで聴取される。
❷顎（がく）関節症で、口を開閉するときに聞かれる「ジャリジャリ」という音。

ねんまくかしゅよう **粘膜下腫瘍**

粘膜の下にできる腫瘍で、表面は正常な粘膜で覆われている。胃にできるものが多い。

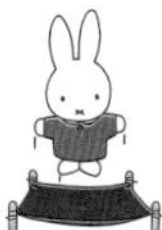

のうかしん **膿痂疹**

とびひ。膿疱（のうほう）や水疱（すいほう）、痂疹（かしん）（＝瘡蓋（かさぶた））、びらんなどを生じる化膿性皮膚疾患。乳幼児に多い。

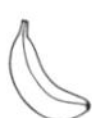

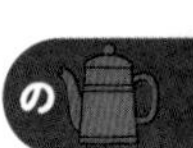

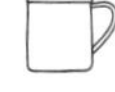

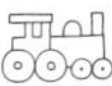

のうきょう 膿胸
肺を包む胸膜に細菌感染が起こり、胸腔内に膿がたまる状態。結核や肺炎、気胸などから起こる。

のうけつりゅうりょう 脳血流量
脳の血管を流れる血液の量や流れ方の状態。認知症や脳梗塞の検査項目の一つ。

のうこうそく 脳梗塞
脳軟化症。脳の血管が狭窄、閉塞し、組織が虚血状態となって壊死する疾患。回復しても、運動麻痺や高次脳機能障害などの後遺症が残ることが多い。

のうし 脳死：brain death
呼吸・心肺機能は人工的に保たれているが、大脳半球と脳幹の機能が失われた不可逆的な状態。1985年に厚生省（現厚生労働省）が発表した脳死判定の基準は、①深い昏睡、②自発呼吸の停止、③瞳孔拡大、④脳幹反射の消失、⑤脳電気的無活動、⑥以上の5項目が6時間以上継続すること。

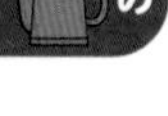

のうしゅ 嚢腫
腫瘍の一種。腺腫細胞からの分泌液が腺管に貯留して嚢（袋）状になったもの。大きくなると圧迫症状が出る。

のうしゅっけつ 脳出血
高血圧や動脈硬化、動脈瘤の破裂などで脳の血管が破れて、脳内に出血が起きた状態。出血が神経細胞を圧迫し、頭痛や運動麻痺、意識障害などの症状を起こす。脳溢血ともいう。

のうそくせん 脳塞栓
剥離した血栓が血管内を流れてきて脳動脈に詰まり、脳が虚血状態に陥って脳組織が壊死を起こすこと。

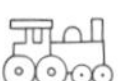

のうそっちゅう 脳卒中
脳の血管の狭窄や閉塞による虚血性脳血管障害と、脳の血管

が破れる出血性脳血管障害に分けられ、前者には一過性脳虚血発作や脳梗塞、後者には脳出血やくも膜下出血がある。

のうどうめんえき　能動免疫

外部からの異物の侵入に対して、身体に備わった免疫系が働く免疫反応。また、抗原を人工的に投与することで免疫反応を起こさせること。**反対語** 受動免疫［138頁］。

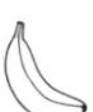

のうへるにあ　脳ヘルニア

脳嵌頓(のうかんとん)。頭部の外傷による血腫や脳浮腫などが原因で頭蓋内圧が上昇し、脳組織の一部が隣接腔にはみ出す現象。ヘルニアが生じる箇所によってさまざまな症状がある。

のうほう　膿疱

皮膚にできた水疱(すいほう)。膿(のう)性の滲出(しんしゅつ)液が内部にたまる。

のうほう　嚢胞

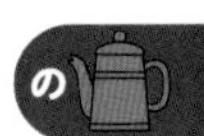

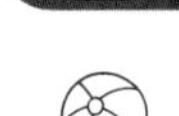

液状の分泌物が貯留した袋の形態をした組織。身体のさまざまな部位にでき、多くは無症状で治療を必要としない。大きなものや臓器癒着があるもの、がん化する可能性のあるものなどは、手術など治療の対象となる。シストともいう。

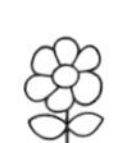

のうぼん　膿盆

ベースン。患部に当てて膿(うみ)や薬液を受ける容器。

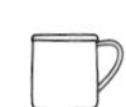

のうメタ　脳メタ、脳メタスターシス；brain(ブレーン) metastasis

がんが脳に転移すること。

ノーマライゼーション　normalization

高齢者や障がい者に平等の人権を保障し、一般市民とともに普通の生活を送れるようにしようという考え方、およびそのための社会福祉政策やインフラ整備などのこと。

ノクターナルペイン　nocturnal pain

夜間痛。夜間になると起こる痛み。睡眠を妨げるほどの痛み。骨・関節疾患に多くみられる。

ノルアド ノルアドレナリン（NA）；noradrenaline
中枢神経、交感神経の神経伝達物質。末梢血管を収縮させて血圧を上昇させる。ショック時の昇圧に用いる。

ノロウイルス *norovirus*
感染性胃腸炎やウイルス性食中毒の原因となるウイルス。乳幼児や高齢者の集まる施設で集団感染が発生しやすい。

ノンコンプライアンス noncompliance
患者が服薬や食事療法など、医療・看護上必要とされる指示に従わないこと。**反対語** コンプライアンス［107頁］。

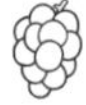

ノンバーバルコミュニケーション non-verbal communication
非言語コミュニケーション。声の調子や息使い、身ぶり、目の動きなどによる情報伝達。

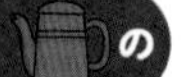

ノンレムすいみん ノンレム睡眠；non-REM sleep, slow wave sleep
周波数の低い脳波（デルタ波）が優勢なため、呼吸、心拍は安定し、筋肉の緊張が低下した状態の深い睡眠。徐波睡眠ともいう。**反対語** レム睡眠［298頁］。

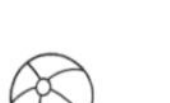

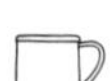

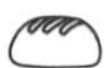

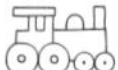

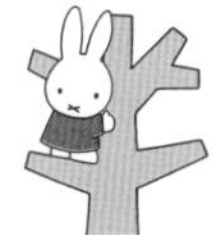
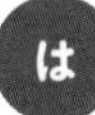

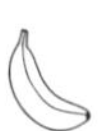

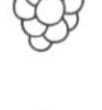

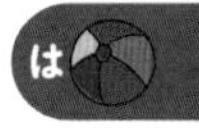

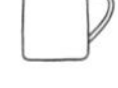

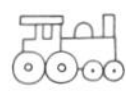

バースコントロール birth control
産児制限。受胎調節。人工的な妊娠・出産のコントロール。

バーセルインデックス BI；barthel index
日常生活動作（ADL）を評価する指標の一つ。食事、移乗、整容、トイレ動作、入浴、歩行、階段昇降、着替え、排便、排尿の10項目について、100点満点でチェックする。

パーソナリティ personality
個人の行動や思考を特徴づける、人格・個性・性格の総称。

パートナーシップナーシング PNS；partnership nursing system
2人以上の看護師がパートナーとして、互いに対等の立場で協力・補完しながら、より質の高い看護を目指すシステム。

ハートマーマー heart murmur
心雑音。心臓の障害部位や程度によって音調や伝播方向などが異なるため、診断の目安となる。

バーバルコミュニケーション verbal communication
会話や文字、手話などの、言語を手段とする意思の伝達方法。 反対語 ノンバーバルコミュニケーション ［220頁］。

パーフォレーション perforation
❶穿孔(せんこう)。とくに胃腸などの管状の臓器や器官に、病変や外傷によって穴があくこと。「パフォる」と略すこともある。
❷耳鼻科で中耳炎により鼓膜に穴があくこと。
❸歯科で歯に穴をあけること。

バーン burn
熱傷。火傷。

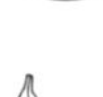

バーンアウトシンドローム burnout syndrome
燃えつき症候群。仕事、あるいは治療に積極的に取り組んでいた人が満足な成果を得られないことから意欲を失い、身体的にも消耗してしまう状態。

バイアス bias
偏り。事実をゆがめる先入観や偏見。

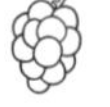

バイアル vial
注射用の薬剤の入った容器。密閉しているゴム栓に針を複数回刺すことができるため、薬剤を分けて使用したり、中に他の薬剤を入れて混合したりすることができる。

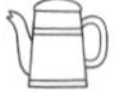

はいえんきゅうきん 肺炎球菌：pneumococcus
グラム陽性の球菌に属する細菌で、人の鼻腔や喉に常在する。免疫力が低下すると肺炎などを発症させる。

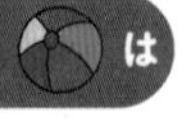

バイオアッセイ バイオロジカルアッセイ：biological assay
生物検定。生物学的試験。生物材料を用いて化学物質の影響

バイオハザードマーク

バイオハザードマークは、WHO（世界保健機関）をはじめ世界中で共通して使用されている、感染性物質や生物学的危険物の存在を知らせるシンボルマーク。感染性物質を含む医療廃棄物は、以下のように色分けされたマークのついた廃棄物容器に分別廃棄しなければならない。

赤＝血液など液状または泥状のもの

橙＝固形状の可燃物・不燃物

黄＝注射針、メスなど鋭利なもの

などを調べる調査。

バイオエシックス bioethics

生命倫理。生命科学や医療に関する倫理的・社会的な問題について研究する学問。

バイオハザード biohazard

生物災害。人為的ミスや事故のために感染力の強い微生物によってもたらされる危害。

バイオフィードバック biofeedback

生体自己制御。生体反応や心理・生理反応を外部刺激として身体に戻し、身体や意識の状態をコントロールできるようにする訓練、またその臨床技術。

バイオフィルム biofilm

菌膜。細菌などの微生物が増殖して形成される構造体。

バイオプシー biopsy

生体組織検査。生体から組織の一部を採取して検査すること。

バイオリズム biorhythm

生体活動周期。睡眠と覚醒（かくせい）、血圧の日内変動など、生体の恒常性を維持するメカニズムの一つとされている。

はいかい 徘徊

記憶障害または認知機能障害の一種で、妄想や幻聴に導かれ、あてもなく歩き回ること。

はいくつ 背屈

手首、足首を甲の向きにそらせること。

反対語 掌屈（手首）[139頁]。底屈（足首）[192頁]。

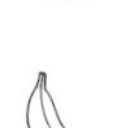
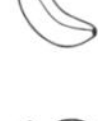

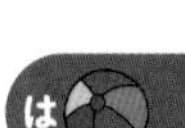
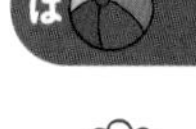

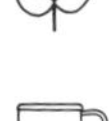
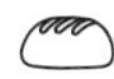

はいコンプライアンス **肺コンプライアンス**

肺に流入する気体の圧力に対する、肺の膨らみやすさの指標。間質性肺炎や左心不全では低下し、COPDがあると上昇する。気道に空気が流れていないときの静肺コンプライアンスと、空気の流れがあるときの動肺コンプライアンスがある。

はいざつ **肺雑**

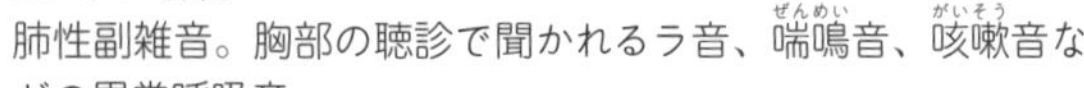

肺性副雑音。胸部の聴診で聞かれるラ音、喘鳴（ぜんめい）音、咳嗽（がいそう）音などの異常呼吸音。

はいせいしん **肺性心**

肺高血圧症で心臓の右心室に負担がかかり、右心室が肥大して機能が低下した状態。進行すると心不全を引き起こす。

バイタル **バイタルサイン（VS）；vital sign**

生命徴候。人間が生きていることを示す所見。体温、脈拍、呼吸、血圧を測定する。

はいどうみゃくせつにゅうあつ **肺動脈楔入圧（PAWP）；**
pulmonary（パルモナリー） artery（アーテリー） wedge（ウェッジ） pressure（プレッシャー）

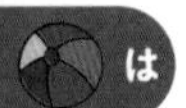

左心系の機能評価に用いる指標。右心房から肺動脈末梢まで挿入したバルーンカテーテルによって測定する。数値は左心房圧に等しくなる。肺動脈閉塞圧ともいう。

バイトブロック **bite block**

経口気管挿管による人工呼吸を行う際に、患者がチューブをかまないように口腔（こうくう）内に入れる器具。

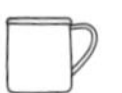

ハイドロ、ヒドロ **hydro-**

「水の」を意味する接頭語。水のつく疾患名につくことが多い。

ハイパー **hyper-**

「高い」「過剰な」を意味する接頭語。**反対語** ハイポ。

ハイパーグリセミア **hyperglycemia**

高血糖。血液中のブドウ糖濃度（血糖値）が異常に高くなった状態。**反対語** ハイポグリセミア［226頁］。

ハイパーサーミア **hyperthermia**

❶高体温。高熱。
❷がんの温熱療法。

ハイパーテンション（**HT**）；**hypertension**

高血圧症。

ハイパープニア **hyperpnea**

過呼吸。必要以上の呼吸、とくにその深さが増すことで起こる状態。症状は手足のしびれや呼吸困難、頭のふらつきなど。精神的要因のハイパーベンチ（過換気症候群）とは区別する。

ハイパーベンチ **ハイパーベンチレーション**；**hyperventilation**

過換気症候群。過呼吸により、呼吸困難感、胸部圧迫感、手足の知覚障害やふるえ、心悸亢進（しんきこうしん）、めまいなどを生じる。

バイパス **bypass**

側副血行路。おもに虚血性疾患や脳梗塞（こうそく）などに対する治療として人工的に設置する、血管の代わりの管。

バイパップ **BiPAP**；**bilevel（バイレベル） positive（ポジティブ） airway（エアウェイ） pressure（プレッシャー）**

❶換気モード（呼気、吸気両方にかけられる）で、陽圧呼吸モードの一つ。
❷非侵襲（しんしゅう）的二相式ベンチレーターの商品名。

パイプカット

➡ワゼクトミー［303頁］。

バイブレーション **vibration**

呼吸リハビリテーションの一環で、排痰法の一つ。手や器具を使って胸郭に振動を与えて、痰の移動を促す。

ハイポ **hypo-**

「低い」「不足している」を意味する接頭語。**反対語** ハイパー。

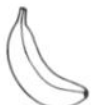

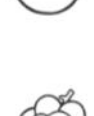
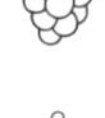
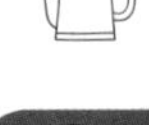
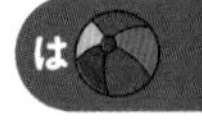

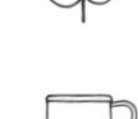
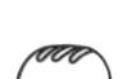

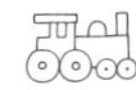

バイポーラ **バイポーラディスオーダー**：**bipolar disorder**
➡双極性障害［172頁］。

ハイポグリセミア **hypoglycemia**
低血糖。血液中のブドウ糖濃度（血糖値）が異常に低下した状態。重症の低血糖は意識障害を起こし、低血糖性昏睡（こんすい）に陥ることもある。**反対語** ハイパーグリセミア［224頁］。

ハイポボレミア **hypovolemia**
循環血液量減少。

ハイムリックほう **ハイムリック法**：**heimlich maneuver**（マニューバー）
気道に入った異物を除去する方法の一つ。患者を背後から抱え、みぞおちのやや下をこぶしで強く圧迫する。妊婦や乳幼児、意識のない患者には禁忌。

はいもうさいけっかんせつにゅうあつ **肺毛細血管楔入圧**（**PCWP**）：
pulmonary（パルモナリー） **capillary**（キャピラリー） **wedge**（ウェッジ） **pressure**（プレッシャー）
➡肺動脈楔入圧［224頁］。

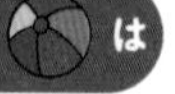
は

はいもんり **肺紋理**
X線写真で、肺の末端の細い気管支や血管の重なりによってみられる樹枝状の模様のこと。

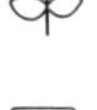

はいようしょうこうぐん **廃用症候群**
安静状態が続き、身体機能を使わないことで起こる、二次的な機能低下や障害の総称。筋力低下、関節拘縮（こうしゅく）などが代表的。

ハイリスク **high risk**
❶危険度が高いこと。発病や悪化する可能性の高いこと。
❷ハイリスク薬。与薬や管理にとくに注意が必要な薬剤。

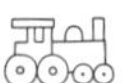

ハウスダスト **house dust**
室内の塵やほこり。イエダニの排泄物などが含まれ、アレルギー疾患のアレルゲンとなる。

パウチ **ストーマパウチ**：**stoma pouch**

人工肛門につける排泄(はいせつ)物を受けるための袋、あるいは排泄装置全体をさす。ストーマ袋ともいう。

バキューム vacuum
真空。陰圧による吸引、あるいは吸引器のこと。また、産科では吸引分娩やその器具をさすこともある。

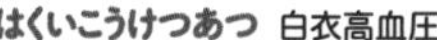

はくいこうけつあつ 白衣高血圧
日常の血圧は正常範囲だが、医療施設で医師や看護師が測定すると高血圧となる状態。

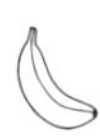

はくせん 白癬
白癬菌などを原因菌として起こる伝染性皮膚疾患。頭部白癬(しらくも)、顔面白癬(はたけ)、爪白癬などがある。

はくどうつう 拍動痛
脈拍に連動するように起こるズキズキするような痛み。

はくりこっせつ 剝離骨折
筋肉、靱帯(じんたい)、腱(けん)に付着している骨が剝離する骨折。

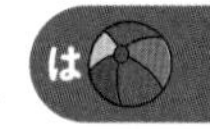

ばくりゅうしゅ 麦粒腫
まぶたにできる急性化膿(かのう)性炎症。いわゆるものもらい。

ばくろ 曝露
病原体や化学物質、放射線などにさらされること。

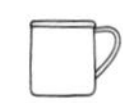

はこう 跛行
病的な歩き方。麻痺(まひ)性跛行、一側性跛行などの型がある。

ハサミほこう ハサミ歩行；scissor(シザー) gait(ゲート)
両側錐体(すいたい)路障害による歩容(ほよう)。両脚の動きが、ハサミが交差するように見える。痙性対麻痺(けいせいついまひ)歩行ともいう。

はしゅ 播種
ウイルスやがん細胞が病巣からばらまかれるように広がること。

はすい 破水
出産時、胎児を包む卵膜が破れて、羊水が流れ出す現象。

バスキュラーアクセス vascular access
血液透析で血液を体外循環させる際の患者側の出入り口。俗にシャントやブラッドアクセスとも呼ばれる。

バスケットカテーテル basket catheter
先端に極細ワイヤー製のバスケットがセットされたカテーテル。胆管結石、膵石、血管内の異物などの摘出に使用する。

バソプレシン vasopressin
➡抗利尿ホルモン［096頁］。

バタードチャイルドシンドローム battered-child syndrome
➡被虐待児症候群［238頁］。

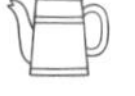

パターナリズム paternalism
父権主義。患者の利益のための決定権は医師にあり、患者はすべてを医師に委ねればよいという考え方。

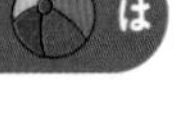

ばちゆび ばち指
ばち状指。手や足の指先が太鼓のばち状に肥大した状態。呼吸器疾患があるときにみられる。

バッカルじょう バッカル錠
頬に入れて徐々に口腔粘膜から成分を吸収させる錠剤。

バッグバルブマスク bag valve mask
➡アンビューバッグ［023頁］。

バックフロー backflow
血液が注射器の先端部に逆流すること。

バックレスト backrest
座ったときの背中を支える背もたれ。

はっけっきゅう 白血球

体内に進入した異物を無害化する血液細胞。リンパ球、好中球、好酸球、好塩基球、単球の5種類がある。

パッシブスモーキング passive smoking
➡受動喫煙［138頁］。

はったつしょうがい 発達障害
脳機能の発達に生まれつきの障害があることで現れる、さまざまな症状の総称。自閉症スペクトラム障害などがある。

パッチテスト patch test
接触皮膚炎などの診断・原因解明のために行う検査。

ハッフィング huffing
深く息を吸い、一気に吐き出す勢いで痰を出す排痰法。

パップスメア pap smear
子宮頸がん検査（パップテスト）で、子宮頸部の細胞を採取して作製する細胞診検体。

はなカニューレ 鼻カニューレ
酸素吸入のために両鼻腔に挿入するチューブ。

パニックしょうがい パニック障害；panic disorder（ディスオーダー）
不安障害の一つ。とくにストレス状況下になくても、強い不安や恐怖を感じて、動悸やめまいなどの症状が現れる。

ばねゆび ばね指
指の腱や腱鞘に炎症が起き、曲げ伸ばしの際に引っかかりが生じる状態。腱鞘炎（けんしょうえん）ともいう。

はばたきしんせん 羽ばたき振戦
腕を前に伸ばすと手首や指が羽ばたくように不随意にふるえる状態。肝性脳症などの機能障害を原因として起こる。

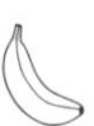

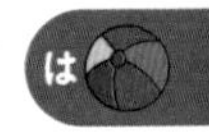

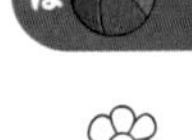

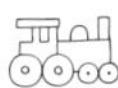

バビンスキーはんしゃ　バビンスキー反射；babinski's reflex

足底反射。錐体路障害を鑑別する反射。足底部の外縁をこすると、正常では母趾は足底のほうに屈曲するが、錐体路障害があると逆に背屈する。

パフォーマンスステータス　PS；performance status

がん患者の全身状態の指標。ADLのレベルに対応して0～4の5段階で表す。治療方針や治療効果の判断基準となる。

パラ　マルチパラ；multipara

出産経験のある人。出産経験が2回なら「2回パラ」という。

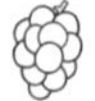

パラ　パラプレジア；paraplegia

➡対麻痺［189頁］。

パラセン　パラセンタシス；paracentesis

穿刺。診断のために体液・排液を取り除く穿刺法のこと。狭義に腹部穿刺をさす。

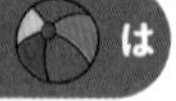

は

パラノイア　paranoia

精神障害の一つ。偏執症。妄想症。

パラメディカル　paramedical

医師、歯科医師以外で、医療に従事する専門家の総称。

パラリズム　pararrhythmia

副律動。副調律。不整脈の一つ。洞房結節とは別に、異なるリズムで刺激を発生させる部位があり、心臓の収縮が二重支配を受けている状態のこと。

パリアティブケア　palliative care

➡緩和ケア［062頁］。

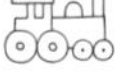

バリアフリー　barrier free

高齢者や障がい者が生活の不便を感じないように、障壁を取り除き、さらに社会参加を促進しようという考え方。物理的、制度的、心理的、価値観・情報のバリアフリーがある。

バリアプリコーション **barrier precaution**
感染防止のための無菌遮断予防対策。手洗い、マスク・グローブ・ガウンの着用、滅菌ドレープの使用、無菌操作などがある。

はりさしじこ **針刺し事故**
医療従事者が、患者の血液などが付着した針やメスなどで皮膚を傷つけるような作業中の事故。感染のおそれがある。

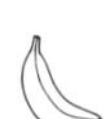

バリックス **varix**
静脈瘤（りゅう）。

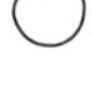

パル **パル、パルピテーション；palpitation**
心臓の鼓動。動悸。

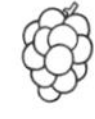

バルーンカテーテル **balloon catheter**
体内に挿入し、先端をバルーンのように膨らませて、自然に抜けないように固定する管。尿道から挿入して膀胱に留置するもの、血管に挿入して脳血管・冠動脈疾患の検査・治療に用いるものがある。

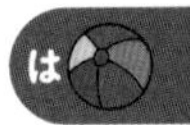

ハルシネーション **hallucination**
幻視、幻聴、幻臭などの幻覚。

パルス **PALS；pediatric（ペディアトリック） advanced（アドバンスト） life（ライフ） support（サポート）**
小児二次救命処置法。重症の疾患や外傷のある小児の心停止を未然に防ぐために、小児科専門医に引き継ぐプログラム。

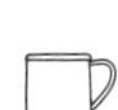

パルス **P；pulse**
脈拍。プルスともいう。

パルスオキシメーター **pulse oximeter**
動脈血酸素飽和度（SpO_2）測定装置。低酸素血症の早期発見、人工呼吸療法中の異常の発見、睡眠時無呼吸症の検査、在宅酸素療法中の患者のモニタリングなどに使用する。

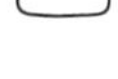

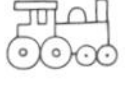

パルスりょうほう パルス療法

薬を服用する期間と服用しない期間を複数回繰り返す治療法。服用期間の短縮や副作用抑制の効果がある。

ハルトマンしゅじゅつ ハルトマン手術；hartmann's operation

大腸がんなどの人工肛門造設術で、肛門を温存したままで、人工肛門を増設する手術。自然排便が可能になる場合がある。

バルパン バルーンパンピング；balloon pumping

大動脈内バルーンパンピング法。心筋梗塞や心不全などによる心臓機能低下に対する治療法。

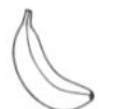

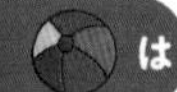

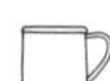

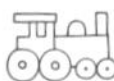

脈拍測定

脈拍とは、1心拍ごとに血液が大動脈内に送り出されて発生する波動が、末梢血管に伝播（でんぱ）するもの。心臓の拍動とほぼ一致し、動脈が体表近くを通っている部位で容易に触れることができるため、速度やリズムの様子から心臓の状態を知ることができる。正常な脈拍は成人で60～80回／分、規則的に拍動する。測定方法は、親指と小指を除く3本の指の指腹を測定部位に軽く当て、1分間脈拍を数え、脈の性状を観察する。

脈拍の触知部位

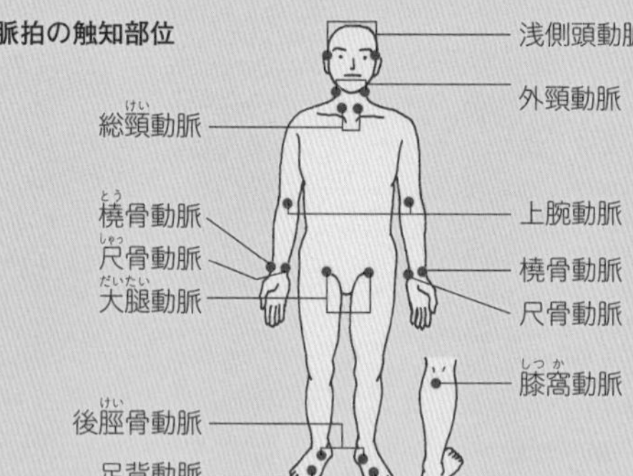

バルビツレート barbiturate

中枢神経系抑制作用があり、睡眠薬、麻酔薬、鎮静薬などとして使われる薬。

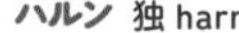

ハルン 独 harn

➡ユーリン［279頁］。

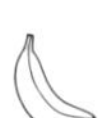

バレーちょうこう バレー兆候；barre's sign（サイン）

上肢・下肢に軽い運動麻痺のある場合に現れる徴候。上肢では、手のひらを上にして腕を前方に伸ばして閉眼すると、麻痺側の腕が下がる。下肢では、伏臥位で膝が接しない状態で両膝を直角に曲げると、麻痺側の下肢が自然に下がる。

はんかつたいいん 煩渇多飲

極度に喉が渇き、頻繁（ひんぱん）に大量の水を飲む症状。糖尿病などによる高血糖症状の一つ。

パンクチャー puncture

穿刺（せんし）。血液、体液、細胞などの採取のために、血管や体腔、臓器に針を刺すこと。

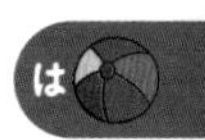

バンコマイシンたいせいちょうきゅうきん バンコマイシン耐性腸球菌；vancomycin resistant（レジスタント） Enterococcus（エンテロコッカス）

➡ VRE［243頁］。

はんこん 瘢痕

切創（せっそう）、熱傷、潰瘍（かいよう）などによる組織の損傷部分を埋めるために、新しい組織ができて治癒（ちゆ）した状態。皮膚表面の場合は毛孔（もうこう）、汗腺（かんせん）がない。広範囲のものを蟹足腫（かいそくしゅ）、ケロイドという。

はんざい 半坐位

仰臥位から、下肢を伸ばしたまま上半身を45度上げた姿勢。

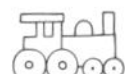

はんしょうかたいえいようざい 半消化態栄養剤

経腸栄養剤のうち、食品に分類される濃厚流動食。

ばんじょうこう　板状硬

虫垂炎や胃・十二指腸潰瘍(かいよう)などが重症化して、炎症が腹膜全体に広がり、腹部全体が板のように硬くなった状態。

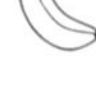

ばんせいいでん　伴性遺伝

性染色体の遺伝子によって生じる遺伝。伴性遺伝による疾患には赤緑色盲(せきりょくしきもう)、血友病(けつゆうびょう)などがある。雌雄(しゆう)どちらか一方の染色体の遺伝子にのみ生じる遺伝は限性遺伝という。

パンセクシュアル　pansexual

全性愛。相手の性のあり方にかかわりなく好意を持つ。

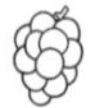

ハンセンびょう　ハンセン病：Hansen's disease(ディジーズ)

らい菌の感染で起こる慢性感染症。顔面や手足の変形、末梢(まっしょう)神経の麻痺、皮膚症状などを伴う。

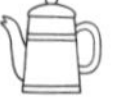

バンチしょうこうぐん　バンチ症候群：Banti's syndrome(シンドローム)

特発性門脈圧亢進症。肝硬変などの疾患を伴わずに門脈圧が亢進し、貧血や脾臓(ひ)の腫れなどがみられる疾患。原因不明。

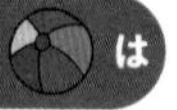

ハンディキャップ　handicap

心身の機能障害により、不利な環境や条件におかれる状態。

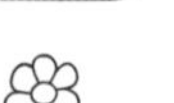

パンデミック　pandemic

汎発(はんぱつ)流行。ある感染症が複数の国で大流行すること。

バンドエイドサージャリー　Band-Aid surgery

レーザーメスや内視鏡などで、傷口を最小限に抑える手術。

はんのうべん　反応便

自然の排便でなく、下剤や浣腸などで排出された便。

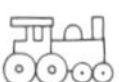

はんぱつせいふくまくえん　汎発性腹膜炎：panperitonitis(パンペリトニティス)

重症化し、腹膜全体に炎症が広がった腹膜炎。

はんぷくだえきえんげてすと　反復唾液嚥下テスト（RSST）：repetitive(リペティティブ) salive(サライブ) swallowing(スワロウイング) test(テスト)

嚥下機能を評価する簡易テスト。中指で喉ぼとけを軽く押さえ、唾液を30秒間飲み続けてもらい、何回飲めたかをカウントする。3回以上であれば正常とされる。

パンペリ **パンペリトニティス：panperitonitis**
汎発(はんぱつ)性腹膜炎。細菌感染によるものと、消化器系疾患の合併症として起こるもの（穿孔(せんこう)性腹膜炎）がある。

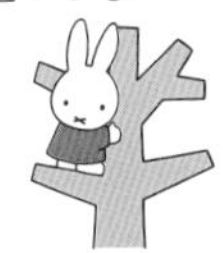

ピアカウンセリング **peer counseling**
同じような悩みや問題を抱えた人同士が、対等な立場で話し合い、共感しながら解決策を見出す方法。

ピーアイ **PI：present(プレゼント) illness(イルネス)**
現病歴。

ピーアイエイチ **PIH：pregnancy(プレグナンシー) induced(インデュースド) hypertension(ハイパーテンション)**
➡妊娠高血圧症候群［215頁］。

ビーイー **BE：base(ベース) excess(エクセス)**
塩基過剰。血液ガス分析［084頁］の項目の一つで、血液を正常なpHに戻すために必要な酸の量。

ビーイーイー **BEE：basal(ベーサル) energy(エナジー) expenditure(イクスペンディチャー)**
基礎代謝エネルギー消費量。

ピーエイチ **PH：past(パスト) history(ヒストリー)**
➡アナムネ［018頁］。

ピーエイチ **pH：ラ pondus hydrogenii**
溶液中の水素イオン濃度を示す単位。0から7未満が酸性、7から14がアルカリ性。

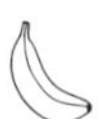

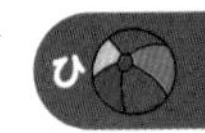

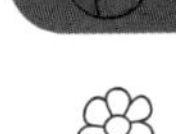

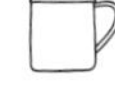

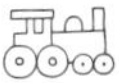

ピーエイチティー PHT；pressure half time

圧較差半減時間。僧帽弁狭窄症の重症度を評価する指標。左室と左房の間の圧較差が半減するまでの時間。

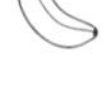

ピーエーオーツー PaO_2；partial pressure of arterial oxygen

動脈血酸素分圧（飽和度）。血液中の溶解酸素の量を示し、換気障害、循環障害、肺炎の診断の目安となる。

ピーエーシーオーツー $PaCO_2$；partial pressure of arterial carbon dioxide

動脈血二酸化炭素分圧。肺胞の換気・循環機能の指標となる。

ビーエスチェック BSチェック；blood sugar check

➡デキスターチェック［195頁］。

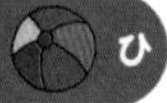

ビーエムアイ BMI；body mass index

肥満度を測る国際的な指標。体重（kg）÷身長（m）^{2}で算出する。BMI18.5未満をやせ、18.5以上25未満を普通、25以上を肥満とする。

ビーエルエス BLS；basic life support

一次救命処置。一般市民が特別な医療器具や薬品などを使わずにできる蘇生法。気道確保、人工呼吸、一時的止血など。

ビーカン B肝

B型肝炎。

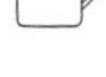

ピークフロー PEF、PF；peak flow

最大呼気流量。最大限に息を吐き出したときの強さ。気管支喘息の管理に用いる指標となる。ペフともいう。

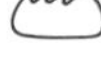

ビーさいぼう B細胞；B-cell

免疫を担うリンパ球の一つ。抗原に反応して抗体を産生し、体内に侵入した病原体を排除する。

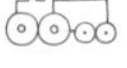

ビージー、ビージーエー BGA；blood gass analysis

➡動脈血ガス分析［201頁］。

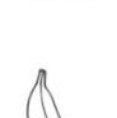

プレートレット　コンセントレート
ピーシー　PC：platelet concentrate
血小板濃厚液。血液成分製剤の一種。血小板減少症の出血時の治療に用いる。

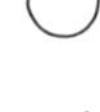

ポリメラーゼ　チェーン　リアクション
ピーシーアール　PCR：polymerase chain reaction
ポリメラーゼ連鎖反応。採取した微量の検体のDNAを増幅させて検出する技術。

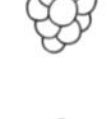

パーキュタニュース　コロナリー　インターベンション
ピーシーアイ　PCI：percutaneous coronary intervention
経皮的冠動脈インターベンション。PTCAと同義。

ペーシェント　コントロールド　アナルジシア
ピーシーエー　PCA：patient controlled analgesia
患者管理鎮痛法。

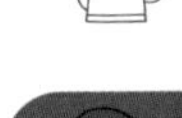

ボディ　ウェイト
ビーダブリュー　BW：body weight
体重。

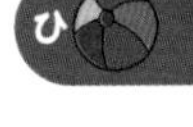

ボディ　テンパラチャー
ビーティー　BT：body temperature
体温。

ポスト　トラウマティック　ストレス　ディスオーダー
ピーティーエスディー　PTSD：post traumatic stress disorder
心的外傷後ストレス障害。心的外傷の原因を繰り返し思い出すことで、不眠や不安、抑うつなどの症状が現れること。

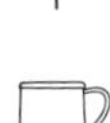

ピーディーシーエーサイクル　PDCAサイクル：PDCA cycle
業務・品質改善やマネジメントなどで用いられる管理手法。計画（Plan）、実行（Do）、評価（Check）、改善（Act）の4ステップを継続して繰り返し、課題を明確にすることで、医療の質の向上を目指す。

ポジティブ　エンド　エクスピレートリー　プレッシャー
ピープ　PEEP：positive end-expiratory pressure
呼気終末陽圧。

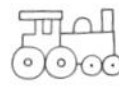

プレマチュア　ベントリキュラー　コントラクション
ピーブイシー　PVC：premature ventricular contraction
心室性期外収縮。

ピーブイシー PVC ; poly vinyl chloride

ポリ塩化ビニル。PVC材質の点滴セットでは、使用薬剤によって可塑剤が溶出する事例が報告されている。

ピーブイシャント PVシャント

腹腔・静脈短絡術。腹腔と鎖骨下静脈の間に逆流防止弁のついたカテーテルを留置し、腹腔に貯留した腹水を静脈から排出する方法。

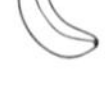

ヒーリング healing

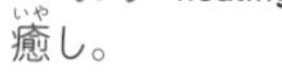

癒し。

ピエログラフィー pyelography

経静脈性腎盂造影。静脈から造影剤を入れて、腎盂、膀胱、尿管などをX線撮影する検査。

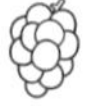

ピオ ピオシアニン ; pyocyanin

緑膿菌。病原性は弱いが、わずかな水分で繁殖して、日和見感染を起こす。シュード、みどり、ピー(P) ともいう。

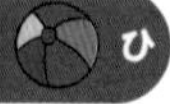

ビオーこきゅう ビオー呼吸 ; Biot's respiration

急激な短い呼吸の後に、突然停止期が現れる呼吸型。髄膜炎や脳腫瘍でみられる。

ひかきしゅ 皮下気腫

胸部の外傷によって損傷を受けた肺や気管から空気が漏れ、皮下組織にたまって腫瘤となった状態。骨折や胸腔穿刺などによって直接空気が入る場合もある。

ひぎゃくたいじしょうこうぐん 被虐待児症候群 ; battered-child syndrome

児童受傷症候群。親や他の大人からの身体的・精神的虐待によって、子どもに生じる心身の障害の総称。打撲や骨折、火傷などの外傷の他、情緒障害や発達障害などもある。

びくうえいよう 鼻腔栄養

経管・経腸栄養の一種。鼻からチューブを胃や腸に挿入して栄養を注入する。

ひこう 肥厚
皮膚などが厚くなること。

ひしん 皮診
肉眼で確認できる発疹(ほっしん)などの皮膚の症状。

ひしんしゅうてきようあつかんき 非侵襲的陽圧換気
呼吸不全に対して、気管内挿管や気管切開を行わず、マスクを装着して陽圧による換気を行う人工呼吸法。

ヒスタミン histamine
血圧降下、平滑筋収縮、血管拡張、胃酸分泌の促進などの薬理作用がある生理活性物質。通常は体内で不活性状態にあるが、外傷や感染などの刺激によって過剰に産生されると、アレルギーやアナフィラキシーショックの原因となる。

ヒステレクトミー hysterectomy
子宮摘出術。

ヒストリー history
現病歴と既往(きおう)歴のこと。ケースヒストリーともいう。

ひだい 肥大
大きくなること。臓器や組織の重量や大きさが増すこと。

ひっぱつ 必発
症状が必ず現れること。

ヒドロ hydro-
➡ハイドロ［224頁］。

ヒドロ ヒドロセファラス：hydrocephalus
水頭症。先天性の脳発育異常、髄膜(ずいまく)炎、外傷などが原因で、頭蓋内に脳脊髄(せきずい)液が過剰にたまる疾患。

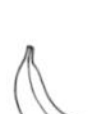
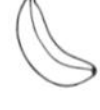

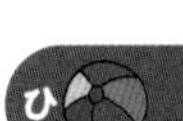

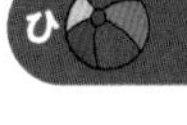

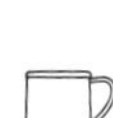
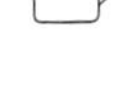

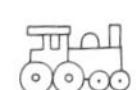

ビナイン **benign**
➡良性腫瘍（しゅよう）［292頁］。

ひばく **被曝**
放射線を浴びること。

びへい **鼻閉**
鼻閉塞。鼻詰まり。

ヒポ **hypo-**
➡ハイポ［225頁］。

ひまつかんせん **飛沫感染**
咳、くしゃみ、痰などの飛沫粒子による感染。

びまんせい **瀰慢性**
病変が1カ所にとどまらずに、広範囲に広がっていること。病変が1カ所にとどまることは局所性という。

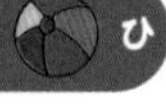

ヒヤリ・ハット
大きな事故につながる可能性のある出来事。

ヒューおん **ヒュー音**
➡喘鳴（ぜんめい）［171頁］。

ヒュー・ジョーンズぶんるい **ヒュー・ジョーンズ分類**
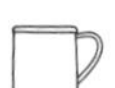
呼吸困難の程度を表す指標。軽度のⅠ度から重度のⅤ度の5段階に分けられる。フレッチャー分類ともいう。

ヒューマンエラー **human error**
人的エラー。人間による誤りや失敗。システムや機械の故障、事故の原因が操作する人間のミスである場合をいう。

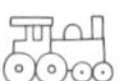

ヒューリスティックス **heuristics**
先入観や経験に基づく思考法。

ヒュールブリンガーほう **ヒュールブリンガー法**

手術前などの手洗い法の一種。スクラブ剤とブラシを使用して、手指から前腕部を10分程度かけて消毒・洗浄する。

ひょうざいつう 表在痛

皮膚や粘膜など体表面の痛み。**反対語** 深部痛［153頁］。

びょうり 病理

❶病気の原因、発病のしくみ。

❷病理学的検査のこと。

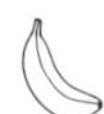

ひよりみかんせん 日和見感染

健常者にはほとんど病原性を示さない微生物が、抵抗力の落ちた患者（易感染性宿主）に起こす感染症。

ヒョレリス コレリジアシス：cholelithiasis

胆管結石症。胆管に胆石がたまる疾患。胆管が胆石でふさがれると、細菌感染や膵炎、黄疸などを起こすおそれがある。

びらん 糜爛

ただれ。皮膚や粘膜の表皮がはがれ落ちた状態。

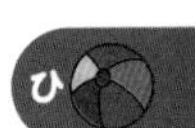

ピル pill

❶丸薬、錠剤。

❷経口避妊薬の俗称。

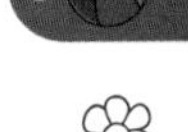

ヒルシュスプルングびょう ヒルシュスプルング病

新生児にみられる疾患。先天性の無神経節腸管のため腸の動きが悪く、重度の腸閉塞や便秘を起こす。

ビルロートツーほう ビルロートⅡ法：Billroth operation Ⅱ

胃がんの幽門側切除後の胃再建法で、残った胃と十二指腸に続く小腸部分を吻合する方法。

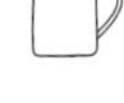

ビルロートワンほう ビルロートⅠ法：Billroth operation Ⅰ

胃がんの幽門側切除後の胃再建法で、残った胃と十二指腸を吻合する方法。

ピロステ **ピロリックステノーシス**；**pyloric stenosis**
幽門狭窄症。

ピロリきん **ピロリ菌**（**HP**）；**Helicobacter pylori**
胃の粘膜に生息するグラム陰性桿菌。胃炎、胃・十二指腸潰瘍、胃がんの発症に関係するとされる。

ピンホール **pinhole**
➡縮瞳［137頁］。

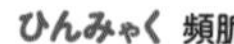

ひんみゃく **頻脈**
脈拍数が普通より多く、毎分100を超えるもの。生理的洞頻脈、病的洞頻脈、不整脈による頻脈がある。頻脈があることを「タキる」「タヒる」という。**反対語** 徐脈［146頁］。

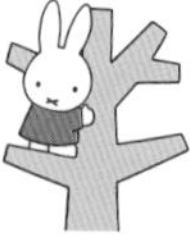

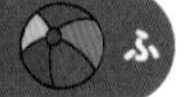

ファーストエイド **first aid**
応急処置。保温、骨折部の固定、止血、気道確保など。

ファイティング **fighting**
患者の自発呼吸と人工呼吸器による換気のタイミングが合わず、不調和を起こしている状態。バッティングともいう。

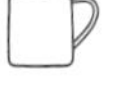

ファイバースコープ **fiberscope**
内視鏡。

ファロー **ファロー四徴症**；**tetralogy of fallot**
心室中隔欠損、肺動脈狭窄、大動脈騎乗、右心室肥大の4つの奇形が合併している先天性心疾患。

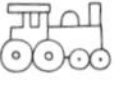

ふあんていきょうしんしょう **不安定狭心症**
狭心症の発作が今までと違う経過で起きるようになった場合や、症状が増悪している場合をいう。症状の予測がしづらい

ため、心筋梗塞や突然死につながるおそれがある。

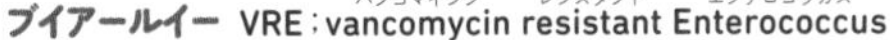

ファントム **phantom**

❶幻。幻覚。幻想。

❷人体模型。

ブイアールイー **VRE；vancomycin resistant Enterococcus**

バンコマイシン耐性腸球菌。抗菌薬バンコマイシンに対して、薬剤耐性を獲得した腸球菌。

ブイイー **嚥下内視鏡検査（VE）；videoendoscopic examination of swallowing**

喉頭ファイバースコープを鼻腔から咽頭に挿入し、嚥下の状態を観察する検査。

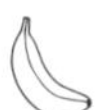

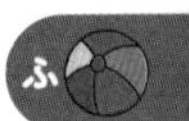

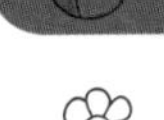
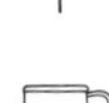
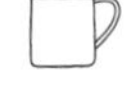

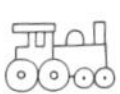

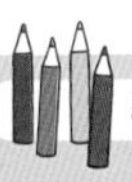

基本の体位（立位・座位）

- 立位…足底を基底として立つ体位。重心が高く不安定なため、筋肉の緊張を多く必要とし、疲れやすい。
- 座位…胸郭が広がって横隔膜が下がるため、呼吸運動が楽になる。座位には、上半身を15〜45度起こすファーラー位（半座位）、ベッド上に脚を伸ばす長座位、ベッドサイドに脚を下ろす端座位などがある。

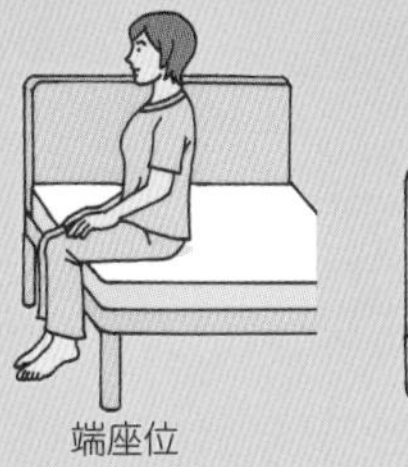

端座位

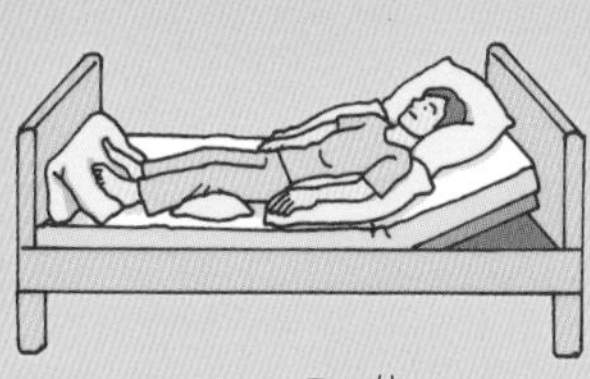

ファーラー位

フィーディングチューブ　経鼻経管栄養チューブ；**feeding tube**
口から食事をとることができない場合の栄養摂取のために、鼻腔から胃に通すチューブ。

フィードバック　feedback
生体内で恒常性を維持するためのさまざまな生命現象。心理学や教育学では、結果から行動や反応をより適切なものに修正すること。

ブイエーアール　水痘ワクチン（VAR）；**varicella（ヴァリセラ） vaccine**
水痘帯状疱疹ウイルス感染症（水疱瘡）のワクチン。1歳から3歳までの間に、2回摂取が推奨されている。

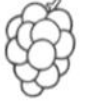

ブイエス　VS；**vital sign（バイタル サイン）**
➡バイタル［224頁］。

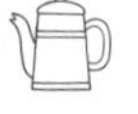

ブイエスディー　心室中隔欠損（VSD）；**ventricular septal defect（ベントリキュラー セプタル ディフェクト）**
先天性心疾患の一つ。左右の心室を隔てる心室中隔に穴があいている疾患。

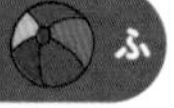

ブイエフ　嚥下造影検査（VF）；**videofluorography（ビデオフォログラフィー）**
造影剤を含む飲食物を用いて、嚥下の状態をX線透視で観察する検査。学会によってはvideoendoscopic examination of swallowing（ビデオエンドスコピック イグザミネーション オブ スワローイング）ともいう。

ブイエフ　Vf；**ventricular fibrillation（ベントリキュラー フィブリレーション）**
心室細動。心室が、不規則に痙攣（けいれん）を繰り返す状態。急性心筋梗塞、冠動脈機能不全発作などによる突然死の原因。

ブイエフ　VF；**ventricular flutter（ベントリキュラー フルッター）**
心室粗動。重篤（じゅうとく）な不整脈（心室細動）によって、心室が収縮を高頻度に繰り返す状態。

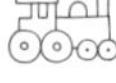

ブイエルビーダブル　VLBW；**very low birth weight infant（ベリー ロウ バース ウェイト インファント）**
超低出生体重児。出生時の体重が1000g未満の新生児。

フィジアセ　フィジカルアセスメント；**physical assessment**

患者の身体状態に関する、看護の視点からのアセスメント。

ブイシー VC；vital capacity（バイタル キャパシティー）

肺活量。肺の容積を表す指標。安静時に最大限に息を吸い込み、最大限に吐ききる空気量。

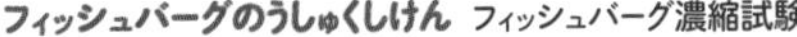

フィッシュバーグのうしゅくしけん フィッシュバーグ濃縮試験

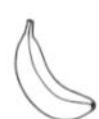

水分摂取を一定時間制限した後に採尿し、腎臓による尿濃縮の機能を調べる検査。

ブイディー VD；venereal disease（ベネリアル ディジーズ）

性病。性感染症。STDと略す場合もある。

フィブリノーゲン fibrinogen

血漿（けっしょう）中に含まれるタンパク質の一種。血液凝固因子の一つ。

フィブリン fibrin

フィブリノーゲンから形成される難溶性のタンパク線維塊（かい）。フィブリンの形成で血液凝固は完成する。

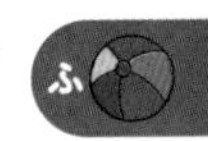

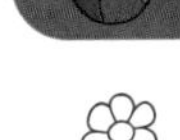

ブイライン V line；venous line（ビーナス ライン）

輸液や採血のためのラインを静脈から取ること。

反対語 Aライン［036頁］。

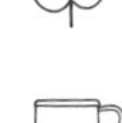

フィルムドレッシング film dressing

創（そう）部の湿潤保持と感染を防ぐために、滅菌された透明のポリウレタンフィルムで覆うこと。そのための材料。

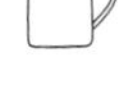

ふうしん 風疹

急性ウイルス性疾患の一つ。5～15歳に多く発症する。胎児に感染すると先天性白内障、心疾患などが現れることがある。

ブースター booster

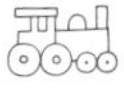

❶追加抗原刺激。一度できた免疫機能が、病原体との再度の接触によって、より強く機能すること。

❷効能促進剤。

フードテスト FT；food test

嚥下機能を評価するテストの一つ。小さじ1程度のプリンなどを嚥下する際の様子を観察し、点数で評価する。

プールねつ プール熱（PCF）；pharyngoconjunctival（ファリンゴコンジャンクティバル） fever（フィーバー）

咽頭結膜熱。アデノウイルスの接触感染による結膜炎で、咽頭痛、発熱を伴う。学童が感染することが多い。

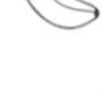

フェイススケール face scale

痛みの程度を顔の表情の変化で表す痛みの評価法。

フェーズ phase

（変化や発達の）段階。時期。ステージ［159頁］とほぼ同義。

フェニルケトンにょうしょう フェニルケトン尿症；phenylketonuria（フェニルケトヌーリア）

先天性アミノ酸代謝異常症の一つで、劣性遺伝する。新生児期は無症状だが、放置すれば重度の知的障害となる。

フェブ・ワンパーセンント FEV1.0%

1秒率。肺機能検査の項目の一つ。努力性肺活量で最初の1秒間に出した呼気量の、努力性肺活量全体に対する割合。

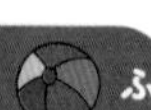

ふ

フォビア phobia

恐怖症。不安障害の一つ。特定のものや状況に、合理的説明のできない恐怖を抱くこと。対人恐怖、高所恐怖などがある。

フォレスター分類 Forrester subset（サブセット）

心不全の重症度の分類。肺動脈楔入圧と心係数を指標とする。

ふおん 不穏

暴れる、落ち着かないなど、説得や依頼が効かない状況。

ふかしんでんず 負荷心電図

運動によって心臓に負荷をかけながら、心電図検査を行うこと。またそれによって取った心電図。

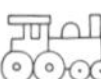

ふかんじょうせつ 不感蒸泄

発汗を除く皮膚表面からの水分の発散と、肺から気道を通じての水分の蒸散（じょうさん）。不感蒸散ともいう。

ふくくうきょう　腹腔鏡

腹腔内臓器を肉眼的に検査するための器具。

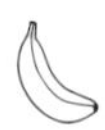

ふくくうせんし　腹腔穿刺

腹腔内にたまっている液体を吸引して検査するため、または腹水を排出するために、腹腔内に穿刺針を刺すこと。

ふくこうかんしんけい　副交感神経

交換神経と拮抗的に働き体内環境の恒常性を保つ。

反対語 交感神経系［092頁］。

ふくこうかんしんけいさようやく　副交感神経作用薬

副交感神経の機能が亢進したときと同様の反応を起こす薬剤。

ふくざつおん　副雑音：accessory（アクセサリー） murmur（マーマー）

肺の聴診で聴かれる、正常な呼吸音以外の音。胸膜摩擦音とラッセル（ラ音）［283頁］がある。

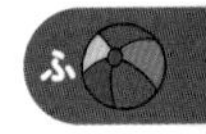

ふくさよう　副作用：side（サイド） effect（エフェクト）

薬物治療で期待される主作用以外の作用。一般に有害なもの。

ふくし　複視：diplopia（ディプロピア）

1つの物が2つに見える症状。片眼複視と両眼複視がある。

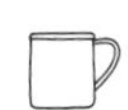

ふくすい　腹水

血管やリンパ管から漏出した体液が腹腔内に貯留したもの。多くは肝硬変による門脈圧亢進を原因とする。

ふくたん　腹単、腹部単純X線撮影：plain（プレーン） abdominal（アブドミナル） radiograph（ラジオグラフ）

造影剤を使わずに行う腹部のX線撮影。腹部の異常があるときに最初に行う検査で、腹水の貯留、結石などがわかる。

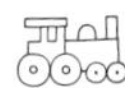

ふくめい　腹鳴

ゴロゴロという音（グル音）が聞かれること。

ふけんせいかんせん 不顕性感染
感染しても発症せず、抗体検査で事後的に感染が分かること。**反対語** 顕性感染［090頁］。

プシ、プシコ プシコロギー；独 psychologie
精神科。英語ではサイコロジー。

ブジー bougie
尿道、食道、肛門など狭い管腔の内径を拡張すること。

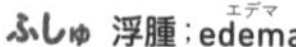

ふしゅ 浮腫；edema
むくみ。英語ではエデマというため、浮腫やむくみが起ることをエデマるともいう。

ふずいいうんどう 不随意運動
意志によらず、あるいは意志に逆らって自然に現れる運動。反射運動や訓練で獲得されたものは含めない。

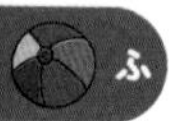

プステル pustule
➡膿疱［219頁］。

ふぜんまひ 不全麻痺
末梢神経や中枢神経に障害があるために、四肢などに十分に力が入らない、あるいは感覚が鈍くなった状態。

プチマル 仏 petit mal
➡アブサンス［019頁］。

フットケア foot care
患者の足の手入れ。洗浄、爪切り、角質削り、マッサージなど。とくに糖尿病患者には重要なケア。

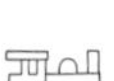

フットバス FB；foot bath
足浴。入浴できない患者のために足だけを洗うこと。

ふていしゅうそ 不定愁訴
一つの病気にまとめられない、漠然とした身体不調の総称。

ぶどうきゅうきん ブドウ球菌：staphylococcus（スタフィロコッカス）
グラム陽性の球菌に属する細菌。自然界に広く分布し、人の皮膚や鼻腔にも常在する。黄色ブドウ球菌はこの一種。

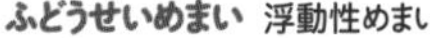
ふどうせいめまい 浮動性めまい
身体が浮いたり、揺られたりするように感じるめまい。

ブラ bulla
水疱（すいほう）。気腫（きしゅ）性の肺膿疱（のうほう）。

プラークコントロール plaque control
歯垢（しこう）の付着を防ぐための口腔（こうくう）ケア。

プライバシー privacy
私生活や個人情報、個人的な秘密。また、それらが第三者の干渉や侵害を受けないようにする法的権利。

プライマリケア primary care
❶初期診療。第一次医療。最初に行われる治療。
❷人が平等に受けることのできるプライマリヘルスケア（基本的保健医療）の略語。

プライミング priming
輸液ラインに空気が混入することを防ぐために、いったん薬液を満たした後に、それを流すこと。

フラクチャー fracture
骨折。

プラシーボ placebo
生理作用のない薬。偽薬（ぎやく）。心因性疾患の患者への投与や、薬効の評価をみるためなどに使われる。プラセボともいう。

プラス plus
➡ポジティブ［262頁］。

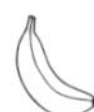
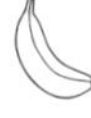

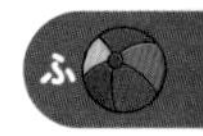

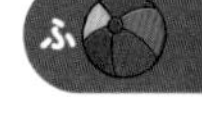

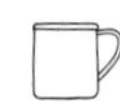
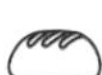
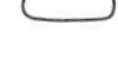
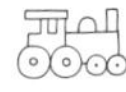

フラストレーション **frustration**
欲求不満。何らかの原因によって欲求や要求が阻止されている状態。また、それによって生じる不快感。

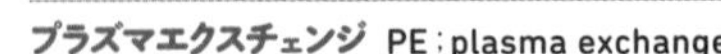

プラズマエクスチェンジ **PE：plasma exchange**
血漿交換。大量輸血を行うと同時に体外に血液を排出し、血球成分と血漿成分を分離し、血球成分のみを体内に還流する治療法。劇症肝炎や多発性骨髄腫などの治療に用いられる。

フラッシュ **flush**
血管内に留置したカテーテルの開通性の維持、血栓形成や薬剤配合の変化を防止するために、カテーテル内にヘパリン加生理食塩水などを注入すること。

フラッシュバック **flashback**
❶薬物依存症の患者で、薬物を使用していないときや薬物が切れたときに、幻覚や妄想が起きること。
❷ PTSDのある人が、原因となった事象を思い出すこと。

ふ

フラット **flat**
心電図モニターの波形が平坦になること。心停止。

フラッピング **フラッピングトレモール：flapping tremor**
➡羽ばたき振戦［229頁］。

ブラディ **ブラディカルジア：bradycardia**
➡徐脈［146頁］。

ブラディプニア **bradypnea**
徐呼吸。遅呼吸。呼吸数が1分間に9回以下の異常呼吸。

フリーエア **free air**
遊離ガス。消化管穿孔のX線検査やCTで、腹腔内または横隔膜下にみられる空気の画像のこと。

ブリーディング **bleeding**

出血。

フリードマンきょくせん フリードマン曲線：friedman curve（カーブ）

分娩開始からの時間経過と子宮口の開大度や胎児の下降度の関係をグラフにしたもの。分娩の進行状態を確認できる。

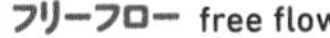

フリーフロー free flow

点滴の薬液が何らかの原因で、大流量で落ちてしまうこと。

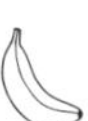

プリオン prion

「感染性を持つタンパク質粒子」を意味する造語。BSE（ウシ海綿状脳症）やクロイツフェルトヤコブ病などの原因とされる。

ブリストルべんけいじょうスケール ブリストル便形状スケール：bristol stool（スツール） form（フォーム） scale

便の状態を判別する分類法。兎糞状のコロコロ便から、固形物を含まない水様便までの7段階に分けられる。

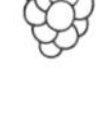

プリセプター preceptor

マンツーマンで、新人看護師の指導・支援をする先輩看護師。

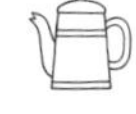

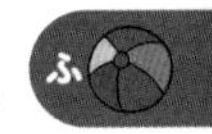

ふりょうしい 不良肢位

日常生活動作が困難、あるいは機能的に効率が悪いため、関節拘縮（こうしゅく）などが起こりやすい体位。**反対語** 良肢位［291頁］。

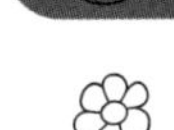

ブリンクマンしすう ブリンクマン指数：brinkman index（インデックス）

喫煙と肺がん発症リスクの関係を表す指数。1日の喫煙本数×喫煙継続年数が400を超えると危険度が高いとされる。

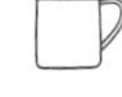

ブルート 独 blut

血液。

フルクテーション fluctuation

呼吸性変動。中心静脈圧を測定する際、呼息期と吸息期で数値が異なること。

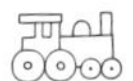

フルコース full course
末期・急変期の患者に、すべての延命処置を施すこと。
反対語 ナチュラルコース［211頁］。

ブルジンスキーちょうこう ブルジンスキー徴候；brudzinski sign（サイン）
髄膜炎による髄膜刺激症状の一つ。仰臥位で頭部をゆっくりと前屈させると、股関節と膝関節が自然に屈曲する反応。

プルス 独 puls
➡心拍数［152頁］。

ブルセラしょう ブルセラ症；brucellosis（ブルセローシス）
ブルセラ菌属による人畜共通感染症の総称。

フルンケル furuncle
➡癤（せつ）［166頁］。

ブルンベルグちょうこう ブルンベルグ徴候
腹膜に炎症があるときの腹膜刺激症状の一つ。腹部を徐々に圧迫して急に離すと鋭い痛みを感じる。反動痛ともいう。

プレイセラピー play therapy
遊戯療法。子どもを対象に遊びを通して行う精神療法。

フレイル 虚弱；frailty
身体機能や認知機能が低下し、健康状態と要介護状態の中間的状態。ロコモティブシンドロームなどの身体的要素、うつなどの精神的要素、閉じこもりなどの社会的要素が関係する。

ブレーデンスケール braden scale
褥瘡（じょくそう）［142頁］が生じる危険性を客観的に評価する目安。

プレート プレートレット（Pl、PLT）；platelet
血液中の血小板。トロンボともいう。

フレームベッド frame bed
牽引（けんいん）療法のための装置を取りつけたベッド。

ブレーン ブレーンインジュリー；brain injury
脳損傷。またはその患者。

ブレーンウェーブ brain wave
脳波。

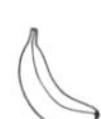
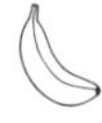

ブレーンデス brain death
➡脳死［218頁］。

ブレストケア breast care
乳がんなどの乳腺疾患の患者に対する、心身両面へのケア。

プレパレーション preparation
小児看護において子どもの権利を守るための支援の一つ。入院や検査、治療を受ける子どもに対して、その不安を除くために、年齢や発達に合わせた説明や配慮を行うこと。

プレホスピタルケア prehospital care
救急車などによる医療施設への搬送中に行う応急処置。

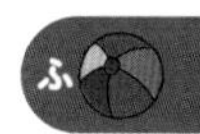

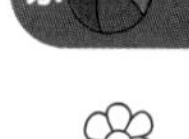

プレメディ プレメディケーション；premedication
➡前投薬［171頁］。

フロー flow
液体・気体・電気などの流量。

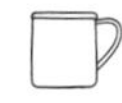

フローチャート flow chart
仕事の流れや手順を図式化したもの。フローシート。

プロスタグランジン PG；prostaglandin
生理活性物質の一つ。血管や気管支の拡張作用があるものや、分娩誘発促進剤として用いられるものがある。

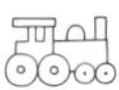

プロセスレコード process record
看護師と患者との相互作用における文章記録のことで、看護の振り返りとして行われる。

プロトコール protocol
ある疾患について、あらかじめ定められた標準的な治療法のこと。臨床研究実施計画書ともいう。

プロトロンビン prothrombin
血液凝固因子の一つ。

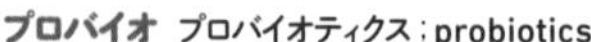

プロバイオ プロバイオティクス；probiotics
生菌剤。消化管内で生きたまま有用に働く菌のこと。
反対語 抗生物質（アンチバイオ）[094頁]。

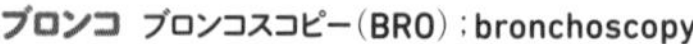

ブロンコ ブロンコスコピー（BRO）；bronchoscopy
気管支鏡。気管支内を観察したり、細胞診や異物摘出、分泌物吸引などを行う器具。

プンク プンクチュア；puncture
➡穿刺［170頁］。

ふんごう 吻合
腸管などの消化管、血管、神経などを手術によってつなぐこと。

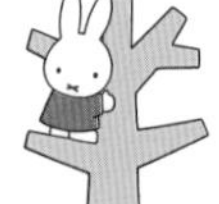

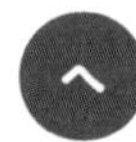

ペアレンティング parenting
親業。親として子どもに対して望ましい態度を身につけ、子どもの成長によい環境をつくること。

ペインキラー painkiller
鎮痛剤。

ペインクリニック 疼痛外来；pain clinic
痛みを生じる疾患の診断、治療を専門とする診療科。

ペインコントロール pain control

疾患による痛みを鎮痛剤や麻酔などで制御すること。

ペインスケール pain scale
痛みの評価法。ビジュアルアナログスケール、フェイススケールなどがある。

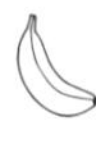

ペーシング pacing
歩調取り。人工ペースメーカーの拍動の異常を感知し、正常に戻す機能のこと。

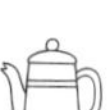

痛みの評価

痛みの感じ方は人によって異なるため、多くの医療機関では患者と医療者との間で共通の認識を持つことができるように、さまざまな痛みの評価方法が考えられている。その代表的なプロセスは以下のとおり。

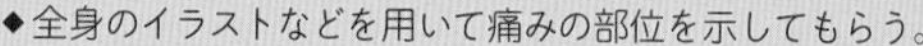

- 全身のイラストなどを用いて痛みの部位を示してもらう。
- フェイススケールなどのペインスケールを用いるなどして、痛みの強さを示してもらう。
- 痛みをさまざまな言葉で表現してもらう。
- 痛みの起こるタイミング、持続時間、痛みを増強する要因や緩和する要因などについてアセスメントする。
- 痛みに伴う身体症状についてアセスメントする。
- 痛みに影響する要素として、疾患の進行、治療や検査、心理的状況、社会的状況などをアセスメントする。
- 患者の痛みに対する反応と、痛みの原因や治療についての知識、理解度などをアセスメントする。

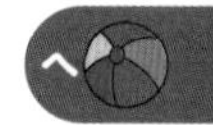

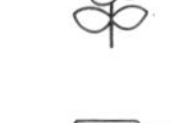
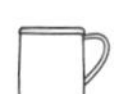
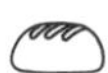

フェイススケール（Wong-Baker Face Scale）
今の痛みはどの程度？

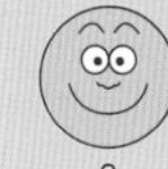
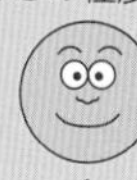
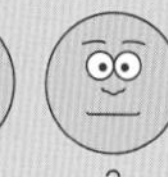

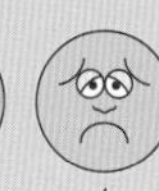

0　1　2　3　4　5

ベースエクセス base excess
➡ BE［235頁］。

ペースメーカー PM：pacemaker
人工ペースメーカー。電気的な刺激で心臓の拍動を調節する装置。

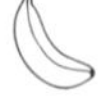

ベクター vector
❶病原媒介動物。とくに蚊やダニ、シラミ、ノミなど、体内で病原菌を増殖させ、宿主に感染させる昆虫をさす。
❷遺伝子組み換え実験などで、遺伝子を運ぶ役割を果たす、自己増殖能力を持つDNA分子。

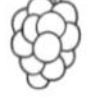

ベジ ベジテーティブステート：vegetative state
植物状態。脳の外傷や脳血管障害、低酸素症、一酸化炭素中毒などで、脳幹は機能しているが大脳の機能が失われた状態。

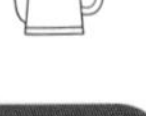

ペッサリー pessary
女性用避妊具の一種。膜を張ったリング状の器具を体内に挿入して使用する。

ベッドコントロール
病床管理。入院の受け入れ、退院情報の把握、転棟・転床の調整など、病床を効率的に運用するための業務。

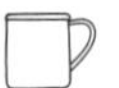

ベッドソア bedsore
➡ 褥瘡［142頁］。

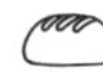

ベッドバウンド bedbound
ベッドから出られない状態。寝たきり。

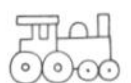

ベッドバス bed bath
➡清拭［164頁］。

ベッドレスト bed rest
床上安静。手術後など、ベッド上で安静にしていること。

ペニシリンショック penicillin shock
ペニシリン投与直後にみられる、急性過敏性症状。

ベネセク ベネセクション；venesection
静脈切開のこと。血管確保のために皮膚を切開して静脈を露出し、チューブを挿入する。おもに緊急時に行われる。

ベネット
人工呼吸器の商品名。

ヘパせい ヘパ生；heparin isotonic sodium chloride solution
ヘパリン加生理食塩水。血液凝固阻止作用を持つヘパリン液と生理食塩水との混合液。ヘパロックに用いる。

ヘパタイティス hepatitis
肝炎。肝細胞の変性、壊死をきたす炎症。黄疸、全身倦怠感、発熱などの症状がみられる。原因はウイルス性、アルコール性、薬物性、自己免疫性などがある。

ヘパティックコーマ hepatic coma
肝性昏睡。肝硬変、劇症肝炎でみられる重篤な徴候。傾眠や嗜眠傾向などから深い昏睡まで、5度に分類される。羽ばたき振戦や脳波異常などがみられる。

ヘパリン heparin
アミノ酸を持つ多糖類で、血液凝固阻止作用を持つ。

ヘパロック ヘパリンロック；heparin lock
血栓でラインがふさがらないよう、ヘパリンを加えた生理食塩水をライン内に満たすこと。

ヘマト ヘマトクリット（Ht）；hematocrit
全血液中に占める赤血球の容積率。貧血などの指標となる。

ヘミ ヘミプレジア；hemiplegia
➡片麻痺［052頁］。

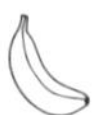
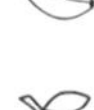

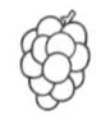

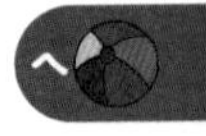

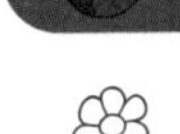
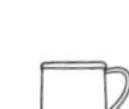
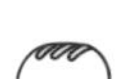
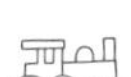

ヘモ ヘモロイド；**hemorrhoid**
痔核。いわゆるいぼ痔。

ヘモグロビン Hb；**hemoglobin**
赤血球中のタンパク質。全身に酸素を運搬する役割を果たす。

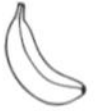

ヘモフィリア **hemophilia**
血友病。血液凝固因子が欠乏した先天性出血性疾患。遺伝形式は伴性劣性遺伝で、患者のほとんどは男性。

ヘモリシス **hemolysis**
溶血。赤血球が何らかの原因で破壊され、ヘモグロビンが赤血球外に流出する現象。

へモる ヘモラージ；**hemorrhage**
出血。出血すること。

ペリオス **p.o.**；ラ **per os**
薬を経口投与すること。ポーともいう。

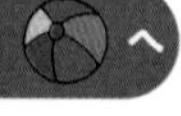

ヘリコバクターピロリ ***helicobacter pylori***
慢性胃炎や胃潰瘍、胃がんの原因因子と考えられている細菌。

べりべり **beriberi**
➡脚気［053頁］。

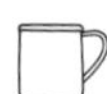

ヘルスリテラシー **health literacy**
健康や医療に関する情報を入手し、理解したうえで評価、活用する能力のこと。

ヘルツ 独 **herz**
心臓。心臓病。

ヘルニア **hernia**
臓器が、本来あるべき場所でないところに脱出すること。鼠径部ヘルニア、椎間板ヘルニアなどがある。

ヘルペス herpes
疱疹(ほうしん)。ヘルペスウイルスによって小水疱(すいほう)や小膿疱(のうほう)が集まってできる皮膚疾患。単純性ヘルペスと帯状ヘルペスがある。

ヘレディタリー hereditary
遺伝。遺伝性の。

ベロックタンポン bellocq tampon
鼻腔深部からの出血の止血に用いるタンポン。口から挿入して鼻咽頭に固定する。外来ではなく、入院で行われる。

へんけつ 返血
❶人工心肺や血液透析で取り出した血液を体内に戻すこと。
❷自己血輸血。患者から採血した血液を本人に輸血すること。

ベンスジョーンズ蛋白 BJP：bence jones protein(プロテイン)
骨髄腫細胞が産生する異常タンパクの一種。多発性骨髄腫の患者の尿から検出され、診断の指標となる。

ベンチレーション ventilation
換気装置。一般に人工呼吸装置をさす。

ベンチュリーマスク venturi mask
酸素濃度と酸素流量を調節することのできる酸素マスク。COPDなどの呼吸不全の患者への酸素投与に適している。

べんへモ 便へモ
便潜血検査。ヘモグロビンに反応する試薬によって、便中の血液の有無を調べる。

へんまひ 片麻痺：ヘミ
➡片麻痺［052頁］。

ペンローズ ペンローズドレーン：Penrose drain
手術後にたまる排液を体外に排出するチューブ。

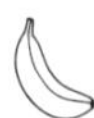
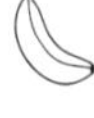

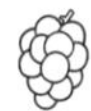

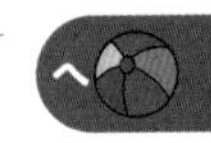

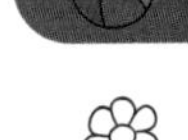

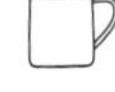
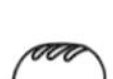
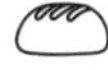

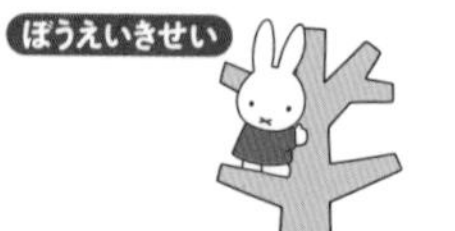

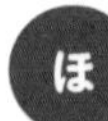

ぼうえいきせい　防衛機制

危機や困難、苦痛、不快な状況に際して、自分を守るために無意識に働く心理的メカニズム。抑圧、合理化、投影、逃避、退行、代償、昇華などがある。適応機制ともいう。

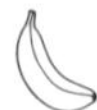

ほうかん　訪看

訪問看護。医療機関や訪問看護ステーションから派遣された看護師が患者の自宅に出向き看護活動を行うこと。

ほうこう　包交

包帯交換。ドレッシングチェンジともいう。

ほうさんつう　放散痛

関連痛の一種。原因のある部位以外の場所の痛み、あるいはそのように感じられる痛み。胃潰瘍（かいよう）の背部痛、狭心症の肩や腕の痛みなど。

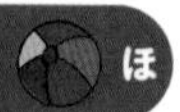

ほうしゃせいどういげんそ　放射性同位元素（RI）：radioisotope（ラジオアイソトープ）

➡ RI［008頁］。

ほうしん　疱疹

➡ ヘルペス［259頁］。

ぼうせん　膀洗

膀胱（ぼうこう）洗浄。膀胱を蒸留水や生理食塩水、薬液で洗浄すること。膀胱タンポナーデの除去、膀胱疾患の治療のために行う。

ほうち　放治

放射線治療。

ぼうにょう　乏尿

尿量減少症。1日の尿量が300～350mL以下の状態。水分摂取量の減少、ショック、出血、腎機能障害などが原因。

ほうひ　放屁
おならをすること。排ガスがあること。

ポー　p.o.
➡ペリオス［258頁］。

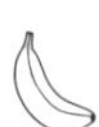

ポートセプタム　port septum
薬剤を注入するために、端末を外科手術によって皮下に埋め込み、血管と結んだ経路のこと。在宅静脈栄養法や抗がん剤療法を受ける患者に行う。

ホーマンズちょうこう　ホーマンズ徴候；homan's sign（サイン）
末梢静脈に炎症や血栓があることを示す徴候で、深部静脈血栓症の診断に用いる。足首を背屈したときにふくらはぎに痛みがある状態。

ホームケア　home care
在宅ケア。在宅医療。家族が実施するものも含まれる。

ホームドクター　home doctor
家庭医。かかりつけの医師。プライマリドクター。

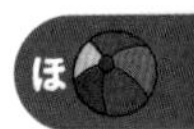

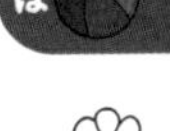

ホームヘルパー　home helper
訪問介護員。介護保険法で定められた訪問介護を行う。

ボーラスちゅうにゅう　ボーラス注入；bolus injection（インジェクション）
短時間（数分から1～2時間）で一気に投薬すること。急速静注、ボーラス投与ともいう。長時間にわたる投与は持続静注。

ボールマンぶんるい　ボールマン分類；borrmann classification（クラシフィケーション）
肉眼観察による進行胃がんの分類。1型（腫瘤型）、2型（潰瘍（かいよう）限局型）、3型（潰瘍（かいよう）浸潤型）、4型（びまん浸潤型）、分類不能の5つ。

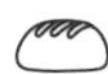

ホーン・ヤールのパーキンソンぶんるい　ホーン・ヤールのパーキンソン分類
パーキンソン病の重症度分類の一つ。運動機能の障害を、軽度のⅠ度から重度のⅤ度までの5段階に分けるもの。

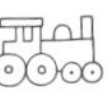

ポケット pocket
褥瘡(じょくそう)による皮膚組織の損傷が進んで、クレーター状の潰瘍(かいよう)となった状態。褥瘡の重症度と治癒(ちゆ)過程の評価指標になる。

ポジショニング positioning
➡体交［178頁］。

ポジティブ positive
陽性。反対語 ネガティブ［216頁］。

ホスト host
➡レシピエント［296頁］。

ホスピス hospice
終末期の患者を対象に、延命治療を行わず、苦痛を和らげて残された時間を意義あるものにするケアを行う施設。在宅の患者にそうしたケアを行う施設もある。

ホスピタリズム hospitalism
施設症。施設病。施設や病院に長期間収容されることで起きる心身の発達の遅れや感情鈍麻、依存症などの障害。

ボスミンタンポン
鼻出血の止血処置で前鼻腔から挿入するボスミン®(血管収縮剤)をつけたタンポン。

ほぞんけつ 保存血
抗凝固剤と保存薬を加えて低温で保存した血液。緊急時の輸血に使用する。

ほぞんてき 保存的
❶患部の切除などをせず、温存させたまま治療をすること。
❷自然の治癒(ちゆ)力を薬物療法や理学療法で補完する内科的療法。

ほっさせいじょうしつひんぱく 発作性上室頻拍（SVT、PSVT）

心臓の上の部分の心房から発生する不整脈。通常より早い脈が突然に始まり、突然終わる。動悸や胸痛などの症状あり。

ほっせき 発赤
炎症の徴候の一つ。毛細血管の拡張によって皮膚や粘膜が一時的に赤くなること。赤みは透明板で圧迫すると消える。

ホットフラッシュ hot flash
更年期の女性にみられる、急なのぼせやほてり、発汗などの症状。エストロゲンの減少による自律神経の乱れが原因。

ボディイメージ body image
患者が自分の身体に抱いているイメージ。身体像。手術や疾患によって身体機能が喪失（そうしつ）、変化すると混乱が生じる。

ボディマスインデックス body mass index
➡ BMI［236頁］。

ボディメカニクス body mechanics
身体力学。人間の胴体と四肢、筋肉、骨格、内臓などの動作の力学的な連結・関連のこと。

ボトルフィーディング bottle-feeding
経腸栄養剤などの人工栄養。母乳に代わる人工栄養で乳児を育てることをさすこともある。

ボビー 電気メス
電気メス。高周波電流から発生する熱を用いて、止血をしながら組織を切開することができる。

ポビドンヨード
ヨウ素を利用した殺菌剤。うがい薬、消毒薬などに用いる。

ホメオスタシス homeostasis
生体が外的、内的な変化を受けても、ホルモンや神経の働きによって生理状態を一定の範囲におさめるようにすること。

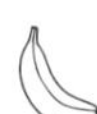

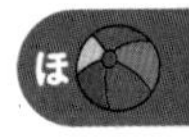

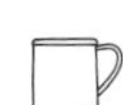

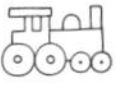

ホメオパシー homeopathy

代替医療の一種。症状を増強させるような成分をごく少量与え、抵抗力や自然治癒力を引き出すという考え方による治療。科学的な根拠を疑問視する意見もある。

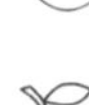

ホモセクシュアル

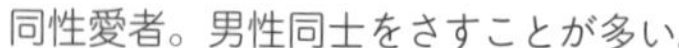

同性愛者。男性同士をさすことが多い。

ポリープ polyp

皮膚や粘膜、漿膜の表面にできる米粒大から親指大の腫れもの。茸腫ともいう。

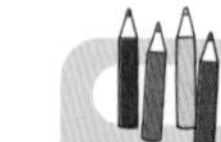

ボディメカニクスの活用

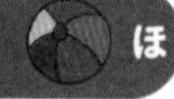

看護にあたってボディメカニクスを活用した動きができることは、身体的負担や疲労を最小限に抑えることにつながる。さらに患者は安楽かつ安全な看護を受けることができる。ボディメカニクスの原則をまとめると以下のようになる。

◆患者にできるだけ近づく。
◆患者の身体を小さくまとめる。
◆支持基底面を広くして安定した姿勢を取る。
◆重心を低くして骨盤を安定させる。
◆動作する方向に足先を向ける。
◆大きな筋肉群を使う。
◆水平方向に移動させる。
◆てこの原理を利用する。

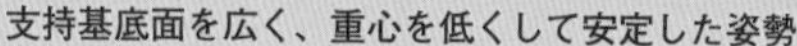

支持基底面を広く、重心を低くして安定した姿勢

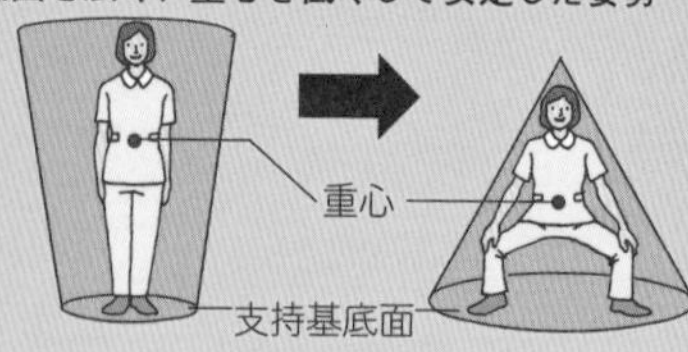

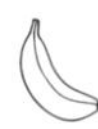

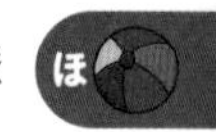

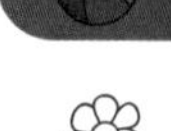

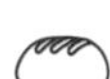
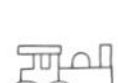

ポリオ **polio**

➡急性灰白髄炎［068頁］。

ホリスティックいがく **ホリスティック医学；holistic medicine**（メディシン）

全人的医学。人間を有機的統合体ととらえて、自然治癒力を根本に置く医学のこと。

ポリペク **ポリペクトミー；polypectomy**

ポリープ切除術。一般に内視鏡下で電気メスで焼き切る。

ポリポーシス **polyposis**

ポリープ症。ポリープが多発した状態。胃、大腸によくみられ、一部ががん化することもある。

ボルグスケール **borg scale**

主観的運動強度。運動負荷の強さによる自覚症状を数値と言葉で表したもの。耐久能力の評価や運動レベルの設定に有用。

ホルターしんでんず **ホルター心電図；holter electrocardiogram**（エレクトロカルジオグラム）

小型の長時間心電図。患者が携帯して計測、記録し、不整脈や狭心症の診断に使用する。

ホルモンりょうほう **ホルモン療法**

ホルモンの影響を受けている疾患に対して、ホルモン分泌を抑制したり促進したりする治療法。内分泌療法ともいう。

ほんたいせい **本態性**

特発性。特定の症状や病態はあるが、原因が不明ということ。

ほんばちょうりつ **奔馬調律**

重症心疾患の際の心音の聴診で、正常なⅠ音とⅡ音に過剰な音が加わり、馬が駆けているときのような3拍子を示す。

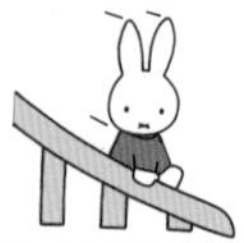

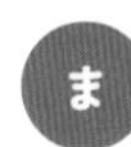

マーカー **marker**

➡腫瘍（しゅよう）マーカー［139頁］。

マーゲンゾンデ **独 magen Sonde**

➡NGチューブ［039頁］。

マーマー **murmur**

心雑音。

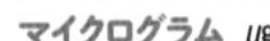

マイクログラム *μg*

重さの単位。1gの100万分の1。

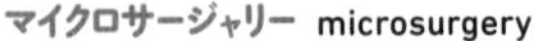

マイクロサージャリー **microsurgery**

顕微鏡下手術。顕微鏡を使った、きわめて微細な部分の手術。

マイクロスコープ **microscope**

顕微鏡。

マイコプラズマ ***mycoplasma***

ウイルスと細菌の中間的な性質を持つ微生物群。数十種類がある。多くは病原性を持ち、肺炎や関節炎の原因となる。

マイナートランキライザー **minor tranquilizer**

向精神薬の一種で、効き目が弱いもの。精神安定剤、抗不安薬。睡眠薬としても処方される。

マイナス

➡ネガティブ［216頁］。

マイルズしゅじゅつ **マイルズ手術**

直腸切断術。直腸がんに対する手術法の一つ。直腸から肛門まで切除して肛門を閉鎖し、人工肛門を造設する。

マウスケア **mouth care**

➡オーラルケア［046頁］。

マウスツーマウス法 **mouth-to-mouth**

人工呼吸法の一つ。患者の口や鼻に口で直接息を吹き込む。

マクロファージ **macrophage**

白血球の一種の免疫細胞。生体内に侵入した細菌や異物を取り込んで消化し、その免疫情報をリンパ球に伝える。

マザーコンプレックス **mother complex**

エディプスコンプレックスの一つ。成人後も母親への過度な愛着・執着を持ち、母親や母親に似た女性を慕う病的心理傾向。

ましん **麻疹**

はしか。麻疹ウイルスの飛沫(ひまつ)感染で起こる伝染性疾患。風邪(かぜ)のような症状に続き全身に赤い発疹(ほっしん)が出る。

マスター、マスターテスト **マスター2階段試験；master two step test**(ツー ステップ テスト)

2段の踏台を昇降する負荷を与え、心肺機能や運動機能を測定する検査。虚血性心疾患の診断に用いられる。

マストさいぼう **マスト細胞；mast cell**(セル)

肥満細胞。造血幹細胞に由来する組織細胞で、アレルギー反応や炎症などの生体防御反応に関与する。

マストパチー **mastopathy**

乳腺症。乳腺にできる良性のしこりで、痛みや湿疹を伴うこともある。乳がんとの鑑別が困難な疾患。

マタニティーブルー **maternity blue**

出産直後の女性が陥りやすい一過性の精神不安定や気分障害。ホルモンの変化、体力低下、育児への不安などが原因。

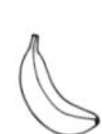

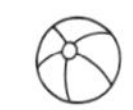
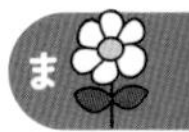

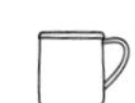

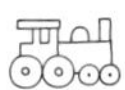

まっけつ　末血

腕の静脈（末梢静脈）から採血した血液。末梢血ともいう。

マップ　MAP；mannitol-adenine-phosphate solution

赤血球保存用添加液。血液から血漿と白血球層の大部分を除去したものに混和し、ヒト赤血球濃厚液（CRC）をつくる。濃厚赤血球をさすこともある。

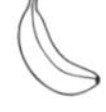

マニー、マニア　manic、mania

躁状態。気分が異常に高ぶった状態で、多くは双極性障害の躁の症状として現れる。

まひ　麻痺

中枢神経や末梢神経の障害によって、身体の運動機能や感覚が低下したり、失われたりした状態。麻痺の程度、部位により、完全麻痺、不全麻痺、片麻痺、対麻痺などの分類がある。

マリグナント　malignant

「悪性の」の意味。

マリリン　マリグナントリンホーマ；malignant lymphoma

➡悪性リンパ腫［012頁］。

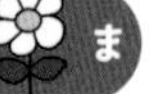

マルク　独 mark

➡骨髄穿刺［100頁］。

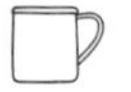

まるこう　丸高

35歳以上での出産。35歳以上での出産を一般に高齢出産と呼び、かつては母子手帳に㊫のスタンプを押したことから。

マルチプルパーソナリティ　multiple personality

多重人格。解離性同一性障害。一人の人が複数の人格を持ち、それらが交代で現れる精神障害。

マルチルーメン　マルチルーメンカテーテル；maltilumen catheter

1本のチューブの内部に複数のチューブが通っているカテー

テル。ダブルルーメン、トリプルルーメンなどがある。

マルトリートメント maltreatment

大人から子どもへの不適切な取り扱い。児童虐待とまで言い切れない、より広い意味を持つ言葉。

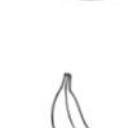

マルファンしょうこうぐん **マルファン症候群**；marfan's syndrome(シンドローム)

常染色体性優性遺伝の一つ。骨格変化により手足が長くなり、高身長となることが多い。大動脈瘤(りゅう)、心臓の奇形、眼の水晶体の異常などもみられる。クモ指症ともいう。

まんしょう **満床**

医療施設のベッドがすべて入院患者で埋まった状態。

マントーはんのう **マントー反応**；mantoux test(テスト)

結核感染を判定するツベルクリン反応のうち、最も一般的なもの。ツベルクリン皮内反応法ともいう。

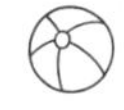

マンマ ラ mamma

乳房。英語ではbreast(ブレスト)。

マンモグラフィー mammography

単純乳房X線撮影法。乳がん検診法の一つ。

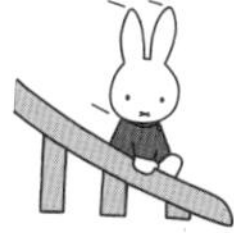

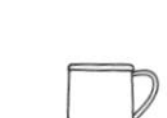

ミエロ **ミエログラフィー**；myelography

脊髄造影法。椎間板(ついかんばん)ヘルニアや脊髄腫瘍(しゅよう)の診断のために、脊髄腔(くう)に造影剤を注入してX線撮影を行う検査。

ミエローマ MM；myeloma

骨髄腫(こつずいしゅ)。

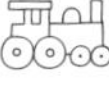

ミエロサイト myelocyte
骨髄球。白血球の成熟過程でみられる未熟な細胞。急性骨髄性白血病は、骨髄球ががん化して正常細胞に成長できない。

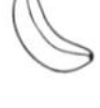

ミオーマ uterine（ユーテリン） myoma
子宮筋腫。子宮壁にできる良性の腫瘤。月経過多や生理痛、貧血などの症状があり、不妊の原因となることもある。

ミオグラフ myograph
筋運動記録器。筋肉の収縮運動を電気的にとらえて記録する。

ミオクローヌス myoclonus
➡間代性痙攣［059頁］。

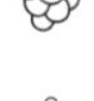

ミオグロビン Mb：myoglobin
骨格筋や心筋に存在する色素タンパク質。血液中の酸素を筋肉に運び、貯蔵する機能を持つ。

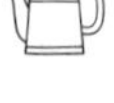

ミオグロビンにょうしょう ミオグロビン尿症：myoglobinuria（マイオクロビヌーリア）
筋肉中のミオグロビンが尿や血液中に排泄される疾患。高熱、筋肉の挫滅、横紋筋融解症、薬剤の副作用などで発症する。

ミオトニー myotonia（ミオトニア）
筋強直。筋肉のこわばりのこと。ミオトニーがみられる代表的な疾患に筋強直性ジストロフィーがある。

ミオパシー myopathy
骨格筋が萎縮（いしゅく）したり、筋力が低下したりする疾患のなかで、筋肉自体の病変によるものの総称。遺伝性の進行性筋ジストロフィーや後天性の甲状腺機能亢進症がある。

ミキシング mixing
薬剤を混ぜること。混注［105頁］をさすこともある。

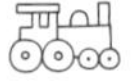

みずちゅうどく 水中毒
水を大量に摂取することで起こる中毒症状。血液が希釈され

て低ナトリウム血症をきたし、頭痛、意識混濁などが起こる。

ミステイク mistake

ヒューマンエラーの3分類スリップ、ラプスに続くエラー。計画段階での間違いや知識・経験の不足からくる失敗。

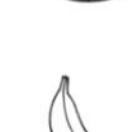

ミッドラインカテーテル midline catheter

血管内留置カテーテルの一種。肘正中（ちゅうせいちゅう）静脈から穿刺（せんし）し、腋窩（えきか）でとどめて中心静脈栄養を行う。

みどり

➡ピオ［238頁］。

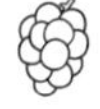

ミニラップ ミニラパロトミー；minilaparotomy

試験開腹術。診査開腹術。症状が急性の場合や悪性腫瘍（しゅよう）などで治療方針が決まらない場合の診断目的で行われる。

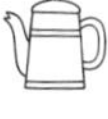

ミリとうりょう ミリ当量；milli equivalent（イクイバレント）

mEq/L（メックパーリットル）のこと。体液や輸液などの溶液1L中に溶けている物質の当量数を表す単位。

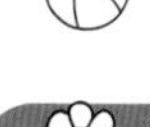

ミルキング milking

血液や排液のチューブ内での詰まりを防ぐために、指やローラー鉗子（かんし）などでチューブをしごくこと。

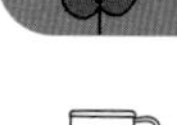

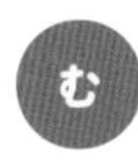

ムーンフェイス moon face

満月様顔貌（ようがんぼう）。クッシング症候群など副腎皮質ホルモンの過剰分泌、ステロイド剤の長期服用などで起こる、特有の丸顔。

むきはい 無気肺

肺拡張不全。肺が圧迫されたり気管が閉塞したりして、末梢（まっしょう）の細気管支や肺胞が換気されず肺胞が萎縮（いしゅく）した肺のこと。

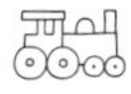

ムコゼク **ムコゼクトミー（EMR）**：endoscopic mucosal resection

内視鏡的粘膜切除術。臓器を切除せずに粘膜の病変部のみを除去する手法。

むし **霧視**：blurred vision

ゆるやかに発症する視力低下。いわゆる目がかすむ症状。

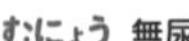

むにょう **無尿**

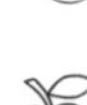

1日の尿量が100mL以下の状態。原因により、腎前性、腎性、腎後性に分けられる。

ムンテラ **ムントテラピー**：独 mund therapie

医師が診断や治療方針について患者や家族に説明し、理解を得ること。

ムンプス mumps

流行性耳下腺炎。ムンプスウイルスによる急性伝染病で、小児に多く発症する。おたふく風邪ともいう。

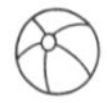

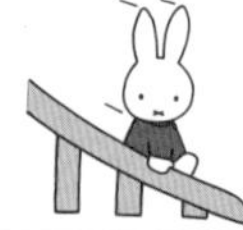

メイン main

❶点滴の際の主管のこと。側管はサブという。

❷点滴ミキシングのときのもとの薬剤のこと。

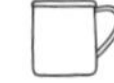

メガロマニア megalomania

誇大妄想。自分の地位や能力などを過大評価し、他人より優れていると信じ込むこと。躁病、統合失調症などでみられる。

メサンギウムさいぼう **メサンギウム細胞**：mesangium cell

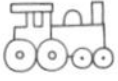

腎臓の糸球体の毛細血管の間を埋める組織。毛細血管を支え、糸球体の血液ろ過量を調節する。

メジャートランキライザー major tranquilizer
マイナートランキライザーに比べて効き目が強力な抗精神病薬。統合失調症、うつ病、双極性障害などの治療薬。

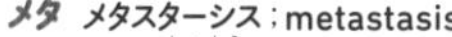

メタ **メタスターシス**；metastasis
病原体や腫瘍（しゅよう）が転移していること。

メタアナリシス meta analysis
メタ分析。複数の分析結果や研究結果を統合し、それらを用いてさらに分析・研究する手法。

メタボ **メタボリックシンドローム**；metabolic syndrome
内臓脂肪症候群。内臓脂肪型肥満に加えて、脂質異常、高血糖、高血圧のうち２つ以上をあわせ持ち、糖尿病、心筋梗塞などの生活習慣病の発症リスクが高まっている状態。

メチシリンたいせいおうしょくブドウきゅうきん **メチシリン耐性黄色ブドウ球菌**（MRSA）；methicillin resistant（レジスタント） staphylococcus（スタフィロコッカス） aureus（アウレウス）
メチシリンをはじめとする多くの抗生物質に対して、薬剤耐性を備えた黄色ブドウ球菌。黄色ブドウ球菌はヒトの皮膚や消化管に常在する菌だが、増殖すると感染症を引き起こす。

メッツ METs；metabolic（メタボリック） equivalents（エクイバレント）
運動や身体活動の強度を示す単位。安静時を１として、その何倍のエネルギーを消費するかで決める。

メディカルチェック **メディカルチェックアップ**；medical checkup
健康診断。身体検査。

メディカルテクノロジスト MT；medical technologist
臨床検査技師、衛生検査技師、臨床放射線技師などの医療関係技術者の総称。

メディケーション medication
薬物を用いて行う治療。

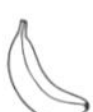
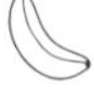

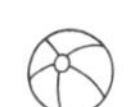

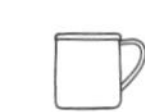
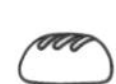
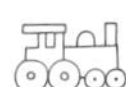

メノポーズ **menopause**
月経閉止期。更年期。

メラニン **melanin**
メラニン色素。動物の皮膚、毛、眼などの組織にある褐色または黒色の色素。組織を紫外線から守る。

メラノーマ **melanoma**
悪性黒色腫（こくしょくしゅ）。メラニン色素沈着細胞から発生する皮膚がんの一種。顔面や手のひら、足裏、眼球などに多くみられる。

メレナ **melena**
➡下血［084頁］。

めんえき **免疫**
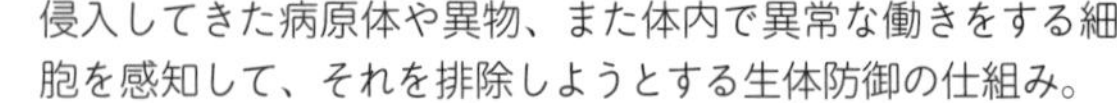
侵入してきた病原体や異物、また体内で異常な働きをする細胞を感知して、それを排除しようとする生体防御の仕組み。

めんえきグロブレン **免疫グロブリン（Ig）；Immunoglobulin**（イミュノグロブリン）
脊椎動物の血液や組織液中にあり、病原体に対する免疫として働くタンパク質。IgG、IgM、IgA、IgD、IgEの5種類がある。

めんか **免荷**
器具や装具を使い、関節などに体重による負荷をかけないようにすること。松葉杖を使用した免荷歩行などがある。

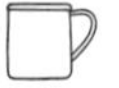

メンタしっぷ **メンタ湿布**
メントール湿布。温罨（あん）法の一つ。便秘の改善に用いられているが、エビデンスははっきりしていない。

メンタル **mental**
「精神面の」「精神的」「心理的」の意味。

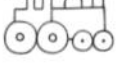

メンタルヘルス **mental health**
精神衛生。精神病やアルコール依存症のケアだけでなく、社会生活や職場における心の健康管理も含まれる。

メンデルソンしゅぎ　メンデルソン手技

嚥下障害のリハビリとして行う咽頭挙上訓練。自分で喉仏に触れながら飲み込む練習をし、喉仏が挙上する感覚をつかむ。

めんぽう　面皰

➡座瘡［114頁］。

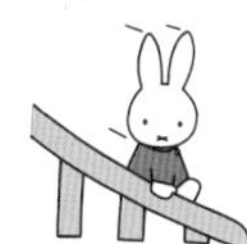

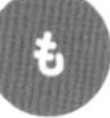

もうこはん　蒙古斑

モンゴロイド系人種の乳幼児の殿部にみられる、青、灰青色のあざ。メラニン色素の沈着による。

もうたん　盲端：blind end

一方が閉じた形状の内臓器官の、閉じた側の先端。新生児の食道閉鎖や鎖肛などの盲端は先天性の異常で手術を要する。

もうてん　盲点：blind spot

視神経の束が網膜に入ってくる部分。視細胞を欠くため、光を感じない。暗点の一つで絶対暗点。盲斑ともいう。

もうないけい　網内系

細網内皮系。病原菌、異物などを貪食し、生体の防御に関与している細胞の総称。リンパ節、脾臓、肝臓、骨髄の細網組織系、血管やリンパ管を構成する内皮細胞系がある。

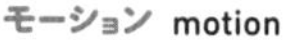

モーション　motion

動き。便通、排泄物をさすこともある。

モーニングケア　morning care

起床時の患者の洗顔、歯磨き、着替え、排泄などのケア。覚醒を促す意義があるとされる。

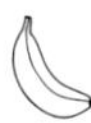

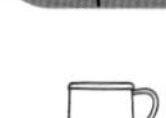

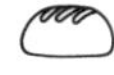

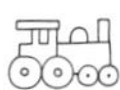

もぎかんじゃ　模擬患者（SP）：simulated patient（シミュレイテッド ペイシェント）

医療系の学生の訓練や試験の際に、患者の役割を演じる人。

もくよく　沐浴

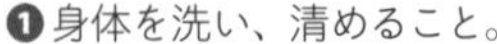

❶身体を洗い、清めること。

❷ベビーバスを使って新生児を入浴させること。細菌感染などを防ぐために、大人と同じ浴槽には入れない。

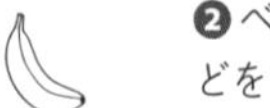

モジュラーナーシング　modular nursing

病棟や診療科などでモジュール（チーム）をつくり、それぞれが受け持ちの患者を決めてケアをする看護方式。

モチベーション　motivation

患者が治療や闘病に前向きに取り組む方向づけや、それを継続する意志をさす。

モニタリング　monitoring

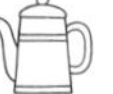

ICU、手術室、分娩室、新生児室や保育器などで、モニター装置により、患者の状態を監視すること。

モノフォビア　monophobia

孤独恐怖症。ひとりにされることに病的な恐怖を持つ症状。また仲間や家族といても疎外感を感じ、恐怖感を持つ症状。

モノマニア　monomania

単一狂。偏執（へんしゅう）狂。一つのもの、一つのことに異常に執着し、常軌を逸した行動を取ること。

モヤモヤびょう　モヤモヤ病：moyamoya disease（ディジーズ）

ウィリス動脈輪閉塞症。日本人に多く発症する進行性脳血管閉塞症で原因は不明。脳の内頸動脈終末部に狭窄や閉塞などがみられ、脳虚血によるさまざまな症状が現れる。指定難病。

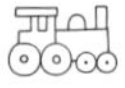

モラルハラスメント　moral harassment

精神的暴力、虐待、嫌がらせ。

モローはんしゃ　モロー反射；moro reflex（リフレックス）

新生児の原始反射の一つ。刺激に反応して仰向（あおむ）けで上肢を頭上に伸ばした後、頭を胸に近づけてものを抱え込む動き。

モンスターペイシェント

医療関係者に対して、診療内容に理不尽なクレームをつけたり、自己中心的で過大な要求をしてくる患者。

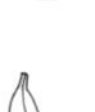
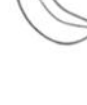

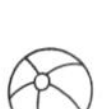

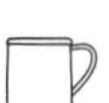

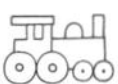

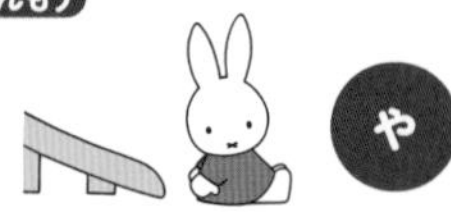

や

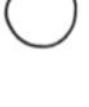

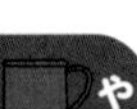

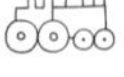

やかんせんもう　夜間せん妄；night delirium（ナイト デリリウム）
夜間に起きる不安や幻覚、興奮、意識混濁などの精神症状。高齢者に多くみられる。認知症によるものではない。

やきょうしょう　夜驚症；night terror（ナイト テラー）
睡眠時驚愕症。小児にみられる睡眠中の異常。突然起きて、悲鳴や叫び声を上げたり、暴れたりする発作が数分から十数分続き、また眠りに落ちる。記憶はない。原因は不明。

やくがい　薬害；drug induced suffering（ドラッグ インデュースド サファーリング）
医薬品による健康被害。投薬のミスは含まない。

やくざいたいせいきん　薬剤耐性菌
抗菌薬（抗生物質）が効かない性質を持つ菌。

やくしん　薬疹
薬剤の副作用による発疹。中毒性とアレルギー性がある。

ヤコビーせん　ヤコビー線；jacoby's line（ライン）
第4・第5腰椎(ようつい)間の、左右の腸骨稜(りょう)の最高位点を体背部において結んだ線。腰椎麻酔や腰椎穿刺(せんし)のときの指標となる。

やていしょう　夜啼症
夜泣き。乳幼児の神経症の一種で、興奮や不安、疾患、親の過保護などのため、夜間に覚醒(かくせい)して泣く。

やにょうしょう　夜尿症
おねしょ。夜間に無意識のうちに排尿する症状。多くは幼児期にみられ、思春期に自然治癒する。

やもうしょう　夜盲症
暗いところや夜間などに、ものが見えにくくなる目の疾患。先天性のほか網膜色素変性症やビタミンA欠乏症が原因。

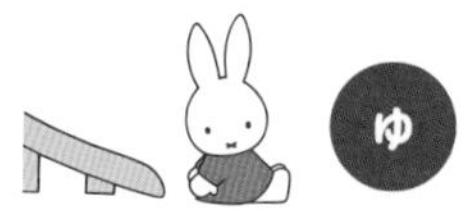

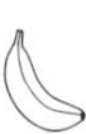

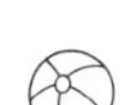

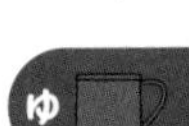

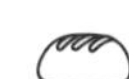

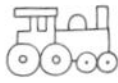

ゆういはんきゅう　優位半球；dominant（ドミナント） hemisphere（ヘミスフィア）

左右の脳で、ある特定の機能に密接に関係している側のこと。たとえば言語中枢が左大脳半球にある場合にはこちらが優位半球となる。その場合、右大脳半球は劣位半球となる。

ゆうぜい　疣贅

いぼ。多くはウイルス感染による。

ユーリン　Hr；urine、独 harn（ハルン）

尿。ドイツ語でハルン（harn）ということから、略語はHr。

ゆえき　輸液；infusion（インフュージョン）

輸液療法。薬剤や栄養などを静脈から点滴で50mL以上投与すること。50mL未満の注射と区別する。

ユニバーサルデザイン

ユニバーサルデザインは、1980年代にノースカロライナ大学のロナルド・メイス氏によって提唱された考え方。ユニバーサル（普遍的な）デザイン、すなわち「すべての人のためのデザイン」を意味し、対象を障がい者や高齢者に限定しないところが「バリアフリー」との違いである。ユニバーサルデザインの7原則は以下の通り。

- ◆誰でも公平に使えること。
- ◆使ううえでの自由度が高いこと。
- ◆使用方法が簡単で、理解しやすいこと。
- ◆必要な情報がすぐに理解できること。
- ◆うっかりミスや危険につながることがないこと。
- ◆身体への負担が少ないこと、小さい力で使えること。
- ◆使用するための十分なスペースと大きさが確保できること。

ゆけつはんのう 輸血反応：transfusion reaction

輸血による副作用のこと。ABO不適合輸血による溶血性輸血副作用と、白血球や血小板などが主な原因となる非溶血性輸血副作用とがある。多くは前者で24時間以内に発症し、発熱、血圧低下、呼吸困難などを起こし、重篤な場合は心停止に至ることもある。

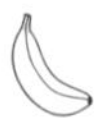

ゆごう 癒合：intention

傷が治り、傷口の皮膚や筋肉が付着し合うこと。

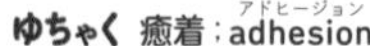

ゆちゃく 癒着：adhesion

皮膚や臓器の表面などが、外傷や炎症のためにくっつくこと。

ユニット unit

病棟や病室などのひとまとまりの単位のこと。

ユニバーサルデザイン universal design

障害の有無、年齢、性別、国籍、文化を問わず、すべての人の使いやすさを考えた製品・環境のデザイン。

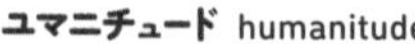

ユマニチュード humanitude

認知症ケア技法の一つ。患者の「人間としての尊厳」を大切にし、コミュニケーションを通して包括的なケアを実践する。

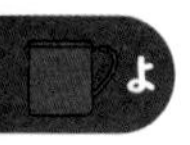

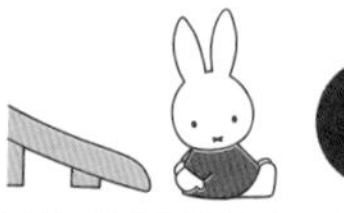

よ

ようあつ 陽圧

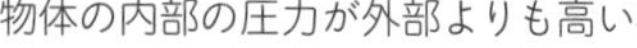

物体の内部の圧力が外部よりも高い状態。

反対語 陰圧［028頁］。

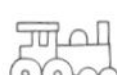

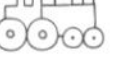

ようけつ 溶血

細胞膜が損傷されて赤血球が壊れ、ヘモグロビンが血球外に遊離してくること。

ようしん **痒疹**

激しいかゆみを伴った丘疹や蕁麻疹様小結節が慢性にできたり再発したりすること。

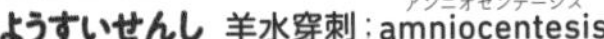

ようすいせんし **羊水穿刺**：**amniocentesis**

胎児の染色体や遺伝子などの異常の有無を調べるために、母体の腹部に針を刺して羊水を採取すること。

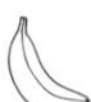

ようま **腰麻**

腰椎麻酔。

ようれんきん **溶連菌**：**hemolytic Streptococcus**

溶血性連鎖球菌。人の鼻や喉にいる常在菌で、多くの種類があるが、人に病原性となるのは主としてA群β溶連菌と呼ばれるもの。小児が感染しやすく、風邪に似た症状と全身の発疹、舌にできるイチゴのようなぶつぶつが特徴的な症状。

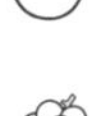

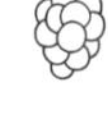

よくじょうしん **翼状針**

点滴や採血の際に使用する羽根がついた針。

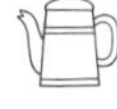

よくせい **抑制**

看護や治療、手術などで患者の安全と安静のために、やむをえず拘束衣や抑制帯によって患者の動きを制限すること。

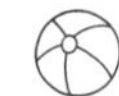

よご **予後**：**prognosis**

病気の経過や結果についての医学的な見通し。よくなる場合にも悪くなる場合にも使う。余命の意味で使うこともある。

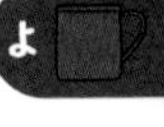

よぼうい **予防衣**

隔離病室に入る医療者が感染を防ぐために着用するガウン。

よめい **余命**

死までに残された寿命。一般には余生という。

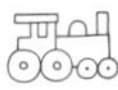

よやく **与薬**

薬剤を投与すること。投薬ともいう。

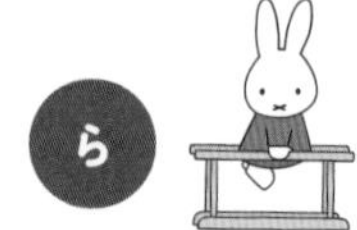

ラーニングディサビリティ LD：learning disability

学習障害。身体機能や知能の発達に障害はないが、聞く、話す、読み書き、計算、推論のうち特定の能力の習得と使用が非常に困難な状態。

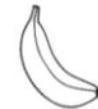

ライス RICE

ライスの法則。外傷患者の応急処置の原則。安静（Rest）、冷却（Ice）、圧迫（Compression）、挙上（Elevation）の頭文字。

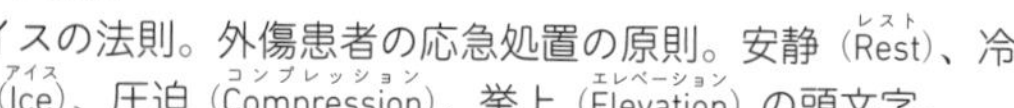

ライナック linac

➡リニアック［289頁］。

ライフサイエンス life science

生命科学。生物学、生化学、医学をはじめ、心理学や社会学、生態学など、生物と生命現象を総合的に研究する科学の分野。

ライフステージ life stage

幼年期から老年期まで、人間の一生を加齢による生活段階の変化に応じていくつかに分けたときの、それぞれの段階のこと。

ライフライン lifeline

生命線。生活線。生命や生活を維持するために必要な電気、ガス、水道、通信などのインフラ。災害時にはとくに重要。

ライントラブル line trouble

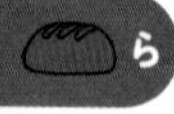

点滴ラインやチューブ、ドレーンの異常。滴下不良、閉塞、部品の破損・不良、患者の自己抜去（ばっきょ）などによって起こる。

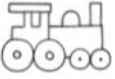

ラウンド round

病棟や病室の見回り。回診。患者の状態や、バイタルサインの異常の有無などを確認するために、定期的に行う。

ラオ RAO：rotational acetabular osteotomy

寛骨臼回転骨切術（かんこつきゅうかいてんこっせつじゅつ）。変形性股関節症の初期に行う手術療法。

らおん　ラ音

➡ラッセル。

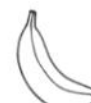

ラグ　RAG；renal（リーナル） arteriography（アーテリオグラフィー）

腎動脈造影法。

らくせつ　落屑

皮膚病や皮膚に炎症のある患者、あるいは長期臥床中の患者の身体から鱗屑（りんせつ）（古い表皮角質がはがれたもの）が落ちること。

ラクナこうそく　ラクナ梗塞；lacurnar infarction（インファークション）

脳梗塞のなかでも、脳の深い部分を流れる細い血管が詰まって起きるものの総称。繰り返すと認知症や嚥下障害、言語障害の原因になる。

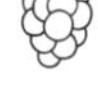

ラジ、ラド　ラジエーション；radiation

放射線または放射線で腫瘍（しゅよう）などを治療する放射線治療。

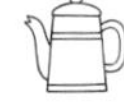

ラスト　RAST；radioallergosorbent（ラジオアレルゴソーベント） test（テスト）

放射性アレルゲン吸着試験。患者の血清に放射性同位元素を混和してアレルギーの原因抗原を特定する。発疹が皮膚全体に及ぶなど、皮膚テストができないときに用いる。

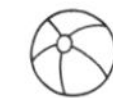

ラセーグちょうこう　ラゼーグ徴候

坐骨神経痛の検査。仰向けで下肢を伸ばして挙上したとき、大腿裏に痛みを感じたり、下肢が上がらなかったりする。

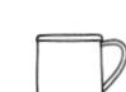

ラッサねつ　ラッサ熱；lassa fever（フィーバー）

ラッサウイルス感染による出血熱を主症状とする感染症。風邪（かぜ）に似た症状の後、顔面の浮腫（ふしゅ）、消化管粘膜の出血、ショック症状が起こる。致死率が高い。指定伝染病。国際伝染病。

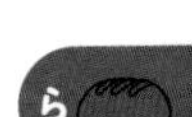

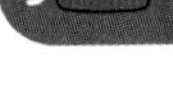

ラッセル　ラッセル音；独 rasselgeräusche（ラッセルゲライシェ）

聴診で聴かれる「ギーギー、ブツブツ」などの異常呼吸音。ラ音ともいう。

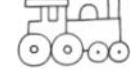

ラップりょうほう ラップ療法

褥瘡や熱傷、擦過傷などの皮膚の治療方法。食品用のラップ材で傷を覆い、湿潤な状態に保つことで短期間の改善を促す。

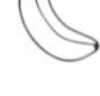

ラテックスフリー latex free

天然ラテックスゴムが含まれていない合成ゴム製の医療用具。患者や医療者をラテックスアレルギーから守るため使う。

ラド ラジエーション；radiation

➡ラジ［283頁］。

ラパコレ ラパロスコピックコレシステクトミー；laparoscopic cholecystectomy

腹腔鏡下胆嚢摘出術。腹腔鏡を用いて胆嚢を除去する方法で、開腹して摘出するより侵襲が少ない。

ラパック

消化管ストーマに装着して、排泄された便を貯留する袋状の器具。ストーマパウチの商品名。

ラパロ ラパロスコピー；laparoscopy

腹腔鏡検査。腹壁を切開して腹腔に内視鏡を入れ、内臓器を観察・撮影したり検体を採取したりする。手術でも行われる。

ラパロトミー laporotomy

開腹術。腹部をメスで切り開く手術法。

ラビングほう ラビング法

擦式法。アルコール消毒薬を手にとり、乾燥するまで擦り込む手指消毒法。

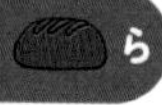

ら

ラブダウン rubdown

マッサージ。身体摩擦。とくにリハビリテーションの後に筋肉をほぐすマッサージをさす。

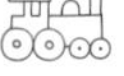

ラプる ラプチャー；rupture

破裂。血管が裂けて出血すること。

ラボ ラボラトリー；laboratory

検査室。研究室。検査データはラボデータという。

ラポール 仏 rapport

精神科の治療や心理療法などで、医師と患者、セラピストとクライアントの互いの感情が通い合って、スムーズな意志疎通が図れる状態。

ラマーズほう ラマーズ法；lamaze method

無痛分娩法の一つ。妊婦が呼吸法とリラックス法の訓練を行い、夫などの介助者がその訓練と分娩に立ち会うことで妊婦の精神的負担を軽減して、分娩時の疼痛を和らげる。

ラリンゴ ラリンゴマイクロサージェリー；laryngomicrosurgery

顕微鏡下喉頭手術。声帯ポリープや声帯結節、腫瘍の摘出など、声帯の病変の治療で行う手術。

ラング lung

➡ルンゲ❶［294頁］。

ランブル ランブリングマーマー；rumbling murmur

心雑音の一つ。心臓の拡張期に聞こえる不明瞭なゴロゴロという音で、心臓弁膜症で聞かれる。輪転様雑音ともいう。

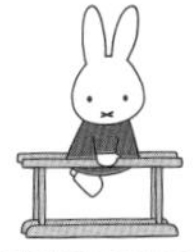

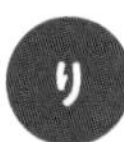

りあくしゅ 離握手

ジャパンコーマスケールのふた桁台（刺激に対する反応）で、意識障害を観察する方法の一つ。呼びかけたり身体を揺すったり痛みを加えたりして、患者が「手を握る、手を離す」を繰り返すかどうかをみる。

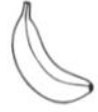

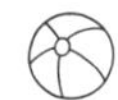

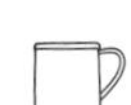
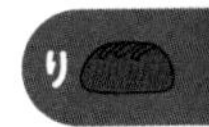

リアクション **reaction**
反応。反動。医療では、物理的な刺激や薬物などに対する反応をさす。アレルギー反応もその一つ。

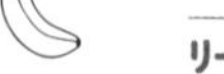

リアリティショック **reality shock**
新社会人などが理想と現実の落差から受けるショック。

リーク **leak**
❶手術の縫合不全などのために血管から血液が、消化器官から消化物が漏れること。
❷人工呼吸器や気管カニューレからガスが漏れること。
❸点滴ラインから輸液が漏れること。

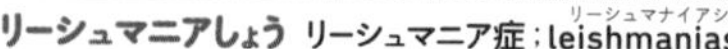

リーシュマニアしょう **リーシュマニア症；leishmaniasis**（リーシュマナイアシス）
熱帯・亜熱帯に多いリーシュマニア属の鞭毛虫（べんもうちゅう）による感染症。おもにサシチョウバエが媒介（ばいかい）する。

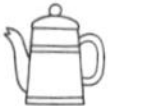

リープマンげんしょう **リープマン現象；liepmann's symptom**（シンプトン）
アルコール依存症からの離脱症状の一つ。閉眼している眼球を圧迫しながら幻視の暗示を与えると、実際に壁や天井に虫や小動物がうごめいている幻視が起きるもの。

リーメンビューゲルほう **リーメンビューゲル法；riemenbugel**
乳児の先天性股関節脱臼を整復する装具。機能的治療法。

りいん **離院**
入院患者が無断で病院を出てしまうこと。病棟を抜け出してしまうことは離棟という。

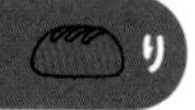

り

リウマチ **rheumatism**（リューマチズム）
関節やその周辺、骨、筋肉の腫（は）れ、痛み、こわばりなどの症状のある疾患の総称。ロイマチスともいう。

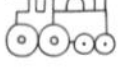

リウマチねつ **リウマチ熱**
A群連鎖球菌の感染に対する炎症反応として起こる、発熱や関節痛、胸痛、動悸、痙攣などの症状。

リウマトイド因子 Rf；rheumatoid factor

リウマチ因子。IgG（免疫グロブリンG）に対する自己抗体。関節リウマチ患者の血液検査では、約80％が陽性となる。

リエゾンせいしんいがく **リエゾン精神医学**；liaison psychiatry

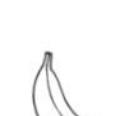

精神科医が、他の診療科の患者の精神的な問題について、担当科のスタッフと連携してケアすること。

リエゾンナース

精神看護専門看護師。身体疾患を持つ患者の精神面をケアをし、また医療従事者を精神面で支援する役割を担う。

リオペ **リオペレーション**；reoperation

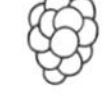

再手術。手術後に縫合不全があったときや重症感染症の合併症を併発した場合に、緊急に再度切開を行い処置すること。

リカバリールーム recovery room

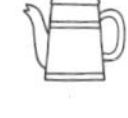

回復室。手術後に患者の状態が安定するまでの間、集中的に保護・治療・看護する病室。

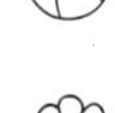

りかん **罹患**

病気にかかること。一定の人口に対する罹患者の割合を罹患率という。

リキッドダイエット liquid diet

栄養補給用の流動食。

リキャップ recap

はずした注射針のキャップを使用後に再びかぶせること。針刺し事故防止のため、使用後の注射針のリキャップは厳禁。

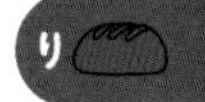

リキュ **リキュール**（Liq）；liquor

水薬。溶液・溶剤。髄液。

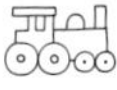

りきゅうこうじゅう **裏急後重**
渋り腹。腸の内容物がほとんどないにもかかわらず、頻繁（ひんぱん）に便意を催す状態。排便は少量かないことが多い。

リケッチア ***rickettsia***
リケッチア科の球状または桿（かん）状の細菌。発疹チフス、紅斑（こうはん）、ツツガムシ病、Q熱などの病原菌で、おもに昆虫が媒介（ばいかい）する。

リコンビネーション **recombination**
遺伝子組み換え。

リサーチナース **research nurse**
治療などに関する最新情報を調べて、医療チームに提案する看護師。治験リサーチナースは治験に参加し、コーディネートの役割も担う看護師。

リザーバ **リザーバーバッグ；reservoir bag**
酸素投与に使うマスクに着いているバッグ。高濃度の酸素を貯留して、吸気中の酸素濃度を高める。

りしょう **離床**
ベッドから離れること。介護老人福祉施設などの運営に関する基準にある、日常の介護行為の一つ。

リスカ **リストカッティング；wrist cutting**
リストカット。手首を切って自殺を図ること。あるいは自己嫌悪や不快感の解消などのために、手首や腕、腹などを刃物で傷つける自傷行為。

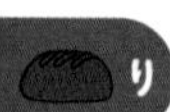

リスク **リスクファクター；risk factor**
危険因子。生活習慣病をはじめとする病気のさまざまな要因。

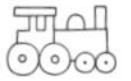

リスクアセスメント
労働災害や事故につながるおそれのある職場の危険性や有害性を評価し、未然に防ぐための取り組み。

リスクマネジメント **risk management**

危機管理。患者とその家族、医療者の安全の確保のために、事故の実例や起こりうるリスクの想定をもとにして、新たな事故の発生や被害の拡大を防ぐための取り組み。

りだつ　離脱

❶人工呼吸から脱し、自発呼吸に戻ること。

❷依存性のある薬物やアルコール類の使用を中止すること。

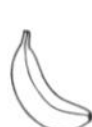

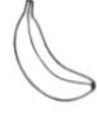

リニアック　リニアアクセラレータ：linear accelerator

線形加速器。超高圧放射線治療装置の一つ。高エネルギーの放射線照射で腫瘍を縮小・破壊する。ライナックともいう。

リニメント　liniment

塗布剤。擦剤。皮膚にすり込んで使用する外用薬。

りにょうざい　利尿剤

尿を排出しやすくしたり、尿量を増加させたりする薬剤。心疾患、腎疾患、肝疾患に伴う全身性の浮腫の解消のために用いる。高血圧症の降圧剤として用いることもある。

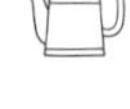

リネン　linen

病床で使用するシーツ、毛布、枕、カバー類、タオル、寝衣などのこと。リンネルともいう。

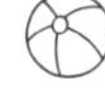

リハ　リハビリテーション：rehabilitation

➡リハビリ［290頁］。

リバース　reverse

新たな薬剤の効果を発揮させるために、それまでの薬剤の効果を打ち消す薬剤（拮抗薬）を投与すること。麻酔科領域では、覚醒時に使用する拮抗薬をさす。

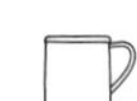

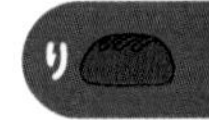

リバウンド　rebound

跳ね返り現象。刺激に対して反対の現象が強く起こること。

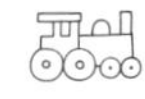

リバチロ　リバーチローシス：liver cirrhosis

➡LC［041頁］。

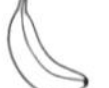

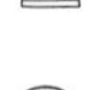

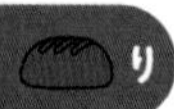

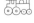

リハビリ リハビリテーション；rehabilitation

一般には、身体的・精神的機能の回復のための作業療法や理学療法をさす。近年ではPTSDなどのケア、ストーマケア、乳房切除後のケアなど患者が全人格的に社会生活に復帰できるよう支援することも含まれる。リハともいう。

りひか 離被架

患者に寝具の重みがかからないようにしたり、患部に直接触れないようにしたりするために取りつける器具。

リビドー libido

精神分析の用語で性的欲望、性衝動のこと。リビドー亢進は性欲過剰を意味する医療用語で、アルツハイマー型認知症の症状の一つであり、治療薬の副作用として現れる。

リビングウィル living will

生前の意思表示。自分が望む最期の迎え方。おもに延命措置の受け入れについて、判断能力があるうちに表明しておくこと。

リプロダクション reproduction

不妊治療や体外受精などの生殖にかかわる医療のこと。

リペレント repellent

忌避（きひ）剤。忌避物質。害虫や害獣を寄せつけないための薬剤。

リポーマ

脂肪腫。皮下にできる脂肪のかたまり。良性腫瘍（しゅよう）だが、まれに悪性の脂肪肉腫となることがある。

りゅうアト 硫アト、硫酸アトロピン；atropine sulfate（サルフェート）

副交感神経の働く器官に対する抗コリン作用がある。胃炎や十二指腸潰瘍（かいよう）の腹痛、パーキンソン病の筋肉のこわばり、眼科の散瞳（さんどう）などに用いる。頭痛、動悸などの副作用がある。

リューケミア leukemia

白血病。骨髄性とリンパ球性に大別され、それぞれ急性と慢性とに分けられる。

りゅうさんあえんこんだくしけん　硫酸亜鉛混濁試験（ZTT）
肝機能の検査の一つで、血清中のタンパクの状態を調べる。慢性肝炎や肝硬変、肝臓がん、悪性高血圧症の診断に用いる。

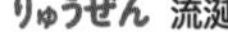

りゅうぜん　流涎
よだれ。よだれを流すこと。

りょうしい　良肢位
寝たきりの人の介護、骨・関節疾患の患者のリハビリや姿勢の固定の際、関節の角度をできるだけ日常の動作に支障がない状態にすること。機能的肢位。**反対語** 不良肢位［251頁］。

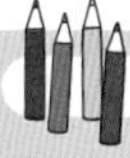

基本肢位と良肢位

基本肢位とは、自然に立ったときに体幹や四肢の関節が取る肢位で、解剖学的には0度とされている。良肢位（通常臥床の状態で取る体位）は基本肢位からの関節の角度を測定する。ただし、性別や職業、生活様式、また関節制限の状態によって、その患者に即した良肢位があることに注意が必要である。

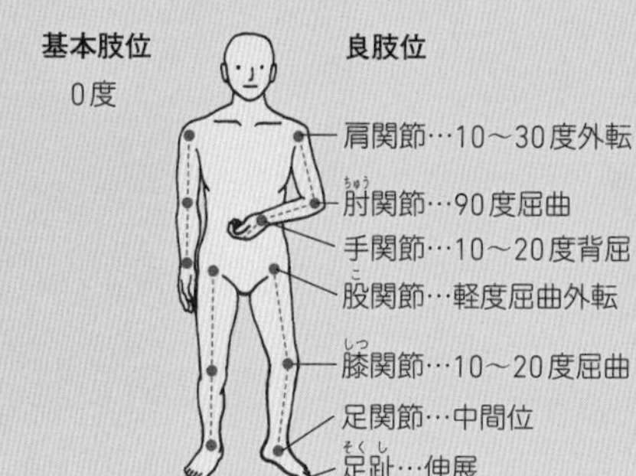

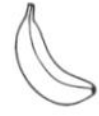

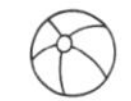

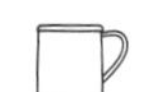
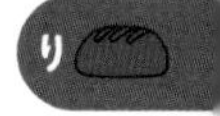

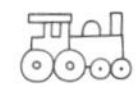

りょうせいしゅよう　良性腫瘍
周囲の組織への浸潤や転移がなく、増殖の速度がゆるやかで、切除した後の再発もない腫瘍。

りょうてきけんきゅう　量的研究
統計データの分析などによって、研究対象を数量化して現象の法則性をとらえる研究方法。**反対語** 質的研究［130頁］。

りょくないしょう　緑内障
何らかの原因によって眼球内の眼圧が上昇し、視神経が障害されて視野や視力に異常が起きる疾患。自覚症状がないまま進行することが多く、放置すると失明に至ることもある。

リラクゼーション　relaxation
筋肉や精神、神経の緊張を和らげること。

リンガーソリューション　ringer's solution
リンゲル液。生理的塩類溶液。組成・浸透圧などが血清と同様で、体液の代用となる。輸液製剤として用いる。

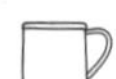

おもなリンパ節

リンパ節は哺乳類の免疫器官の一つで、1〜25mm程度の球状を呈している。病原菌などの異物が体内に入ったときに全身に広がるのを防ぐ働きを持つ。乳がんの転移状況の把握のため、生検を行う腋窩リンパ節部位をセンチネルリンパ節という。

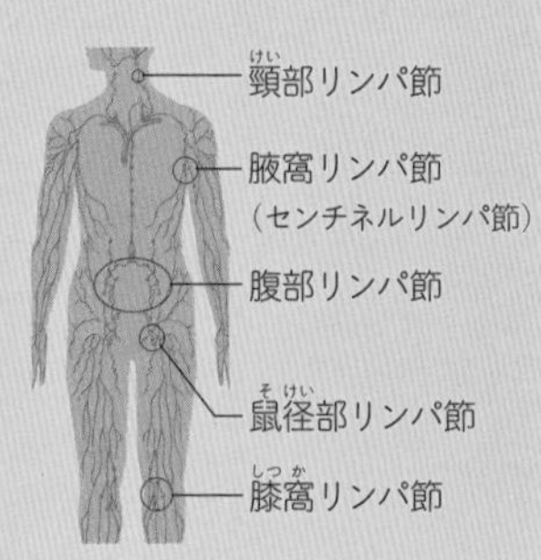

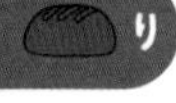

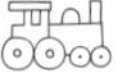

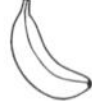

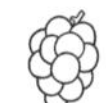

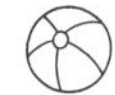

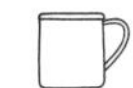
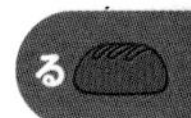

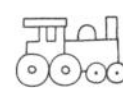

リンクナース link nurse

病棟において感染対策のリーダー的存在として活動し、院内感染の予防、発生時の対応に努める看護師。

リンコデ リン酸コデイン；codeine phosphate（ホスフェート）

鎮咳（ちんがい）・鎮痛薬として用いられる。コデインはアヘンに含まれるアルカロイドの一種で、毒性が弱く習慣性も低い。

りんしょうしけん 臨床試験

新薬の開発や既存の薬の調査のために、患者や健康な人に薬を服用させてテストすること。厚生労働省に新薬認可の申請をするための臨床試験は、治験（治療試験）という。

りんせつ 鱗屑

乾燥や炎症などによって角化した皮膚の上層部分が、鱗（うろこ）状になってはがれ落ちたもの。頭皮からはがれたものがふけ。

リンネテスト rinne test

音叉を用いた聴力検査の一つ。

リンパけい リンパ系；lymphatic（リンパティック） system（システム）

リンパ管とリンパ節、脾（ひ）臓、胸腺（きょうせん）などの総称。リンパ液の産生や循環を行う。

りんりてきかんじゅせい 倫理的感受性

人間関係におけるさまざまな倫理的問題に気づく能力。

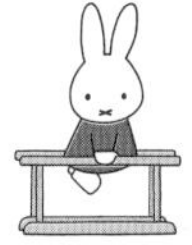

るいかんおん 類鼾音

胸部の聴診で聴取される副雑音の一つ。低い「ガーガー」という、いびきに似た音。気管支炎などの気管狭窄が原因。

るいそう 羸痩

やせ。皮下脂肪や筋肉が急激に、あるいは徐々に減少してやせ衰えた状態。内分泌疾患・精神疾患による食欲減退、悪性腫瘍（しゅよう）による消耗などが原因。

ルートトラブル route trouble

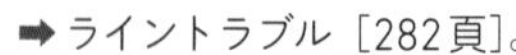

➡ライントラブル［282頁］。

ループスじんえん ループス腎炎（LN）；lupus nephritis（ネフライティス）

自己免疫疾患である全身性エリテマトーデスに合併して起きる腎炎の総称。タンパク尿や血尿がみられる。

ルーメン lm；lumen

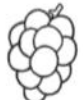

動脈や腸などの管の内側の空間。細胞や組織の内腔（くう）のこと。チューブ内に通す管のこともさす。

ルーワイふんごうじゅつ ルーワイ吻合術；Roux-en-Y anastomosis（ルー エンワイ アナストモーセス）

胃がんの胃切除手術後に残った噴門側と小腸とをつないで、胃を再建する手術。

ルクス lx；lux

明るさの単位の一つ。JIS規格では病室に適した明るさは100～200ルクスとされている。

ルゴールソリューション lugol solution

ルゴール液。ヨウ素、ヨウ化カリウムを含む水溶液。殺菌・消毒・刺激緩和作用があり、甲状腺腫、咽頭炎、扁桃（へんとう）炎などに使用する。

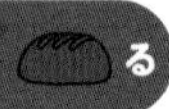

ルンゲ 独 lunge

❶肺。英語ではlung（ラング）という。
❷呼吸器外科。
❸肺結核の俗称。

ルンバール lumbar

❶腰椎（ようつい）。

❷腰椎穿刺。腰椎椎間から脊髄くも膜下腔にルンバール針を刺し、脳脊髄液の採取や圧測定、麻酔薬注入を行う。

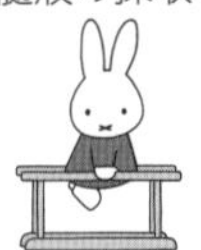

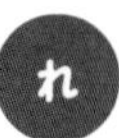

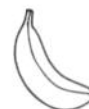

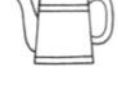
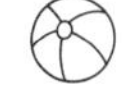

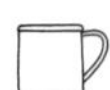
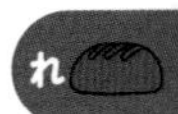

レイノーげんしょう **レイノー現象**；**raynaud's phenomenon**

寒冷刺激や情動により手足の動脈に血流障害が起きて先端部分が冷たくなり、しびれとともに皮膚が白色や紫色になる。

レイバールーム **labor room**

陣痛室。陣痛が始まったり破水したりした妊婦を子宮口が開くまで待機させる部屋。

レーシック **LASIK**；**laser-assisted in situ keratomileusis**

レーザー生体内角膜切開術。エキシマレーザーで角膜の形状を変えて屈折率を変化させる近視矯正手術。

レート **rate**

➡心拍数［152頁］。

レオポルドしょくしんほう **レオポルド触診法**；**leopold's maneuver**

妊娠後期に胎児の位置や大きさ、体位、子宮の様子や羊水の量などを腹部の触診で診察する方法。

れきそう **轢創**

車輪などにひかれてできる傷・損傷。

レサシ **レサシテーション**；**resuscitation**

蘇生法。呼吸や心臓の拍動が停止した患者に行う救命処置。気道確保、人工呼吸、心臓マッサージ、薬剤投与、心電図による診断、除細動が基本的な手順。

レジオネラきん **レジオネラ菌**：*legionella*

水中や土壌中に分布するグラム陰性の桿菌。レジオネラ肺炎の原因となる。建物の空調用冷却水などのほか、給湯器や24時間風呂などの高温下でも生存する。

レジスタンス **resistance**

抵抗。治療や薬の効果が身体の抵抗により妨げられること。

レジデントせい **レジデント制**

インターンが臨床研修修了後、専門分野の知識・技術を取得するために病院に常駐する研修制度。

レシピ **recipe**

➡処方箋［145頁］。

レシピエント **recipient**

臓器移植や骨髄移植で移植を受ける人。輸血を受ける人。

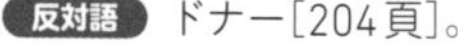

反対語 ドナー［204頁］。

レジリエンス **resilience**

心理学用語で、不利な状況にあっても心が折れることなく、柔軟に対応していける能力のこと。

レスキュー **レスキュードース**：**rescue dose**

臨時追加投与。応急投与。基本の鎮痛剤投与では抑えられない突発的な痛みに対して、臨時に鎮痛剤を追加投与すること。また、その薬剤のこと。

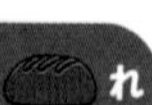

レストレス **restless**

不穏・不安な状態。そわそわと落ち着かない状態。

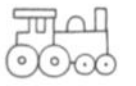

レスパイトケア **respite care**

障がい者（児）や高齢者を日常的に介護している家族・親族などを一定期間・一時的に介護から解放して心身をリフレッシュできるようにする援助。

レスピ **レスピレーター；respirator**

➡ベンチレーション［259頁］。

レズビアン **lesbian**

女性の同性愛。同性愛者の女性。LGBTの一つ。

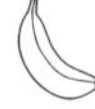

レセプト **独 rezept**

診療報酬請求明細書。患者が加入している健康保険組合に対して、医療提供分の診療報酬を請求するもの。

レッドクロス **red cross**

赤十字社。大規模災害や事故、戦争の際、中立的立場で人道的活動を行う国際団体。白地に赤い十字がシンボル。イスラム圏では白地に赤い新月の赤新月社(せきしんげつ)という。

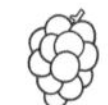

レティノスコーピー **retinoscopy**

網(もう)膜検影法。レティノスコープで瞳孔(どうこう)から光を入れてその反射で乱視などの屈折異常を調べる。

レトロウイルス **retrovirus**

RNAを持ち、感染した宿主細胞内でDNAを合成して増殖するウイルスの総称。エイズウイルス、肉腫(にくしゅ)ウイルス、白血病ウイルス、乳がんウイルスなどがある。

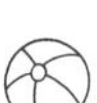

レバインぶんるい **レバイン分類；levine classification(クラシフィケーション)**

心雑音強度分類。聴診器で聴取した心雑音の強度を、I度からVI度までの6段階で表す分類。

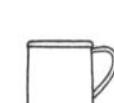

レビーしょうたいがたにんちしょう **レビー小体型認知症（DLB）；dementia(ディメンティア) with(ウィズ) lewy(レウィー) bodies(ボディーズ)**

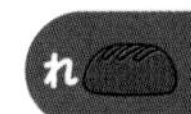

認知症の一つ。脳にレビー小体というタンパク質が異常に蓄積し、脳の神経細胞が減少していく進行性の疾患。認知症状とともにパーキンソン症状が現れる。原因は不明。

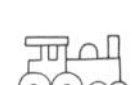

レファレンス **reference**

参考。参照。照会。問い合わせ。紹介状や診療情報提供書など、医療機関が出す書類のこともさす。

レベルダウン **level down**

意識レベルの低下のこと。

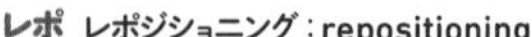

レポ **レポジショニング;repositioning**

徒手(としゅ)整復。骨折で転移した骨や脱臼(だっきゅう)を徒手（素手）で元に戻す。

レムすいみん **レム睡眠;REM sleep(スリープ)**

眠りの型の一つ。覚醒(かくせい)時のような周波数の高い脳波が出ている状態。夢をみていることが多い。

反対語 ノンレム睡眠［220頁］。

れんしゅく **攣縮**

➡痙攣［083頁］。

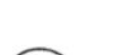

れんぞくせいラおん **連続性ラ音**

➡ラッセル［283頁］。

レントゲン **roentgen**

➡Xレイ［037頁］。

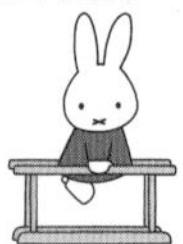

ろ

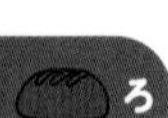

ろ

ロイケ **ロイケミア;独 leukämie**

➡リューケミア［290頁］。

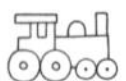

ろう、ろうこう **瘻、瘻孔**

膿瘍(のうよう)を排出した後などにできる、組織や臓器の管状の欠損。体内の臓器や組織同士が通じた内瘻と、体外に通じた外瘻に分けられる。

ろうけん 老健

介護老人保健施設。症状が安定している高齢の患者を一定期間（原則3カ月）受け入れて、自宅で生活できる程度までリハビリテーションを行う。

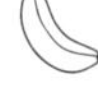

ろうべん 弄便

オムツなどについた自分の便をいじること。認知症の周辺症状の一つ。

ローカル local

❶「局部的な」「局所的な」の意味。症状が身体のある部分だけに現れた場合に、部分的に治療や麻酔を施すこと。
❷局所麻酔。

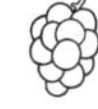

ローテ 独 rotes（ローテス） blutkörperchen（ブルートカーパーシェン）

血液中の赤血球。英語ではRBC（red（レッド） blood（ブラッド） cell（セル））という。

ローテーション rotation

勤務交替。輪番。

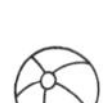

ローデンシティ LDA；low density area（エリア）

低濃度領域。CT画像などで、X線が透過しやすいため黒く映る領域のこと。

ロービジョンケア low vision care

視力や視野など視覚に障がいがある人のケアのこと。

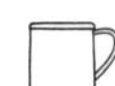

ローラーかんし ローラー鉗子；tube（チューブ） foceps（フォーセプス） roller

回転するローラーのついた鉗子。チューブのミルキングに使用する。チューブローラー鉗子ともいう。

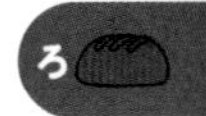

ローラークランプ roller clamp

➡クレンメ［079頁］。

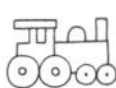

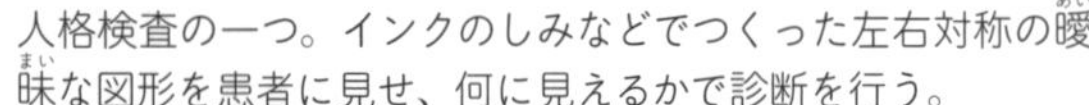

ロールシャッハテスト rorschach test

人格検査の一つ。インクのしみなどでつくった左右対称の曖昧な図形を患者に見せ、何に見えるかで診断を行う。

ロールプレイ role play

役割演技。ある場面を想定して、各人が与えられた役割を演じて疑似体験することによって、実際に物事が起きたときに適切に対処できるようにする訓練・学習。

ローレルしすう ローレル指数：rohrer index

児童・生徒の標準体重を求める指数。体重（kg）÷身長（cm）^{3}×10^7で算出する。標準の目安は116～145。

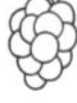

ローンぶんるい ローン分類：lown grade

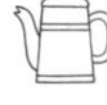

不整脈の一種である心室性期外収縮の重症度を評価する分類。グレード1から5まで5段階に分かれる。

ロコモ ロコモティブシンドローム

運動器症候群。脊椎や関節の疾患、筋力低下、骨粗鬆症などにより運動器官の機能が衰え、寝たきりや要介護になったり、そのおそれがある状態。

ロタウイルス rotavirus

ウイルス性食中毒の原因。冬季に乳幼児から学童の間で集団発生する。下痢、腹痛、嘔吐、悪寒、発熱がおもな症状。

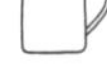

ろっかんしんけいつう 肋間神経痛

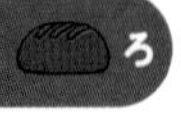

特定の疾患名ではなく、肋骨に沿っている肋間神経が何らかの原因で刺激を受けて痛みを感じる症状。

ロックえき ロック液

血液成分の不足を補うために使われる血液代用薬の一つ。リンガーソリューションを改良したもので、0.1％程度のブドウ糖を含む。

ロッソリーモはんしゃ ロッソリーモ反射：rossolimo reflex（リフレックス）

足底筋反射の一つで、病的な脊髄反射。足趾（そくし）の足底面を軽く叩くと足趾の迅速な屈曲が起こる現象。錐体路障害を示す。

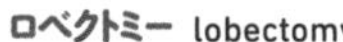

ロベクトミー lobectomy

肺葉切除術。肺がんに対する標準的な切除手術で、左右の肺の5つの肺葉のうち、一つを切除する。

ロルフィング® structural integration（ストラクチュラル インテグレーション）

民間療法の一つ。身体をマッサージすることでストレスや痛みを軽減する物理療法。

ロンベルグちょうこう ロンベルグ徴候：romberg's sign（サイン）

両足を閉じて立ち、開眼から閉眼すると身体の揺れがだんだん大きくなる現象。脊髄性の運動失調の検査として行う。

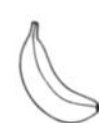

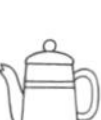
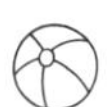

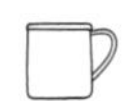
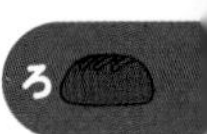

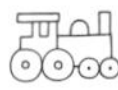

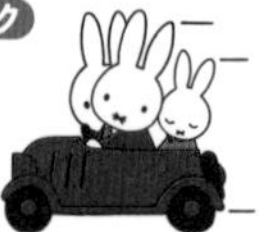

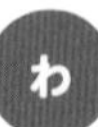

ワーカホリック　workaholic

仕事中毒。仕事中毒者。仕事（work（ワーク））とアルコール依存症（alcoholic（アルコホリック））からの造語。

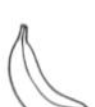

ワークライフバランス　WLB；work-life balance

仕事と生活の調和・両立。仕事のやりがいや充実感を得つつ、家庭・地域社会での生活や趣味などにも重点をおき、人生のあらゆる段階で生きがいを得られる生き方を実現しようとする考え方。

ワーファリゼーション　warfarinization

経口の抗凝固薬ワーファリン®（一般名ワルファリン）を使った、心筋梗塞（こうそく）、脳塞栓（そくせん）症、静脈血栓症などの血栓塞栓症の治療および再発予防法のこと。

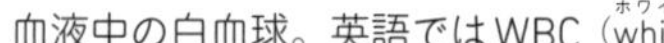

ワイセ　独 weißes（バイゼス） blutkörperchen（ブルートカーパーシェン）

血液中の白血球。英語ではWBC（white blood cell（ホワイト ブロッド セル））。

わいど　歪度

分布の非対称性を示す統計用語。

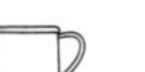

ワクチン　vaccine

感染症予防のために接種する生物学的製剤。病原体や細菌毒素の毒性を弱めた抗原により、生体に免疫をつくらせる。生きた病原体を使った生ワクチンと、化学処理で死滅させた病原体を使った不活化ワクチンなどがある。ワクチンを投与することを予防接種という。

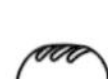

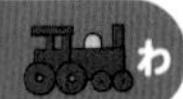

ワゴる

痛みや緊張などのストレスによって迷走神経反射が過度に強く働き、顔面蒼白（そうはく）、嘔吐、失神などの症状が起きること。vagovagal reflex（ヴェイゾヴェイガル リフレックス）（迷走神経反射）に由来。

ワゼクトミー vasectomy
精管切除術。男性の避妊手術。俗にパイプカットという。

ワッサー 独 destilliertes(デステリエルテス) wasser(ワッサー)
蒸留水。滅菌蒸留水のこと。

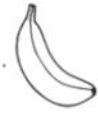

ワッセルマンはんのう ワッセルマン反応；wassermann reaction(リアクション)
梅毒血清反応の一つ。日本では緒方(おがた)法と呼ばれる方法が標準的に用いられている。梅毒以外の疾患でも非特異的陽性（偽陽性）を示すことがある。

ワルテンベルクはんしゃ ワルテンベルク反射；wartenberg's reflex(リフレックス)
病的反射の一つで、椎体路症状の有無の検査方法。患者の手のひらを上にし、2～5指に検者の指を乗せてそれをハンマーで叩くと、患者の母指が内転屈曲する反応。

わんきょくそう 彎曲爪
巻き爪(づめ)。爪の両側が下側に巻き込むように彎曲した状態。おもに足の母趾(ぼし)（親指）に起こる。

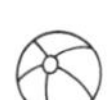

ワンショット one shot
ワンショット投与。少量の薬剤を静脈注射ですばやく注入すること。

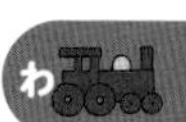

医療における「清潔」と「不潔」

医療現場で「清潔で」という場合は、消毒あるいは滅菌されたものを無菌操作で扱うことをさす。一方、「不潔」はそうでないことをさす。例えば、医療者間で物品を受け渡しする際に、「不潔でかまわない」という場合は、「未滅菌のものを無菌操作せずに渡してかまわない」という意味である。

ミッフィーの早引き看護聞き言葉・略語ハンドブック
現場の言葉を完全網羅！　増補改訂版

2021年10月25日　初版第1刷発行

監修者　志田京子
発行者　澤井聖一

発行所　株式会社エクスナレッジ
〒106-0032
東京都港区六本木7-2-26
https://www.xknowledge.co.jp/

問合せ先　編集 Tel:03-3403-1381
Fax:03-3403-1345
info@xknowledge.co.jp
販売 Tel:03-3403-1321
Fax:03-3403-1829